安宁疗护
有故事

顾晋 主编

生活·讀書·新知 三联书店

图书在版编目（CIP）数据

安宁疗护有故事 / 顾晋主编 . — 北京：生活·读
书·新知三联书店，2025. 9. — ISBN 978-7-108-08125-4

Ⅰ . R48

中国国家版本馆 CIP 数据核字第 2025NS7664 号

策划编辑　唐明星
责任编辑　柯琳芳
装帧设计　春　雪
责任校对　张　睿
责任印制　卢　岳
出版发行　**生活·讀書·新知** 三联书店
　　　　　（北京市东城区美术馆东街 22 号　100010）
网　　址　www.sdxjpc.com
经　　销　新华书店
印　　刷　北京启航东方印刷有限公司
版　　次　2025 年 9 月北京第 1 版
　　　　　2025 年 9 月北京第 1 次印刷
开　　本　635 毫米 × 965 毫米　1/16　印张 18.25
字　　数　209 千字　图 35 幅
印　　数　0,001－4,000 册
定　　价　69.00 元
（印装查询：01064002715；邮购查询：01084010542）

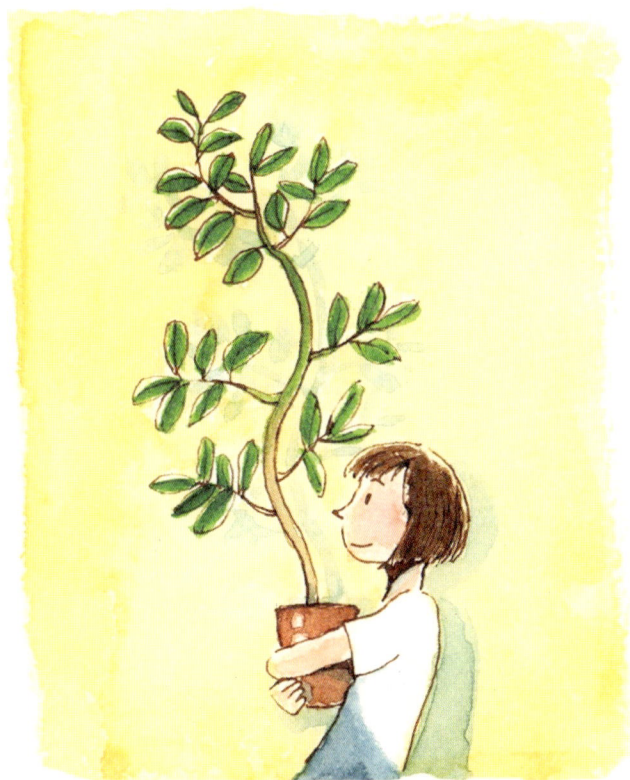

你要慢慢好起来
在春天长出新的叶子

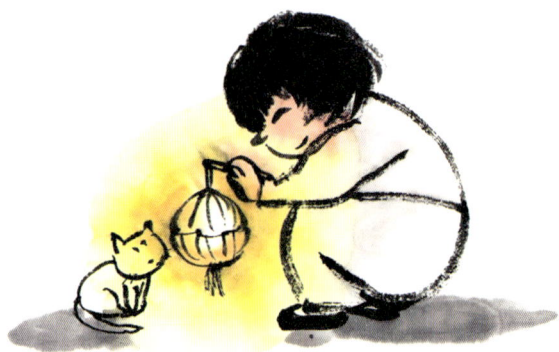

有幸被照亮
也想成为光

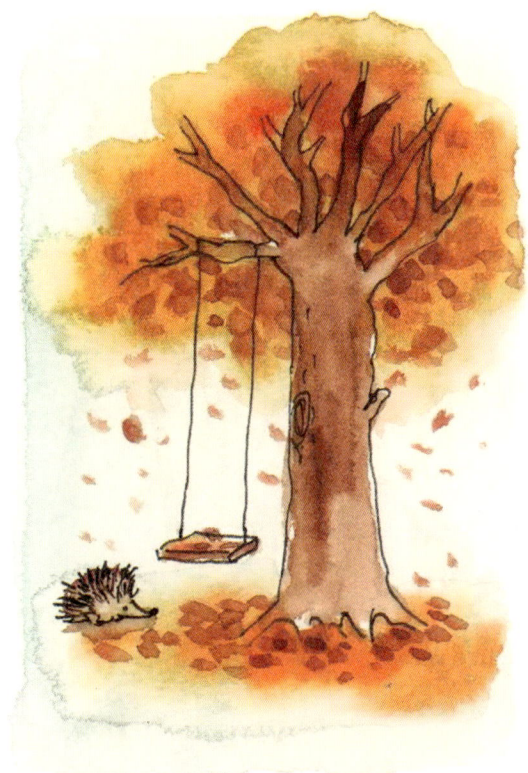

那些不经意被提起的

才是记忆里最深刻的

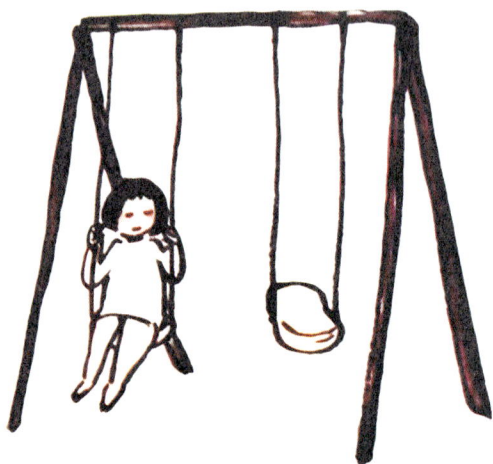

有人突然中途离去
但他也是
竭尽所能陪你走到了这里

目　录

建设中国自己的死亡学

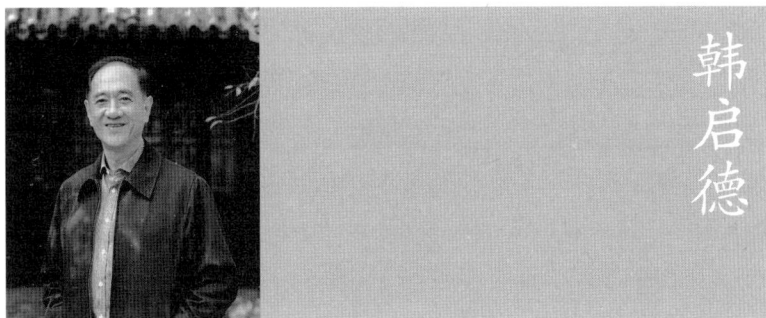

韩启德

韩启德，1945年出生于上海，病理生理与药理学家，中国科学院院士，发展中国家科学院院士，美国医学科学院外籍院士，北京大学教授。曾任九三学社中央主席，全国人大常委会副委员长，全国政协副主席，欧美同学会会长，北京大学常务副校长、研究生院院长、医学部主任等。现任中国科学技术协会名誉主席、中国科协—北京大学科学文化研究院院长。长期从事心血管基础研究，曾在α1肾上腺素受体研究领域获得重要成果。主要著作有《血管生物学》《医学的温度》。

2023年北京大学清明论坛的主题定为"死亡是温暖的"，我主张加上"可以"两个字，因为我估计很多人难以接受死亡是温暖的。但对2024年的主题定为"死亡是多彩的"我没有意见，因为并不排斥有人认为是黑色的，有人认为是白色的，有人认为可以是更美的彩色，综合起来还是"多彩的"，即使是黑白的，也可以很美。

要理解死亡实在是一件非常艰难的事情。清明论坛的连续举办，促使我不断思考死亡问题，但到目前为止，我还不敢说自己已经彻底悟透了，有时候觉得有所感悟，有时候却觉得还不那么透彻。

生和死是一体两面

孔夫子说，未知生，焉知死。但反过来，如果不理解死亡，又怎么能体会生呢？如果不知道死亡，就活不自在，到我这个年龄就会活在对死亡的恐惧之中。那到底要先理解生，还是先理解死呢？现在我体会到，其实生和死是一个事物的两个方面，是生命不可分割的内涵。不可能只了解生，不了解死，或者只了解死，不了解生，必须把两者放在一起来思考，没有先后。关键还是要真正理解生命。

生命是什么？这个问题到现在没有大家公认的确切回答。有一位美国的科学家提出，"生命是一种可以进行达尔文式演化的自我维持的化学系统"，得到比较多的认同。北大生命科学院的白书农教授在他出版的一本书中进一步提出，生命是一个由碳基分子自发形成的复合体进行结构与能量交换的循环过程。总之，现代生命科学越来越从物质科学的角度切入，希望最终能以物理学的形式，用定量公式揭示生命的本质。这能不能做到呢？我不能完全否定其可能性，但有一点是肯定的，即使到那时候，也不太可能凭此解除人们对死亡的恐惧。

死亡问题涉及众多学科

如果把生命放到更宏大的时空当中去，把我们个体的生命，乃至人类的生命放到宇宙的时空里面，会对生命本质看得更清楚，对生命的意义也就会领悟得更加透彻一些。这是宇宙观的问题，世界观的问题，是哲学命题。

我想，要解除对死亡的恐惧，还需要依靠心理学。对于死亡，其实不完全是一个理性认识的问题，而在很大程度上取决于自己内心的感受和体验。英语有一句话："A day is long, A year is short"（一日长，一年短），我想在后面再加一句话，"Life is just a moment"（生命只是一瞬）。人的一生说长也长，说短也短，回忆起来只是一瞬间。其实，时间在不同的人的概念里面是不一样的。一年时间，对于10岁的孩子和我这样80岁的人而言，概念是不一样的。对10岁的孩子来说，一年相当于自己生命的十分之一，显得很长；而对于80岁的人来说，一年只是人生的八十分之一，会感觉很短。我有时候问自己，我还能活多少年呢？即使我能活到90岁，也只有10年时间了，回头看看过去的10年，一眨眼就过去了，所以留给我的时间很短了，自己得珍惜活着的每一天。可见心理学很重要。

心理学能不能解决所有生死问题呢？很有帮助，但并不能完全解决。不过，如果你相信一个人会有来世，人死了以后灵魂还在，我想那会比较容易克服对死亡的恐惧。

此外，死亡问题还与社会密不可分。人都是社会人，处在不同的文化背景下，人们的生死观念、意识、行为、习俗绝对是不一样的。有宗教信仰的民族与没有宗教信仰的民族不一样，信奉不同宗教的民族之间也是不一样的。社会制度也会造成对死亡认知的差异。因此，死亡观一定是多元的，具体投射到习俗中，更是多姿多彩。一个人死了，临终前有怎样的救助与关怀？以怎样的方式安排丧葬？身后的祭祀方式如何？这些都是社会文化心理的积淀。总之，跟死亡相关的事情都是跟社会有关的，都跟社会学脱不开关系。

还有，语言与人类认知和情感息息相关。对照中英文关于死亡问题的文字材料，我发现很多词语很难找出相对应的文字。语言不仅关系到对死亡的表述，反过来深深影响着人们对死亡的理解和感悟。死亡问题还涉及文学艺术、经济学、管理学等，还可以举出很多。

加强学科交叉研究，建设中国自己的死亡学

早在1912年就有人提出死亡学的概念，但它始终没有像别的学科一样得到充分的发展，在全世界都如此，在我们中国更是"犹抱琵琶半遮面"。大多数民众和在很多公开场合都还忌讳论及死亡，所以到目前为止，建设死亡学还没有提上议事日程。

如上所述，死亡问题涉及这么多的学科，所以特别需要把各学科的专家与学者都吸引过来，讲述各种关于生死的故事，尝试用多学科的视角来诠释、理解死亡，也就是开展多学科的交叉研究。我想在这里强调一下，学科交叉研究不等同于交叉学科。作为一个学科，必须要有独立的学术共同体，有自己的学术范式，即有公认的理论体系、研究方法和评定标准，还要有完善的人才培养体系和专门的学术刊物等交流平台。显然现在所谓的死亡学还远远没有达到作为一个学科的条件。交叉学科的形成是在持续、广泛开展学科交叉研究的情况下自然而然发生的过程，是水到渠成的事。所以，我主张现在大力开展对死亡问题的学科交叉研究，而只把死亡学的建立作为我们的愿景。

本文为韩启德在2024年北京大学清明论坛上的发言，收入本书时做了少量删改。

适时放手也是爱

顾晋，教授、主任医师，博士研究生导师，现任北京大学首钢医院院长，兼任中华医学会肿瘤学分会第九届委员会主任委员、北京医学会副会长、北京医师协会副会长、北京生前预嘱推广协会专家委员会委员。美国外科学院院士，法国国家外科科学院外籍院士。曾获国家"863"计划、国家自然科学基金项目、北京大学"985工程"等重大项目的支持和资助。2008年获北京市科学技术进步奖三等奖、中华医学科技奖三等奖。2009年获北京大学杨芙清—王阳元院士教学科研奖。主要著作有《结直肠癌顾晋2023观点》《外科医生的故事：大肠癌传》《无影灯下的故事》。

说"不"太难

朋友的妻子得了结肠癌，晚期，肝转移，看来希望不大了。

记得几年前的春节，我们全家去郊区玩儿，放鞭炮，开心极了。突然接到Z的电话，说他的妻子得了结肠癌。我让他带妻子来找我。

一见面我吓了一跳，Z原来漂亮、温柔的妻子一下子变得瘦小，精神萎靡，看了片子更是惊讶，肿瘤全肝多发转移，无法切除了。尽管现在有许多新药，但是……

"住院吧，我想办法。"我说。

病人住院了，每况愈下，好像癌症并没有给我们提供任何机会就把她摧垮了。一周后，病人在内科接受了化疗，尽管癌标下来了，但伴随的是病人的一般状况极差，骨瘦如柴。此刻，她好像已经奄奄一息了。

在科技高度发达的今天，对肠癌的治疗出现了许多新药，带瘤生存的也不罕见，可是我朋友见证了癌症的可怕。他的妻子一直被癌症吞噬着，我们的一切措施好像都无济于事。望着躺在床上的病人，她的丈夫彻底绝望了，几周下来花去了大半生的积蓄，见到的只有生命的脆弱。朋友每天以泪洗面，几十年来，他在外打拼，在领导岗位呼风唤雨，家里都是温柔的妻子悉心照料；如今他退下来，共同经历了几十年风风雨雨的妻子却要离他而去了。他后悔，他还没有回报妻子，还没有真正地和妻子一起变老，她却已经病入膏肓。

"我想带她回去了。她想回家。"老Z对我说。

"好的。"我说。

"我真的对不起她，她的一生就是为我和儿子操劳，现在却要撇我而去……"Z哽咽了，坐在一旁的儿子无语。

"走吧，有事联系我。"

他们走了。一周后，接到Z的短信，妻子走了。

有时候我在想，这样的病人我应该给她积极的治疗吗？其实许多情况下家属是进退两难的，最后一搏是大多数人的想法。每天朝夕相处的亲人，罹患晚期肿瘤，谁能说出"放弃"二字呢？我们敢对效果明知有限的化疗说"不"吗?

现代医学的发展使许多原来不能治愈的病人得到了生存期的延长,但是也在某种程度上绑架了病人和医生。面对科技发展带来的新药,我们有选择,不像过去没有选择。但许多家庭面对这个选择苦不堪言。不如没有选择啊!亲情是割不断的血脉,看看自己的积蓄,望着求生欲望强烈的亲人,想想今后的日子,这点钱用于治疗是杯水车薪,今后的日子还过不过?

此时选择的困境我见得太多,甚至有时候我会说句真心话。记得一年前,一位女病人,晚期肿瘤,家庭经济困难。丈夫面对生病的妻子、未成年的孩子、有限的积蓄,无法做出选择。我曾经劝他说:"从现有的临床证据来说,如果用了最新的药物,生命可以延长几个月,但是我觉得应该根据个人的经济状况理性地做出选择。根据你的情况,治疗可能会延长生命,但是病人的生活质量不高,活着更受罪。恕我直言,生活还得继续,孩子要长大,日子还得过啊,你自己选择吧。"丈夫用感激的目光看着我,是我说出了他心里想说却又无法说出的话,特别是关于儿子。最后这个丈夫含泪带妻子回家了。

其实,我说的这些话可能已经超出了医生的职责,但是医生也是人,有责任帮助病人做出选择。我说出了这些话,我不后悔。

医学上,化疗是把双刃剑,尽管我是医生,但有时候我会劝病人放弃,不要无谓地牺牲金钱。有时候花钱没有错,可以让病人少受痛苦,但我们的医生一方面要治病,一方面要知道我们救不了所有的人。一个医生对病人做出治疗选择是不难的,但对病人的治疗说"不"却非常难!医生有时候应该说"不",因为那反而是对生命的尊重。应教会我们的医生救治生命的同时,学会对生命的敬畏。只有真爱才会做出选择，不让无谓的化疗消耗宝贵的生命，也是医生的职责！

一个令人难过的上午，程医生把22床的病理报告拿给我看，怎么也没想到这个16岁的花季少女竟然是结肠癌晚期！肝脏的检查也显示转移。

孩子的父母用焦急的目光看着我，问道："大夫，我的女儿还有救吗？"

"……"

"哇"的一声，孩子的妈妈再也控制不住自己的感情，失声痛哭。

快下班了，孩子的父亲找到我，和我进行了一场艰难的谈话。

"大夫，我有两个孩子，这个女孩是我的老二，她还有一个哥哥，明年要结婚了。我和孩子的母亲都是农民，我们是卖了家里能卖的一切值钱的物件来给孩子看病的。您说，这孩子到底有没有救啊？"

"我实事求是地告诉您，您的女儿得的是结肠癌，已经是晚期了，尽管现在有手术的可能，但是总的来讲，预后很差，她的生命只能用月来计算了。"我说。

"大夫，手心手背都是肉，我们是农民，给她做手术如果能治好我们豁出去了，只要女儿在，儿子结婚再等几年也行！但是，如果即使手术也就活几个月，我和孩子她妈就难了。儿子结不了婚，我们今后的日子就没法儿过啦！"父亲捂住脸，竟也"呜呜"地哭出了声。

我知道这时候是我作为医生应该说实话的时候了。尽管我可以不说，但是我还是觉得有义务告诉他们真相，有义务让他们做出理性的抉择。

"我理解你们的情感，我也有自己的孩子，我也知道爱孩子的感觉。天底下哪个父母不爱自己的孩子？但是我作为一个医生，必须告诉您真相，您的女儿病得很厉害，即使做了手术，预后也很差。我要劝你们做父母的是：带孩子回家吧！不要去其他地方看了，都是瞎花钱了。现在疾病已经让孩子备受折磨，生不如死，活着对她来说是受罪，你们也看到了。不是钱的事儿，也不是父母不救她，是疾病太厉害，活一天受一天罪，这值得吗？放手吧，带孩子回家，好好照顾她，让她少受痛苦。毕竟，你们一家的生活还得继续，日子还得过啊！"

孩子的父亲紧紧握住我的手，什么也说不出来。

适时放手也是爱

我知道，作为父母谁又能说得出这样的话呢？但是，这种选择是理性的，客观的。该不该由我们医生说呢？我没有想过。有时候学生会问我："老师，您为什么能说出这样的话呢？我们可以不管，让他们的家属自己决定。这不是我们医生的职责啊！"其实，我是凭着做医生的良心说的这些话。我知道，如果遇到刁钻的病人家属，会完全不理解我的用心而和我大吵，可我们也是父母，也有朋友，我觉得有责任帮助面对家庭、伦理、道德和亲情而难以自拔的父母做出理性的抉择。

作为肿瘤科医生，我们见过太多的生离死别，肿瘤的晚期病人，有时真的是度日如年，但是家属很少能够体会患者的内心，几十年的相濡以沫，十几年的养育之恩，怎么可能谈到放弃呢？这个时候的家属，大都从他们自身的情感出发，少有考虑病人的真实感受，但有时候感情代替不了现实，代替不了饱受疾病折磨的躯体感受，代替不了病人想放弃的意愿。因为医学是有限的，医学也是无奈的。一味无效的抢救，增加了病人的痛苦，却并没有减缓家属的煎熬，到最后是两败俱伤，身心疲惫。

作为肿瘤科医生，我们看得最多的是饱受疾病折磨的病人，由于家属难以放手，无奈地忍受着气管插管，心脏注射，他们对这个世界并不留恋，活着更是一种煎熬。他们有时候是带着对这个世界的厌恶走的，他们怨恨他们的亲人。躺在病床上的他们，孤立无援，欲哭无泪，生不如死。此刻，医生该说这些话让家属放手吗？我们是会挨骂的，还可能会挨打。在我的职业生涯中，被病人指着鼻子骂，被病人家属打，身上被病人家属吐唾沫都是有的。但是，我回忆起来真的是极少数。在现在医患关系紧张的情况下，大多数病人家属是通情达理的，我们不能因为医患关系紧张而失去一个医生应有的同情和大爱。做医生时间长了，肯定会遇到各种各样的人和事，但是，面对今天的病人，是一种使命感驱使着我这样做。即使被家属误解，我还是认为若能够使一个家庭少走弯路也是值得的，那往往是他们的活命钱。我真心希望我们的医生都能够怀着一颗充满同情的心去照顾好每一个病人。

自由之风

罗点点

罗点点，本名罗峪平，笔名用了小名点点，朋友和熟人给"组装"成了容易记的罗点点，大名从此少有人用。当过农民，当过兵，也当过医生。从事过医疗机构管理、投资管理公司调研等工作，担任过刊物主编、媒体集团创意总监等职位。出版过小说《白火焰》，传记《将军从这里起步》《非凡的年代》《红色家族档案》等，为《三联生活周刊》《北京青年报》《新民晚报》等报刊撰写过专栏，担任过《永不放弃》《急诊科医生》等影视剧的编剧。2006年参与创建国内首个推广"尊严死"和生前预嘱的"选择与尊严"公益网站，撰写了由作家出版社出版的《我的死亡谁做主》。2013年参与创立北京生前预嘱推广协会，现任该协会荣誉会长。其间，策划了由中信出版社出版的《死亡如此多情》与生活·读书·新知三联书店出版的《死亡如此多情Ⅱ》两书。

关于生前预嘱

十多年前，《我的死亡谁做主》这本书出版的时候，基本没人知道我们这些自称"生前预嘱推广者"的人是干什么的。

作家出版社的领导曾一脸惊诧地问："整本书都是讲死亡的？"

责任编辑姜琳说："是啊。"

领导说："那封面也不可以出现'死亡'这两个字。你去查查咱社出的书，从来没有过吧？"

姜琳说："从来没有现在有了，这不好吗？"

我想，姜琳为出这本书，力排众议毫不动摇，恐怕还得说很多话做很多事，可在我面前她就说了这么几句。当然，我能在这几句不动声色、云淡风轻的话里，听见藏在这位女编辑内心深处的自信。

书出了，可不知道会不会有人读，当然更重要的是卖不卖得出去。我去找一位朋友的朋友。她是一家正在开拓市场的养老地产的负责人，年龄比我大个一两岁。我说我可以帮她办个推介会，就是带一帮对她的养老地产感兴趣的朋友，也可以叫"目标客户"的人去看她的项目。其实，"目标客户"这词是我刚从一本讲营销的小册子上学来的。我也说了要在这会上送大家一本我出的新书。这朋友的朋友是个多粗心的人啊，竟然没问我是什么书。当然也可能不是粗心，只是信任朋友，觉得我起码不会害她。

负责人大姐高高兴兴地把推介会安排在临近春节时，弄了挺讲究的会场和挺上档次的茶水、花生、瓜子。我找来的人一看也都像有点钱，也到了会对养老地产感兴趣的年龄。哄着他们乘大姐安排的电瓶车看了她家嘎嘎新的好房子，种满杨柳桃花，虽然冬天看不见，但只要有点想象力就知道到春天一定是姹紫嫣红的好庭院，还有正在建设的公共活动区如图书馆、棋牌室等，甚至还有门诊部等齐全的医疗配套设施。

等我们终于回到大厅落了座，每人手里拿着大姐送的美人大头像的精美年历的时候，谈话热烈，气氛空前高涨。

大姐致辞，我觉得她高兴得气都有点喘不过来了。

好容易轮到我说话，我当然先祝大家新春快乐什么的，然后告诉大家我带来了一本什么书，说每个人的死亡都应该由自己做主。还说外国现在有很多人趁着身体不错、脑子够使的时候把临终时想要什么不想要什么的想法都写下来，这就叫生前预嘱。记得当我说到死亡、临终的时候，周围一下静下来，连交头接耳的人都没有了，只有我的声音在大厅里突兀地回响……

活动结束了，好几个朋友对我说："你可真行，马上要过年了，你跑来在人家的场合里跟大家说这个……"可我基本没听见他们说什么，只注意到摆在桌上厚厚的两大摞书被拿得一本不剩。虽然书是送的，并没有人付钱，但是拿完了至少说明大家并不忌讳这个话题吧？这天晚上我喜气洋洋地写了篇博客发在我们的选择与尊严公益网站上。题目是"人人都想知道关于死的事"。那时候还没兴微博，一篇博客需要有不少字。

不久听说负责人大姐严重抑郁，领导说她年龄太大，销售成绩不好要辞退她。虽然没人怪我，但清夜扪心，我知道大姐的困境跟我那通操作过猛绝对有关。

什么是善终

可我们还是得继续推广生前预嘱，继续卖书。开新书发布会时只好又走老路，又去找朋友的朋友，借他的书店没商量。

一开始我挺担心发布会的出席者不善谈论死亡，因为中国人一般都不善于。可没想到来的人都踊跃发言，对什么是好死和善终各抒己见。也许因为都是读书人，发言郑重而热烈，一点点小争论也能顺利化解。这么沉重的话题，座中还能时不时传来会心会意的笑声，作为主持人的我又开始沾沾自喜，觉得发布会开成这样就算成功了。

忽然座中站起一人，年龄不老不少，态度不卑不亢，面色不黑不白，衣着不简不繁。他不紧不慢地说道："我想问问在座的医生，有没有死在你们手里的人回来找过你们？"我一激灵，如耳边响起尖锐警报声，知道我最怕的麻烦来了。

其实人对死亡的理解千差万别，由于知识储备、文化背景和世界观的不同而不同，但十几年前，谈论这个话题的人真的很少。我自己对死亡的理解也很褊狭，虽然写了书并做了些研究，但太习惯站在唯物主义、无神论的立场上理解死亡，且认为这是唯一正确的科学态度。此时此刻斜刺里杀出一位用超自然和神秘主义认识死亡的人，还把问题归纳得这么简洁，态度还算礼貌，我觉得自己一下子就慌了。除了不知道说什么好，更担心在座的领导们会怎么看待这个发布会，竟敢讨论这么敏感的话题，引出这么离谱的观念。这是明摆着的封建迷信嘛！

幸好我那时候正醉心于刚刚学习过的那个叫"罗伯特议事规则"，知道有效而文明地讨论问题，不仅不能大批判，也不能质疑人家的动机、立场和诚意。可是我到底该怎么办呢？该说什么？做什么？总不能什么也不说什么也不做吧？冷汗涔涔，手足无措。难不成当着这多我在乎的人，好不容易请来的大小领导，真的要下不来台了？

当天座中最大的领导是卫生部前任副部长黄洁夫，他是著名的肝胆外科医生，更是带领中国器官移植界走进世界捐赠合法化的权威专家。此时他正举手向我示意要发言。不记得是怎样把话筒递给他的，只知道马上要听见大科学家对这种违背科学原则的提问的批驳或者责难了。

黄洁夫部长说："我是多年的肝胆外科医生，近年来又做器官移植，大家可以想象我见过多少死亡。我可以很负责任地告诉这位先生，我在临床上碰到的患者，没有一个死后回来找我，您的意思是说回来找我算账的吧？我的体会反而是，只要尽心尽力，带来新希望，无论患者还是家属都会感谢我们。"

我正在体会黄部长回答中的深意，一位病理解剖学的大专家又举手要发言。

他说："我叫纪小龙，是搞病理的。病理学是干吗的呢？主要就是当医生的医生。临床医生的诊断水平好不好，误诊率高不高，通过病理解剖可以找到答案。很多时候解剖的对象是已经死去的患者，忙起来白天做不完的解剖就得留到晚上。实在累了，就睡科里，隔壁是解剖室，解剖台上躺着患者的遗体。我也可以很负责任地说，无论白天黑夜，刮风下雨，打雷闪电，从没有死者来找。我为什么不害怕？可能是太想得出正确的诊断吧。只有这样，才对得起别人也对得起自己吧。"

我被这两位医疗专家在回答中直面问题的真诚深深感动。提问的中年人也带着放松的表情款款落座，相信他和我一样，感受到了这份认真和尊重。这天晚上我又把这故事写进博客，题目就叫"大医精诚"。

愿他们被自由之风吹拂

支持我们推广生前预嘱的还有许多志愿者。有一次，我问一个志愿者为什么会对这件事感兴趣。她在外企工作，年轻漂亮，收入也好，想必生活优越。参加志愿活动时她若肯翩翩起舞，手臂带动纤纤玉手的姿势真有种说不出的美丽。

对我的问题她说："因为很不一样。"

我问："什么不一样？"

她说："从小到大，父母和老师都告诉我什么是对的什么是错的。可生前预嘱告诉我，面对生死大事可以自己做主，怎么选择都是对的。"

说实话，这回答也有点出乎我的意料。

我问："就为这？"

她点头说："是，就为这。"

我回头想想，其实生前预嘱引起我的注意，除了有各种现实原因之外，怎么选择都是对的也是一个重要原因。

大概是在一次杨澜的电视节目中，我巴拉巴拉说完想说的话，大意是我们建议在生命末期不要过度抢救，不要心肺复苏，不要气管插管，等等。

这时观众席上站起来一个小伙子，他说："点点老师，我不同意你的说法。"

我问："能说说为什么吗？"

他说："我是我姥带大的。我姥今年80多岁了，吃得下睡得着。她跟我说，孩儿啊，我要真到了那一天，你可得拉着我，我不愿意去那边。你们都是我的亲人，可那边的人我不认识，那边的事我也不知道。吃多大苦受多大累我也要跟你们在一起。"

我说:"那你怎么跟你姥说的呢?"

他说:"我说姥啊你放心吧,到了那一天不仅我拉着你,我还得告诉我爸我妈都拉着你。"

我说:"今天当着这么多人的面你答应了你姥,你可得说到做到。还没结婚吧?真到了那天,不光你爸妈,你媳妇不同意也不行啊(此处有笑声)。不过你对我们的理解可能不全面。与其说生前预嘱建议放弃过度治疗和抢救,不如说它是在鼓励大家说出自己的想法,让尽量多的人能帮助他实现愿望。所以我得对你姥姥表示最大的敬意,她是位勇敢坚定的女性,在自己健康清醒的时候就把临终安排得明明白白,她可算是生前预嘱的完美实践者(此处有掌声)。"

可惜节目播出时把这么好的一段给删了。

不久,我们在一些专家的帮助下,推出了供大陆居民使用的生前预嘱,用问答的方式引导做生前预嘱的人尽量全面地说出自己在临终时想要什么和不想要什么。时至今日,这份文本的开头还写着:"无论您如何选择都是对的,没人能在伦理和道德上批评您。"读这句话仍然让我如沐春风。唯愿生前预嘱这种开放和宽容能吸引更多关注,唯愿踏上生命归途的人们在实现临终愿望时都能被自由之风吹拂。(具体如何做生前预嘱参见附录。)

走到今日的安宁疗护

2016年,在时任全国政协主席俞正声的支持下,我们争取到一次来之不易的推广生前预嘱的机会。4月21日,我在全国政协举办的名为"推动安宁疗护发展"的双周座谈会上代表生前预嘱推广协会提出了三项建议：

一、倡议党和国家领导人像当年毛泽东、朱德等带头响应火葬那样，带头签署生前预嘱。

二、政府以购买服务的方式支持生前预嘱的运营和管理。

三、卫计委尽快推出行政法规，使查阅患者的生前预嘱成为临床医生必备技能和诊疗常规。

如今回望，这三项建议都没实现，但是被称作安宁疗护的医疗模式，却在卫生、民政和社保等部门的联合推动下，开始了全国示范。

当年为了开好全国政协举办的双周座谈会，我参加了时任全国政协副主席韩启德院士带领的教科文卫体委员会的调研组。那时我已经知道能帮助在生命末期放弃过度抢救的患者的医疗模式叫缓和医疗。它的定义是由世界卫生组织（WHO）于2002年初步制定，后来又经过多次修订，把接受这种照顾的患者从晚期癌症病人扩大到所有患有危及生命疾病的患者（包括儿童），通过对他们痛苦和疼痛的早期识别，以严谨的评估和有效的管理，满足患者及其家庭的所有（包括心理和精神）需求。许多国家的临床实践者更将开展缓和医疗的时间尽量前移，认为在重大疾病初次诊断而不是只在疾病末期就应该实施缓和医疗。在双周座谈会准备的过程中，我竭力主张中国现代缓和医疗应该从一开始就把照护对象尽量扩大。既然缓和医疗已经在多国的实践中出现了不断扩大范围的趋势，那么我们为什么不在一开始就制定一个不限于生命末期或者癌症这样的病种的，一步到位的目标呢？

韩启德院士告诉我，通过与调研专家团组的充分讨论，他们一致认为，从国家目前医疗体制的实际情况来看，把对以癌症为主的末期病人的照护作为安宁疗护的门槛，以区别于范围正在不断扩大的缓和医疗，"安宁疗护"是更合适的决定。对此我颇有些失望。

从现在取得的成果看来，这个小切口很有道理。它确实使得整件事情更容易落实和操作。当时的国家卫健委转年就正式发布了安宁疗护标准和管理规范，并陆续推出三批安宁疗护试点城市，其速度之快是许多人包括我们都没有预料到的。实践证明，这个小切口能更快地使职能部门找到抓手。法律、伦理、医疗、教育等部门都能集中精力探索自己在其中应有的职责和地位，国家医保和商业保险等各部门也能积累数据找寻尽量合理的支付方式。小切口让出的计算和决策空间，确实让安宁疗护以更合理的速度长入复杂社会的机体。

到2023年年底，国内的安宁疗护试点已经覆盖30个省份的185个城市，试点机构数量超过4000家。除此之外，安宁疗护的居家照顾也在发展。根据国际经验，安宁疗护的服务地点最受照顾对象欢迎的是在家中。

一位艺术家朋友曾经万分焦虑地找我，说他的母亲是胰腺癌晚期，但她因是虔诚的佛教徒，故执意要在家中念佛离世。老人家享受公费医疗，但拒绝任何方式的医疗照顾。他很担心母亲的临终没有医疗帮助，可能会经历包括严重疼痛在内的巨大痛苦。老人家住北京丰台区，我们建议他去正在开展居家安宁疗护的丰台蒲黄榆社区卫生服务中心咨询。为了满足家属病人万一需要还是想住院的要求，蒲黄榆社区卫生服务中心又将病人转介到住院条件较好的丰台中西医结合医院。艺术家朋友告诉我，两处的医务人员都很负责任地接待了他，不仅允诺了他在母亲最后时刻会提供必要的帮助，还告诉他不必为母亲的佛教信仰不"科学"过于担心。安宁疗护不仅是要在尊重当事人意愿的前提下提供帮助，他们还认为，教友访问和佛家功课对他母亲来说可能是一种极好的心理和灵性抚慰。这番医嘱的到位和专业深深打动了我。艺术家本人先是放了心，他的母亲最后也在家中得到了应有的医疗照顾，按照自己的愿望安详离世。

丰台蒲黄榆社区卫生服务中心的王明辉主任就这个案例告诉我，他们已经有了非常完备的居家安宁疗护服务流程。所有辖区内签订服务协议的人都会得到一份叫作"如何面对亲人离世"的简明手册，包括：

一、临终前的准备。细致到对照片、衣物和重要证件如何准备，以及如何陪伴生命末期的亲人。

二、离世后体内管路（输液管、导尿管等）的处理。

三、如何开具死亡证明。（这曾是一个需要公安、急救等部门到场确认逝者是否自然死亡的繁杂过程。）说明只要家属提出申请，准备必要文件（有文件清单），社区卫生服务中心就可开具，还细心地附上了申请开具证明的表格。

四、如何联系葬礼和殡仪，如需要停放在太平间应该怎么办，而且说明有障碍时会提供帮助。

最后，亲人离世后，社区卫生服务中心会对家属进行哀伤评估并提供必要帮助。

按照这个流程，蒲黄榆社区卫生服务中心已经为150多位居民提供了完整的居家服务，帮助过的患者则超过300人。这种做法不仅满足了居民在家中离世的所有要求，最难能可贵的是它能在现有规章和制度内平稳运行。王明辉主任和她的团队，创造了中国本土居家安宁疗护的模式，开辟了一条前景光明的道路。这可是一个如何估计都不会过分的重大进步啊。当然，面对中国广阔国土上对居家安宁疗护的巨大需求，能像蒲黄榆社区卫生服务中心和王明辉主任他们做得这么好的机构和个人都还是太少了。但是，好消息正在不断地从四面八方传来。

早些年，无论是生前预嘱还是缓和医疗在我们这里还基本都是空白的时候，几个老之将至的朋友聊天，讨论将死的时候最好到哪些能被好好对待的地方去。日本？中国台湾？中国香港？现在我终于可以告诉他们不必跑那么远了，家门口也有了不错的，能提升死亡质量的医疗和照顾。

《安宁疗护有故事》还会告诉大家更多故事。这些亲历者笔下的真实文字，在我看来是无价珍宝。无论日益老龄化的社会、疾病大流行还是战争频仍或气候变化带来的人道灾难都不能阻止人们追求幸福的脚步。而这些珍宝则一定是你我苦难中的勇气，是至暗时刻的光明，更是生命归途上的自由之风。

安宁疗护：避免肿瘤晚期治疗的"经济毒性"

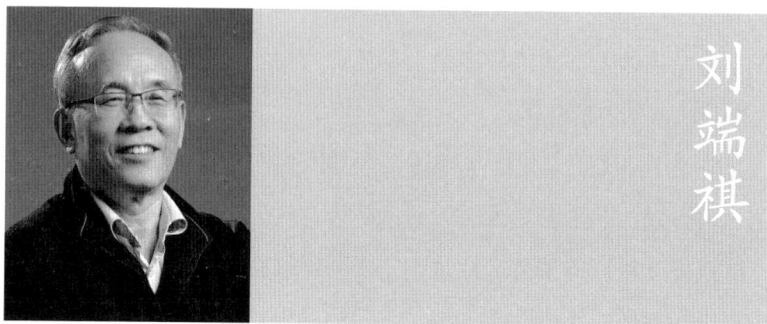

刘端祺

刘端祺，陆军总医院肿瘤科主任医师、原科主任；中国抗癌协会第七届、第八届常委，理事长助理，副秘书长；北京生前预嘱推广协会专家委员会委员，第一届监事会监事。

王竹的故事

20世纪90年代的一件事情，虽然已经过去了近30年，但对我的触动不小。

那是一个初夏，我随北京抗癌协会的一个医疗队在一所县医院门前摆起的长桌前开始了义诊。义诊快结束时，我注意到一个一直站在远处观望，半天没有挪地方的壮年汉子，随口问道："你有什么事吗？"那汉子迟疑地说："您能到我家看看吗？我媳妇是乳腺癌症转移，腿疼走不了路。"简短交谈后，我得知，这个名叫刘冬的汉子是当地人，20年前和从北京城里下乡插队的知青王竹结了婚。"当初，人家不嫌弃我家穷，没有回城，留下来嫁给了我。她勤快，能吃苦，是全村公认的好媳妇，持家的一把好手。现在她病了，我不能对不起她，一定要把她的病治好。"他诚恳地说着，眼里充满了期待。

他家的院落似乎比别家的大一些，房屋也更宽敞明亮一些，收拾得很整洁。只是一股浓烈的熬制中药的味道提醒我，这家有病人。王竹半躺在床上，尽量打起精神招呼我们坐下，迫不及待地断断续续叙述着病情，唯恐我们匆忙走掉。

她讲话时不时带出的浓重的京腔，迅速把我带入那个尚未远去的特殊年代：

一直和继母关系不睦的王竹初中一毕业就报名下乡，按当时的政策投亲靠友来到北京郊区。她很快就爱上了这里的田野、河流，也爱上了这里的人，包括她现在的丈夫刘冬。刘冬勤快能干，靠贷款买了一辆农用拖拉机，农忙时干农活，农闲时跑短途运输，按期还了贷款，盖了几间大瓦房，成了村里先富起来的那批人。两个孩子也很争气，女儿刚考上大学，儿子还在上中学，学习成绩都不错。她自豪地说："我请中学的同学们到我家来过好几次，就在这院子里，大家一边吃着刚刚摘下来的老味道的西红柿、黄瓜，一边回忆往事，别提多高兴了。她们都称赞我当初的选择，羡慕我这个幸福的家，还建议我办一个农家乐，她们要给我介绍客源。"

她指着床边一摞CT照片，神色黯然，叹气道："要不是这个病耽误事，我筹划的农家乐家什早就置办齐了。我知道城里人的心思和需求，也有人脉，一定能把客人吸引过来。名字都想好了，城里人在乎吃绿色食品，就叫'绿色农家乐'。开业时，我给您下帖子，请您来做客。"

我看了看她递过来的CT照片，不禁心头一紧，她的乳腺癌已经广泛转移，股骨和肺可见多处转移病灶。听着王竹对未来的憧憬，看着照片上的阴影，我一时语塞，没有及时应答王竹的邀请。病人，尤其是癌症晚期病人的心思极为敏感而缜密，王竹立即发现了我的失态，谈话的兴致一下子低落下来，问道："您不能来我的农家乐吗？"我赶忙掩饰道："不是，我能来，一定来。"

刘冬见我这样回答，好像看到了希望，赶紧说："她得病这两年做了好几个疗程的放化疗，也吃了不少中药，听说最近又来了两种新的特效化疗药，您的医院应该有吧？"我看了看他手上拿着的吉西他滨和紫杉醇的药品说明书，说道："这两种药刚刚上市，我们用过，效果还在观察。"其实，我还想说："这些药都是最近才获准进口的，价格很贵，对晚期癌症患者只是部分有效。"当然，在这个时候，我不能说出这种扫兴的话。

几天后，我给王竹办理了入院手续，开始了新药化疗。住院前，我抓紧时间和刘冬深入交谈了一次，谈话很坦诚。我向他说明，王竹过去两年用过的老方案已经证明无效，否则不会一边用着药，一边又发现新的转移灶。换用新药、新方案是可以的，可能会有一定效果，但不能把治愈的希望寄托在几种新药上。乳腺癌越到晚期治疗越艰难，效果越差，花费越多，所以要留点后手，不能"生命不息，化疗不止"，造成人财两空。看到他频频点头，好像理解了我的意思，我就进一步说道："无论病人还是家属，都要面对现实，做好生和死两种准备。"一谈到死，刘冬不淡定了，他显然误解了我的意思，不等我说完，就倔强地、斩钉截铁地说道："您放心治，钱不成问题，我还年轻，勤快些总能赚到钱。王竹陪我好不容易过完了苦日子，这好日子都到眼前了，我不能让她走，砸锅卖铁也一定要让她活，陪她过上几天好日子。您千万不能放弃，也不要担心我掏不起钱。"

从此以后，这夫妻俩就成了我们的"常客"。新的治疗方案最初是有效的，王竹脸上泛起了红晕，腿也不疼了，甚至能够站立起来，在走廊里拄着拐来回走几趟。但是，几个月后，王竹再次住院复查时，核磁检查证实又出现了脑转移。王竹得知后虽然有些沮丧，但由于受到前几个月治疗有效的鼓舞，还是充满希望地说："化疗虽然痛苦，但我能忍受，再换一个方案试试，我相信奇迹会出现的。"

我把王竹的病情向刘冬做了交代，刘冬悄悄对我说："我已经把房子卖了，不用担心钱的问题了。我还是希望治下去，孩子不能没有妈。"他这是再次向我表示继续为妻子治病的决心，让我们不要担心他拖欠医疗费，不要"赶"他妻子出院。我关切地问他："房子卖了你们住哪？孩子们知道吗？"他勉强挤出些笑容，说道："孩子们都支持我，儿子甚至表示，他不考学了，可以出去打工挣钱，减轻我的负担。买主是同村的一个亲戚，他答应我们可以仍然住在老屋，每月交些房租，房租也不高。"我劝他："千万不要因为眼下的困难，耽误了孩子的前程。"他"嗯"了一下，自嘲地说："我成了自己老屋的租客了。"

我们对王竹的病情进行了评估，认为她已经不能再承受放化疗等比较剧烈的抗癌治疗了，决定对她实施临终姑息支持治疗（现称安宁疗护），尽量缓解她的不适和疼痛。经与刘冬反复沟通解释，他眼见妻子一天天衰弱走向生命的终点，终于接受了现实，不再坚持让妻子继续抗癌治疗。王竹离世时很平静，这使围在她身边与她告别的亲人们略感一些安慰。

王竹最后一次住院的花费不算太多。她辞世时和我在她那宽敞明亮的院落里第一次见面的时间差不多相隔一年。不同的是，她的丈夫，那个憨厚的汉子，看我的眼神从初见时的充满期待，到告别时变得复杂和难以言传。我理解他眼神的变化，这一年，他失去了饱经疾病折磨的妻子，失去了他亲手搭建的房屋院落，也失去了"绿色农家乐"的梦想；当然，他还结交了一群医生和护士朋友，他们关心病人，每天忙忙碌碌十分辛苦，却不能起死回生。对这些"白大褂"，刘冬的感情是复杂的，他目睹了他们繁忙的工作日常，知道他们确实尽心了，但他只能说理解，很难说感谢。毕竟，他是在这里失去了妻子，失去了那座想起来就心疼的院落，甚至失去了对未来生活的美好期待。想到这，我不免为自己做医生做到这个份儿上，心生几分悲凉。

让安宁疗护及时"上场"

在某种意义上，医生这个职业和自然规律逆向而行；"与死亡做斗争"的医生们，就是在和人类"向死而生"的规律做斗争。如果以与死亡抗争、战胜死亡为奋斗目标，那么医生这个职业必然完败。

显然，这种生死之斗是有界限的，仅以生死论医学成败肯定不妥。既然如此，面对预期寿命不长，已经无法挽救的患者，就不得不算算生命的长度和维持生命的付出这笔账。在这里，维持生命的付出除了医疗费用外，还应该包括患者的肉体痛苦、患者本身和亲友的精神痛苦，以及整个社会为照护患者付出的一切显性、隐性费用。从哲学、伦理和公众认知的角度，都说"生命无价"；但在医院、民生事业、卫生经济学的成本计算中，现实的具体的生命又是有价的，毕竟每粒药、每次检查、每个人工，乃至每间病房都是要付出真金白银的。而医学存在的意义和目的之一，就是做一个"精算师"，找到其中的最佳"性价比"。

2013年，美国芝加哥大学的几名教授提出，"因治疗产生的医疗费用对患者与家属造成的经济负担和心理压力"，应该属于"经济毒性"。他们还制作了相应的量表，对经济毒性进行量化。这一概念很快被业内同行接受，尤其为与肿瘤治疗相关的人士所接受。有的专业人士研究后认为，"经济毒性远高于放化疗"，甚至将其列为"与肿瘤治疗相关的毒性"之首。

近年来，我国安宁疗护事业之所以迅速发展，有一部分原因就是基于类似刘冬、王竹夫妇这类事例的频频出现，这种"因病致贫，因病返贫"的恶性循环，引发了各方面对晚期疾病治疗性价比的思考。经济毒性越来越为国内有识之士所认知和重视，相关论文时见于报纸刊物。但在安宁疗护的推广中，为了避免某种所谓误解，我们往往淡化了安宁疗护可以减轻患者、家庭、社会的经济负担这一点，尽力去掩饰减少经济毒性这一重要动因。似乎一谈到安宁疗护可以避免医疗费用过高，就是国家不爱护人民，医护不尊重生命，子女不孝顺长辈……这种认知严重阻滞了在晚期肿瘤治疗中涉事各方的坦诚交流，降低了沟通质量，甚至可能因此造成纠纷，诉诸法庭。

刘冬、王竹夫妇的遭遇就是一个典型的经济毒性事例。我反思，如果没有那次在县医院门前的邂逅，或许他们就不会在医院里花费那么多钱，全家也不会在这一年里经受那么多精神和肉体的折磨。虽然王竹的生命不能挽回，但她可能会少遭些罪，少花些钱，农家乐也可能早就开张了。显然，经济毒性对这个家庭危害巨大，影响久远。

时代在进步，尽管在如何掌控终止抗癌治疗的时间节点上，还有从学术上讨论推敲的余地，在治疗方案的选择上也可以有种种争论，但是停止晚期患者无休止的抗病治疗，让安宁疗护及时"上场"，给安宁疗护留下一席之地，从而保障治疗的最佳性价比，在医患双方的认知方面已经不应该再有异议。

现在，抗癌治疗的诸多进步已经使不少患者的生命有效延长，使癌症的治疗有了更好的性价比，但不可避免的是，部分患者仍然会面临死亡的威胁，需要直面不久于人世的现实。30年后的今天，如果有机会，我会依据当下对安宁疗护的认识，与患者共情，站在患方利益的立场上，更加深入地向刘冬、王竹夫妇分析各种治疗方案的利弊，介绍安宁疗护的理念及其在癌症晚期阶段的重要意义，开宗明义地申明：安宁疗护可以保障肿瘤晚期治疗的"最佳性价比"，尽量避免患者肉体病痛被延长、钱财被耗尽的结局。

我揣测，如果在今天，刘冬的观念也会转变，从原来的执念中走出来，从妻子病情危重的现实和对妻子的关爱出发，拒绝一切无效和短效的治疗，只接受让患者舒适无痛苦的安宁疗护治疗，在那座承载着无数温馨故事的老宅子里，让自己的妻子、孩子们的母亲，带着未能实现的"绿色农家乐"的梦想，安然地、无痛苦地、有尊严地和家人离别。

（文中刘冬、王竹为化名）

为什么重症儿童的临终关怀是重要的

陈行甲，全国优秀县委书记、公益人、作家。本科毕业于湖北大学数学系，硕士毕业于清华大学公共管理学院，后被公派美国芝加哥大学留学。历任镇长、（县级市）市长、县委书记等职。2016年任期届满拟被提拔时辞去公职，创立深圳市恒晖公益基金会，致力于中国欠发达地区儿童、青少年大病救助和教育关怀。现为中国光彩事业促进会常务理事、深圳市人大常委会社会建设委员会委员。2015年被评为"全国优秀县委书记"；获"2017年度中国十大社会推动者"、"2018年度中国公益人物"、2019年"我是演说家"全国总冠军、2022年华夏公益人物、2023年爱心奖等荣誉。著有《读书，带我去山外边的海》《在峡江的转弯处》《别离歌》等。

联爱工程是我创立恒晖公益基金会后的第一个公益项目，也是我辞职投身公益的初衷所在。儿童白血病是我选定的第一个试点病种，我希望找到一个有三四百万人口的贫困地区地级市作为试点，对这块"试验田"范围内所有的白血病患儿进行医保目录内的兜底治疗。在此基础上建立翔实的案例库和数据库，从患者服务、医生能力提升、药物政策完善三个角度来做试错性质的社会实验，帮助国家探索因病致贫的解决办法。2017年8月，联爱工程在有370万人口的广东省最贫困的地级市河源启动。2019年、2023年分别进入青海和甘肃。陪伴这些特殊孩子的过程，是我下半场公益人生最初的洗礼。

抚慰哀伤

尽管我们救治的600多名白血病患儿中治愈率高达85%，但这毕竟是重症，还是有一批孩子注定将在人生的初始阶段告别人世。我们成年人经历黑发人送白发人的"顺头路"时，仍会有很多孝顺子女需要很长的时间来做心理调适。我就是一个例子，母亲62岁那年离开人世，我经历近20年的时间仍难以走出内心的伤痛。我们想象一下，如果是孩子呢？那些还没有来得及绽放就凋零的花朵，是父母和爷爷奶奶心中更加锥心的疼痛。如果没有恰当的安抚，几乎可以肯定，他们的余生都难以过好。

我们联爱工程服务过的这些特殊家庭中，最难忘的是河源的童童一家。

童童于2020年6月确诊急性淋巴细胞白血病，经过多次化疗，一年半之后身体各项指标达到正常出院。小半年后的2022年5月，童童病情复发，随后进行了移植手术。手术当时是成功的，但是一年后2023年7月复查时，童童遭遇了极小概率的复发。我们遍询广东省的相关医院，童童这种情况已经没有更进一步的合适的治疗方案了。童童妈妈在网络上向上海和北京的权威医院寻求帮助，但童童这种病程已无任何医院愿意接收。

无奈之下，童童妈妈只得将童童带回家里。妈妈找了中医给童童调理，每天5点起床，按照中医吩咐熬猪皮阿胶汤。几个月下来，童童脸色居然红润起来，体重也长了起来。联爱工程项目工作人员小雅到家里探访童童时，她穿着粉色的毛绒睡衣，小脸粉粉的，圆圆的，大家都在欣喜出现了奇迹，祈祷童童可以幸运地闯关。

　　然而奇迹最终没有发生。2023年12月，童童去世，生命永远留在了10岁。

　　快到年底了，不少病友给童童妈妈发节日祝福和问候，童童妈妈都回复说童童恢复得很好，谢谢他们的祝福。

　　帮助处理好童童的葬礼后，小雅一个月后去看望童童妈妈。童童妈妈仍然是恍恍惚惚的样子，家里满满当当都是童童生前最喜欢的玩偶跟乐高，她的iPad都还放在桌上。童童从出生到离开几乎每天都跟妈妈在一起，童童妈妈说不是童童需要她，而是她需要童童。童童走后，童童妈妈坚持住在童童的房间里。她想不通，孩子明明都好起来了，还想着过了年就上学，怎么突然就没了？童童妈妈身体一天比一天差，刚开始完全睡不着，喉咙出现童童离世前出现的灼烧感，胃里和童童生前一样感觉有股气顶着，硬硬地吃不下饭。只有喝童童生前喝的小百肽奶粉，这些症状才稍微得到缓解。小百肽奶粉是联爱工程给所有患儿免费配送的营养照护产品。得知这种情况，我们联爱工程破例坚持仍按时为童童妈妈配送小百肽奶粉，就像童童还在一样。

　　两个月后小雅再探访童童妈妈时，给她带上了奶粉跟空气枕头，希望可以让这个难受的母亲舒服一点。童童妈妈又出现了新的症状，她的手脚会冰凉，甚至出现麻痹的现象，并且伴随头晕。她不敢跟童童爸爸说，不敢哭，也不敢出门。为了缓解童童妈妈的症状，童童爸爸把她送去亲戚家玩了一段时间，带她一起去成都旅行。但是在成都街头，童童妈妈会突然大喊童童的名字。她不知道自己是不是生病了，不敢去深究，不敢给摇摇欲坠的家再带来任何风波。童童妈妈的状况越来越糟糕，小雅除了探访安慰，在童童爸爸不在家的情况下听她哭一哭，给她递纸巾，除此之外也不知如何是好。小雅旁敲侧击地问童童妈妈，要不要联系专业的心理医生，她拒绝了。

最近的一次探访，恒晖公益基金会执行秘书长艳雪和小雅给童童妈妈准备了泡脚桶跟按摩仪。虽然很难为她伤痛的心灵做按摩，但至少可以在生理上给她做做按摩。童童妈妈几天后给艳雪和小雅发信息分享说，她最近在散步，散步出汗后睡眠质量好多了，泡泡脚身体也不麻了。童童妈妈跟艳雪和小雅聊得来，越来越愿意表达自己对未来的一些期待。她想身体再好一点就去打工，帮家里减轻一些负担，等还完了家里借的债，手上有闲钱的时候，她想去看海。"为什么是海？广东人从小生活在海边，居然对海会有所期待。不应该是对雪有所期待吗？""因为童童出生长大在粤北山区，没看过海。童童特别想看海，她在病中我答应过她，等她好了就带她去看海。现在她没了，我想替她去看看。""好，我们一起去。"

艳雪和小雅在给我汇报这个安排时，我是含着眼泪听完的。我们希望在大海边帮助童童妈妈完成和宝贝女儿的告别。

是的，跟去往天堂的孩子好好地告别，是这些不幸的家庭最需要的事情。

我们下决心要把临终关怀作为一个重要的工作板块开展起来。深圳市拾玉儿童公益基金会和北京同心圆慈善基金会将是我们重要的合作伙伴。同心圆慈善基金会的项目主管安安和心理专家杨文峰老师跟我分享过一段让人动容的经历。他们服务过重庆一个24岁的大学生患者阿正。阿正不幸罹患急性T淋巴细胞白血病加上中枢神经系统恶性肿瘤，并发髓外肿瘤侵袭和脑膜炎，再加上中枢神经系统感染导致瘫痪，命悬一线。阿正成长于一个单亲家庭，母亲独自一人把阿正带大，两年多的治疗已经让这个脆弱的家庭濒临崩溃。在已经无处求医的困境下，杨老师在沧州中西医结合医院帮助阿正找到了一张临终关怀病床。最后几个月里，杨老师和志愿者前后80多次给阿正做温灸按摩，做心理安抚并陪伴着他，帮助这个风雨飘摇的家庭找到了心理之锚。临别前一周，阿正平静地跟母亲说："妈妈，我以前一直好害怕，因为我不知道我要去哪里。现在我不怕了，因为我知道我要去哪儿了。妈妈，你也不要怕，我走后你要是想我就看星星，有星星向你眨眼就是我在看你。"阿正临终前，妈妈向正在旅途中的杨老师电话求助。杨老师马上靠边停车，在车上给阿正录下了一段话，请阿正妈妈放给阿正听。

"阿正，你好，我是杨老师，我知道你正在经历人生最困难的一个时刻，很感谢在沧州我们能够相识相知，而且相处了那么愉快的一段时间。你很勇敢，你是一个特别勇敢的孩子。现在你在这种困难时刻，我只能跟你说，孩子，坚强一些啊！坚强去面对。我们既然都努力了，也就没有什么遗憾了，我希望你能够坚强起来。如果现在你害怕的话，你就慢慢地放松呼吸，就想着有我在陪伴着你，我的声音在陪伴着你，我们是一直陪伴在你的身边的。不要害怕，孩子，如果你处于迷离状态，我希望你向着有光的方向，大胆地走，好不好？孩子，加油！我们都爱你！我们一直都爱着你！"

阿正妈妈把手机贴近儿子的耳边，看着他在迷离之际，眼睛一睁一闭的，似乎在寻找声音的方向。阿正听着录音，慢慢地完全闭上了眼睛，面容很安详地走了。

阿正的母亲半年后回到了儿子最后时刻待过的病房，她带着笑容，面容温暖，她是来做志愿者的。她现在已经成了一名优秀的临终关怀志愿者，她已经在巨大的伤痛中重生。

为什么儿童安宁病房那么少？

根据中国癌症登记中心的数据，我国的癌症发病率是341.75/100000，每年有480万人新患癌症，其中接近1%是儿童和青少年，也就是说每年有大约4万名孩子会新患癌症。平均每1小时，全国范围内就有4名儿童被诊断为患上恶性肿瘤。虽然中国儿童癌症的治愈率已经大幅提升，综合治愈率达到70%，但每年仍有1万多名癌症患儿会因为无法治愈离开人世。再加上其他重症，以及意外伤害等原因，每年会有以10万计的孩子离世。这些孩子的死亡过程往往充满痛苦和创伤，也会使在世的人感到内疚、愤怒和受伤，余生难以平复。而"好的死亡"则可以帮助孩子最大程度地减少痛苦，让生者追忆孩子生命中那些积极的事情而获得安慰。

儿童和青少年的临终关怀服务需求巨大，但是现实的服务提供少得可怜。就我所了解到的，全国仅有广州"拾光小屋"，福州儿童安宁疗护病房，北京"雏菊之家"、一心关爱慈善基金会，沧州儿童安宁疗护病房，长沙"蝴蝶之家"等慈善机构和儿童安宁疗护病房提供儿童临终关怀的服务。只有北京儿童医院周翾医生安宁疗护团队、福建医科大学附属协和医院郑浩医生团队、福州市第一总医院儿科、广州医科大学附属第五医院儿童舒缓团队、广东三九脑科医院肿瘤综合诊疗科、香港大学深圳医院儿童肿瘤科、沧州市人民医院医专肿瘤院区、沧州市中西医结合医院、郑州市第三人民医院北院区、郑州儿童医院东区医院肿瘤科、哈尔滨市儿童医院血液科、湖南省人民医院血液科、中南大学湘雅医院儿科、南京儿童医院儿童安宁疗护病房、江西省肿瘤医院安宁疗护科、四川大学华西医院姑息医疗科、四川泰康医院儿童安宁疗护病房、上海交通大学附属上海儿童医学中心儿童安宁疗护病房、复旦大学附属儿科医院安宁疗护病房等不多的科室与病房接受这些走到人生终末期的孩子入住。

至于为什么整个中国只有不多的医院可以接收这些孩子，我在实践中感受到的原因有两个。一是这种病床几乎绝对是不赚钱的。孩子走到这个阶段，基本上治疗方案已经穷尽，孩子的花费主要只是镇痛费和床位费，再加上医护人员和志愿者的人道关怀。花费不仅很少，而且往往时间还不确定，有的孩子只能坚持三五天，有的可能需要一两周，还有的甚至可以坚持一两个月甚至更长。对于一床难求的大医院来说，收治这些孩子的"性价比"实在是太低了。二是考核压力。国家卫生健康委员会发布的《"健康中国2030"规划纲要》《中国儿童发展纲要（2021—2030年）》等相关政策文件，明确规定5岁以下儿童死亡率的目标值。例如，到2025年5岁以下儿童死亡率控制在6.6‰以下。地方政府每年会通过统计、比较5岁以下儿童死亡率的实际值与目标值之间的差距，来评估在儿童健康服务方面的工作成果。结果这本来是用于保护妇女、儿童权益的政策，从考核目标角度出发，最终导致各家医疗机构担心儿童死亡率超标而在收治5岁以下重症儿童时非常谨慎，因为数据超标会引起地方卫健委的一系列审视甚至责问。我在调研中就发现，某大城市某医院在某一年收治5岁以下重症患儿数量较多，导致其被卫健部门约谈和提醒。

这种状况是需要改变的。有一些家长会痛苦地发现，他们走到人生终末期的孩子"无处去死"，只能带回家，而在家里是不可能合法得到这个阶段的孩子急需的镇痛药物的。不解决最基本的镇痛问题，心理安抚等临终关怀志愿服务就完全没有办法做。我们从公益慈善的角度在积极地行动和建言献策，希望推动改变。

这件事，不能仅仅站在道德高地上去指责政府。政府是为民众提供基本公共服务的，不可能面面俱到。对这些相对小众的极端的需求，慈善组织应该有所作为，站出来跟政府形成融合式互补。大家一起整合社会的力量，最终让中国各地的儿童安宁病房形成一个网络，并形成互相转介机制，让异地求医的家长在最后时刻"敢带孩子回家"，善莫大焉。

2024年8月，我们和拾玉儿童公益基金会在甘肃省人民医院建立了西部第一个儿童临终关怀病房。病房的设计我们参照全世界最好的儿童癌症医院之一——美国圣裘德儿童研究医院安宁疗护病房的标准，对走到这个阶段的孩子，我们提供专业的临终关怀志愿服务，治疗费用我们来兜底。甘肃省人民医院拿出了位置最好的病房来跟我们合作，让我们非常感动。

我们有一个梦想，就是将来有一天，全中国每一个走到这个阶段的孩子，都能够以200公里为半径，找到一张可以接受他们的病床，让他们能够没有痛苦地和亲人好好告别。临终关怀的意义正在于此：给逝者平静和尊严，带着爱和温暖离开；给生者安慰和勇气，有心力过好今后的人生。

孩子，我们该怎样与你告别

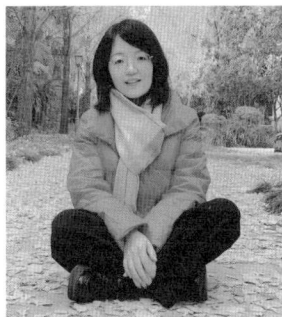

陈琼华

陈琼华，资深医务社工，专业领域为儿童医疗救助、安宁疗护、危机干预。深耕重大疾病儿童救助及公益服务领域8年，专注儿童安宁疗护方向3年，服务多个临终患儿家庭，构建"全人—家庭—社会"三级支持系统。擅长重症儿童心理疏导与家庭哀伤辅导，整合医疗、心理、慈善等多方资源，建立跨机构协作网络，进行了从疾病确诊到善后关怀的系统化支持的全周期个案管理，通过家庭赋能模式进行本土化实践。抱持这样的信念："每个生命都值得被温柔对待，即使是最短暂的时光，也要让孩子感受生命的尊严与温暖。"

作为一名儿童安宁疗护医务社工，我怀抱热忱，致力于以温柔守护每一个宝贵的生命，向他们灌注爱与勇气，温暖每一个患者及家庭。回顾在病房工作的一年多时光，我尤为珍视的是孩子们纯真无邪的笑容，他们的笑容给予我无穷的力量，也是我工作的意义之所在。

月月的故事

记得初访月月——那七个月大、罹患横纹肌肉瘤的小天使时，她右脸颊上那颗巨大的肿瘤至今令我难以忘怀，仿佛脆弱的皮肤随时可能被生命的重负击破。而当我们的目光交会时，她用仅剩的左眼好奇地打量着我，当我蹲下去和她打招呼时，她随即绽放出一抹甜美至极的微笑。这个微笑至今仍深刻地印在我心里，很温暖，也令人心碎。

月月出生仅三个月便在上海一家医院被确诊为横纹肌肉瘤，因肿瘤脑转移，治愈率低，医生便建议家长带孩子回家。月月的妈妈说，听到医生的话后，全家人都陷入痛苦和茫然之中，不知道接下来应该怎么办。孩子的肿瘤一天天变大，疼痛也在不断加剧。每次孩子因疼痛哭闹不停时，家人们虽然心疼，却束手无策。他们只希望孩子最后的时光能在医院得到妥善照护，能够没有痛苦地离开。

由于一开始可以通过口服吗啡来止痛，在孩子患病前期，家属对其进行了居家照护，福州市第一总医院安宁科的医护人员和社工也会定期到家中探访。医护人员会去了解孩子的症状控制情况，并且引导家属进行居家舒适照护；社工则有针对性地给予家属心理疏导，链接社会资源来增强其社会支持系统。

月月在家期间的主要症状就是疼痛。妈妈在安宁科门诊开了吗啡口服液，一开始止痛效果还挺好的，但是妈妈担心吗啡上瘾，就没有按医嘱按时给药，而是等孩子疼痛的时候再给药，这样渐渐地导致止痛效果不理想。妈妈认为是药物的问题，直接停了药。在一次探访过程中我发现了这个问题，就反馈给了医生，医生去和妈妈沟通，并告诉她规范用药的重要性。后来在医生的指导下，孩子的疼痛得到了很好的控制。

同时，由于主要照顾孩子的是奶奶，医疗决策者是妈妈，所以她们之间经常会因观点不同产生矛盾和分歧，这也导致婆媳的关系比较紧张。我就找了个机会请她们坐下来好好聊一聊，后来慢慢发现了问题之所在。原来在月月生病后，这个家庭的病耻感非常重，所以只有奶奶、爸爸和妈妈轮流照顾月月，其他亲人都不知道孩子生病的事，家庭支持系统是很弱的。而且照顾压力大部分都落在了奶奶的身上，但奶奶又处于更年期，本身情绪波动比较大，需要经常面对孩子的哭闹，加上月月的情况比较特殊，又较难请到护工分担照护压力，因此奶奶长期承受着失眠、烦躁和焦虑的困扰。

了解到这些情况后，我通过所在的机构（福建晨星大病患者恤病服务中心）联系了一些有育儿经验的志愿者。他们一周会到月月家里探访一到两次，并帮忙做家务活，照顾孩子，让奶奶有一段休息的时间，并通过陪奶奶聊天来舒缓她的情绪。

在志愿者的定期陪伴下，孩子的性格也有了很大的变化，从一开始见到陌生人胆怯、惧怕，到现在愿意让志愿者陪同玩玩具。看着孩子的改变，家人也很开心。奶奶说，原本月月很喜欢外出，每次带她出门，她都很兴奋。但是当她们抱着孩子到小区玩时，邻居们都会用异样的眼光看着孩子，有些小孩也因看到月月脸上的肿瘤而害怕哭泣。每每遇到这样的情况，家人心里都很难受，他们心疼月月无法被一视同仁，也担心别人的态度会伤到月月，所以，他们渐渐不带孩子外出，每天都只待在家里，月月见的人也只有爷爷奶奶、爸爸妈妈。而志愿者的到来，让月月有机会接触到不同的人和事物。

后来孩子的疼痛加剧，吗啡口服液已经控制不住了，家属就决定让孩子住进位于福州市第一总医院的"拾光小屋"儿童安宁病房，通过镇痛和镇静让她生命的最后阶段不再承受痛苦。月月住在"拾光小屋"时，她的疼痛得到较好的控制。我也会到病房播放儿歌，陪伴孩子，并为她提供舒适抚触，以此来舒缓她的情绪。孩子的妈妈和奶奶有较深的预期性哀伤情绪，我与她们聊天、沟通，肯定她们对孩子的付出和爱，并引导她们聚焦当下，珍惜陪伴孩子的时光，以此来舒缓她们的哀伤情绪。

在月月生命体征出现不稳时，她的奶奶就跟我聊到他们家乡的一个风俗：孩子过世时，父母不能参加孩子的葬礼。但是孩子妈妈告诉我，她非常想和孩子有一个最后的告别。后来我再次和奶奶沟通得知，其实除了风俗，还有一个原因是担心孩子父母在葬礼现场太过伤心，加剧孩子离世给他们带来的痛苦。我将我的建议告诉奶奶："面对孩子离世，不管是否出席葬礼，父母的伤痛都是不可避免的。但是如果不让他们参加最后的送别，对于父母来说，这种痛苦、遗憾就永远留在心里，无法释怀。"奶奶听了我的话后，同意孩子父母参加葬礼，跟孩子做最后的告别。

月月在过完一周岁生日几天后，在"拾光小屋"病房安静地离开了。月月家乡还有另一个禁忌，就是在孩子离开人世后，父母等家人不可以碰她的身体。因此，我们就请医护人员帮孩子换了衣服。因孩子太小，当地没有殡葬业者可以承接后事，周遭也无人愿意帮忙处理，我就和志愿者们商量，由我们来送孩子回家。于是，我和三名志愿者一起抱着孩子送她回到了老家。一路上家属的车与我们的车都保持着一定距离，他们担心靠近我们这辆载着孩子的车会不吉利。我看着志愿者怀中的孩子，心中五味杂陈。在大部分人心里，死亡代表了不祥和黑暗，所以有这样那样的禁忌，这些禁忌甚至超过了他们对孩子的爱。但我一直相信的是，真正的爱是可以超越死亡和黑暗的。虽然我们和月月相识不到五个月的时间，但是我们认为，每个生命无论长短都应该被尊重，被爱护，被温柔以待，即使到生命的最后一刻，我们依然要守护每个生命的尊严。最后我们陪伴孩子的家属把月月安葬在她老家的一片山林中。

一个特别喜欢狗的小女孩

在这之后，我在安宁病房还遇见一个九岁罹患髓系白血病的小女孩。在疾病第二次复发后，她变得沉默寡言，不想说话，也不愿意表达自己的感受，而她原本的性格是很活泼开朗的。孩子的妈妈找到我，希望我可以想办法让她女儿敞开心扉，愿意去表达自己。妈妈说，她看着原本开朗、主动、自主的孩子每日这样郁郁寡欢，心里很痛苦。她希望孩子在生命的最后阶段，能按她自己喜欢的方式去生活。

我开始尝试各种方法和她沟通，希望能够了解她内心最深的需求，可是她依然不愿理我。我甚至怀疑起自己的专业能力，因此心理压力也越来越大。后来我向督导老师寻求帮助，她们给了我很多建议，让我意识到是我急于求成，而这个沟通的过程最需要的是耐心，要耐心等待她愿意打开心扉的时刻。

后来，我调整了方式，每天在她面前刷刷存在感，让她知道自己始终都是被看见的，同时通过她妈妈不断了解她的状况。

在和她妈妈的交流中，我了解到孩子特别喜欢狗，但以目前家里的情况是没有精力再养宠物的。我想到安宁科的宋苏永护士长有一只特别可爱的狗叫"happy"，就和护士长沟通是否可以把狗带到病房里陪伴孩子一小段时间。护士长欣然同意，并且提前做好狗狗清洁、消毒的工作，还让她的小女儿来当小志愿者，陪孩子一起玩。那个下午，我们在孩子的脸上见到了久违的笑容。

其实宠物疗法在国外的应用非常普遍，因为当一个人跟宠物说话或者触摸宠物的皮毛的时候，血压是会明显下降的。宠物可以帮助孩子打破心中的孤独和冷漠，重拾生活的欢乐与盼望。

借由可爱的"happy"，我们跟孩子建立起了沟通的桥梁，她的情绪发生了很大的变化，不但不再像之前那样成天躺在病床上低头刷手机，而且开始让妈妈帮忙按照自己喜欢的方式布置病房——在桌面上摆满喜欢的玩具，画心爱的手账本……她跟我的交流也越来越多，会非常直接地说出自己心里的想法。我也借此跟她聊了死亡的话题，她说："复发后从妈妈的表情上可以猜到这次的情况很不好。"我问她："你知道自己的情况后，心里是怎么想的？"这时她流下眼泪，说："我舍不得离开我妈妈，还有，我也觉得自己没活过。"最后当我问她是否有特别想做的事情时，她告诉我，希望可以再跟妈妈去一次小时候玩过的游乐场，然后再回一趟学校，再上一次学，见见老师和同学们。

那时她的症状在"拾光小屋"病房得到了很好的控制，可以短暂地出去玩，所以我们安排了她和妈妈一起去游乐场。在游乐场的一天，孩子跟妈妈都非常开心。我也相信，这段美好的回忆会永远留在她们心中，也希望这份美好，在未来能帮助妈妈走出哀伤。

对于孩子回学校再上一次学的心愿，我联系了上海愿望成真基金会，经过他们多次跟学校沟通后，学校也同意了。孩子清楚地知道这是最后一次跟同学见面，所以在去见同学之前，她拉上我一起精心准备了一些小礼物，到班上后就一一送给同学们，用这样的方式跟同学们默默告别。她也给最爱的老师送了卡片，上面写着："亲爱的老师，谢谢您，您就像我的第二个妈妈，总是在我有需要的时候帮助我，但是我可能去不了学校了，很抱歉让您失望了。"当看到孩子用这样的方式跟所爱之人道谢、道别的时候，我深刻体会到，尽我们所能去做一些事情，帮助孩子减少心中的遗憾，也是我们工作的意义之所在。

最后，女孩也平静地给妈妈留了话："妈妈，请你帮忙把我最喜欢的娃娃和常盖的被单烧给我，让我带走。"其实，女孩一开始的沉默，只是她不知道如何去面对死亡，只能用这种方式去回应。当她知道如何面对时，就可以好好地跟所爱之人告别了。

孩子的离世是一件很让人心痛的事情，但是英国的安宁疗护之母西西里·桑德斯博士说过："你很重要，因为你是你。即使到了生命的尽头，我们仍将竭尽所能，祝你不仅安详离去，更要让你享受生命到最后一刻。"我想，我们在这个孩子身上真的践行了这句话，因为最后的时光她真的完全按照自己所想的方式度过。

起初我了解到这个孩子的妈妈是单亲妈妈，家中经济困难，前期孩子看病已花了很多钱，后面她已经没有经济能力支撑孩子接下来的所有开支，包括住院期间的医疗费、生活开支和后期殡葬事宜等。我协助其链接了深圳市拾玉儿童公益基金会（也是"拾光小屋"项目的发起方）和上海玺安基金会，为这个家庭带来了及时的经济援助，让孩子最后可以在儿童安宁病房得到妥善照护，有尊严地走完人生的旅途。

《人道医疗》的作者玛丽·德·翁泽讲道："进入别人痛苦的深渊里，没有人能够毫发无伤地走出来。"无论是医护人员还是社工，在我们服务这些孩子的过程中，或多或少都经历了生离死别的伤痛，但是当我们愿意用陪伴去传递温暖，用爱去感悟生命的时候，孩子心中的恐惧和孤独就会逐渐消散，取而代之的是宁静与安心，这也是我们坚守职责的最大意义。在这个过程当中，我们在孩子脸上所遇见的最美的微笑，也成为我们职业生涯中无可比拟的宝藏，提醒着我们，爱与勇气是生命最美好的礼赞。

如何打通折翼天使无痛回家的路？

郭艳汝

郭艳汝，中山大学附属第七医院（深圳）安宁疗护学科筹建负责人、主任医师。从事麻醉工作6年、安宁疗护工作15年，主要研究方向为成人及儿童缓和医疗、安宁疗护，尤其是难治性癌痛治疗、临终镇痛镇静、成人及儿童居家安宁疗护、安宁疗护人才职业化培养路径、安宁疗护专科收费和运行机制等现实问题的研究。曾获评2022年《南风窗》"年度医生"，2023年"河北好人"。担任向日葵儿童专栏作家、益先社会工作研究院安宁疗护专家顾问、北京生前预嘱推广协会专家委员会委员、深圳市拾玉儿童公益基金会专家顾问。参编著作有《老年人安宁疗护技术规范》《安宁疗护——中国肿瘤整合诊治技术指南（CACA）》。

一个求助电话

2024年8月，我接到一位在深圳从事儿童安宁疗护公益工作的朋友打来的电话："郭医生，我这里有一个神经母细胞瘤晚期的患儿，现在已经没法继续进行抗肿瘤相关的治疗了。孩子住院的科室床位太紧张，后面还有很多排队等着化疗的孩子，所以只能出院回家。但孩子目前出现了严重的疼痛、呕吐等非常痛苦的症状。孩子妈妈现在是既想带着孩子回家度过最后这段时间，又担心回去后在家没法控制孩子的疼痛和痛苦，也找不到收治孩子的医院。你看你能给孩子出个方案，或者给个建议吗？"

"好的，这个问题相对复杂一些，涉及的细节也很多。你让孩子妈妈带着孩子，或者带着孩子的相关病例资料、近期的视频和照片，周二或周三上午到中山大学附属第七医院门诊楼二楼安宁疗护门诊来找我当面沟通吧。"我在电话里回复了这位朋友。

门诊来求助的妈妈：我有两个心愿

2024年8月20日上午，安宁疗护门诊来了一位年轻的母亲，进入诊室后她开口说道："我是张老师的朋友，是她让我来找您的。我的儿子毛毛（化名）患的是神经母细胞瘤。孩子目前状态非常不好，都瘦得皮包骨头了，总是哭闹，严重时还有憋气，带着出门太困难了，所以我就按照您的交代把病历带来了。我还录了孩子疼痛发作时的视频。"

我招呼毛毛妈妈坐下，接过了她递给我的病历和手机。

病历资料显示，毛毛已经到了晚期，初步判断已经无法从专科治疗获益了。手机视频里可以看到一个非常瘦小、虚弱的孩子发出痛苦的呻吟声，从口形大概可以猜到是在不断重复和妈妈说自己很疼、要回家之类的话。

这时毛毛妈妈和我说道：

"郭医生，我儿子4岁半了，医生说现在任何抗肿瘤治疗对我儿子都没什么效果了，肿瘤一直在进展。根据我儿子目前的检查指标和体重他也不能再进行任何治疗了，所以医生让我带着孩子回家去。郭医生，我儿子的病虽然不能治了，但是他现在非常痛苦啊！他会和我说全身都疼，他的嘴里都是溃疡，喝口水都吃力，更别提吃饭和吃药了。我们现在住的儿童医院主要收那些有治愈需求的孩子，所以毛毛不能再做治疗后，医生是建议我们尽快出院的。其实从孩子发病到现在这一年多，走到今天我心里是有准备的，我也能接受带孩子回老家等着了。今年带孩子出来看病的钱都是借的，我现在全职带孩子，家里只有爸爸有收入，所以接着在大城市住院，对我们家来说时间成本和经济成本太高了，我们也已经扛不住了。

"郭医生，我现在可以接受孩子很快就不行了，但是只要他还活着，我就想尽量让他舒服一些，至少别太疼，别憋气，别成宿成宿地哭闹。看着孩子这么受罪，我心里也受不了！这些我带孩子回家后都没法解决。我想，我回老家后还是需要找个医院住下才行。

"郭医生，我现在最大的心愿就是带毛毛回家。他状态好点的时候一直和我说要回家，要找他哥哥，要睡他自己的床。我第二个奢望就是回家后能找到一张病床，能给毛毛止疼，别让孩子受罪，我们一家人陪着他度过最后一段时间。这就是我们全家人的心愿。"

毛毛妈妈眼里含着泪花，看着我说道。

路路不通

我看了毛毛的病历，原籍是广西的，于是说道："一般地市级和县级医疗机构可能未必有专门收治晚期肿瘤儿童的科室或者床位，估计儿童疼痛、儿童安宁专科门诊也未必有。我刚才在北京生前预嘱推广协会的网站上查找全国安宁疗护的门诊和病房地图，也的确没找到你们这个县城的安宁病房和门诊登记信息。"我考虑了一下，又补充道："但是你可以尝试咨询当地医疗机构的成人肿瘤科、疼痛科，看它们是否可以接收孩子。"

我刚说完，毛毛妈妈就急着说道："郭医生，我孩子的主管医生也建议我们带着孩子回到老家医院去。我拜托老家的亲戚咨询了我们当地的综合医院和肿瘤专科医院的肿瘤科、疼痛科，但是他们都说只治疗成人血液肿瘤和疼痛疾病，14岁以下的孩子他们不能收。"

"哦，看来各地的医疗机构在收治儿童方面，对于14岁以下的孩子都是同样的政策。那你们当地医院的儿科你问过吗？看看能不能找个熟人问问他们是否能收。"我回答道。

"郭医生，这个我也问过，我们县医院的儿科，还有妇幼保健院的儿科我都问过了，他们都主要是收治儿童良性疾病的，那里的医生根本没有接诊血液肿瘤晚期患儿的经验。而且这些医院的儿科一年也用不了几支吗啡，基本没有给孩子用吗啡类药物的经验。"毛毛妈妈沮丧地说道。

"哦，对了，郭医生，我甚至问了我们当地的省儿童医院，问我能不能带孩子去他们那里，但是他们说只收还需要治疗肿瘤的孩子。我的一个朋友私下和我说，还有一个原因是毛毛不足5岁，如果去医院住院，会增加医院5岁以下儿童死亡率。这个死亡率升高会给医院带来很多麻烦。"毛毛妈妈补充道。

毛毛妈妈提到的这个情况，我是了解的。5岁以下的儿童在医疗机构死亡后，医疗机构需要详细上报儿童的治疗过程、死因、家庭情况等多种材料，流程极为烦琐。这些报告和流程有助于卫生行政部门和医疗机构具体了解儿童死亡的原因，评估医疗服务质量，并采取相应的改进措施以降低儿童死亡率。同时，5岁以下儿童的死亡率升高还会影响医院的考核。

这个指标的设定本来是为了降低儿童死亡率，但是如果只以数据作为考核标准，那么在面对这些5岁以下的恶性肿瘤晚期患儿临终住院需求时，本应是保护患儿的"盾"，却在某种意义上成了阻碍患儿顺利住院和获得善终床位的"矛"。这应该引起思考啊。

这时，毛毛妈妈几乎带着哭腔说道："我现在已经能接受父母还活着，孩子先死了，但是我接受不了把孩子带回家，看着他在痛苦中死去。综合医院和专科医院不收14岁以下的孩子，儿童医院又不愿意要5岁以下的孩子。我甚至想带着孩子在家，只要社区卫生室能给我的孩子吗啡就行，但是社区医院没有吗啡，开不出来药。郭医生，我一个普通妇女，愣是研究透了综合医院、专科医院、儿童医院、社区卫生室的收治范围和配置的药品，但就是找不到一个可以收我孩子的地方。现在就诊住院的医院又催促我们出院，郭医生，我到底能带我疼得吃不下睡不着的孩子去哪儿呢？医院就不能有一张让孩子可以好好死亡的床吗？孩子止不住的疼和哭声，让我和孩子爸爸抱着孩子跳楼的心都有了！"

听完毛毛妈妈的话我久久不能平静，是啊，晚期血液肿瘤患儿在出现难治性症状需要住院时，在哪里可以找到一张床呢？如何打通孩子无痛回家的路，让临终的旅程不再充斥着孩子止不住的哭声和妈妈的求助声？

回家的路千万条，如何打通这些堵点呢？

看着眼前这位隐忍又极力克制的母亲，我不禁陷入沉思：是什么让这些孩子如同"临终医学难民"一样？现代医学的做法最终导致孩子一旦不再进行抗肿瘤治疗，就成为在医院考核指标下需要离院的"临终医学难民"；很多医院不愿收他们，但是留在家里又有各种无法解决的痛苦症状，家人除了心疼却无计可施。继续留在医院，让不可治愈性疾病晚期患儿最终转到ICU，全身插满管子，在没有家人陪伴的孤独中离世，或者是将孩子推回家中，在缺医少药的状态下痛苦离世，这些一定都不是我们这个社会想要给孩子的临终方式。现代医学在快速发展之余，一定要有一部分人停下脚步，为我们的孩子开辟一个空间，要让他们能够在医护人员的专业照护下，在家人的陪伴下，有尊严地离开。

我从30岁开始接诊患儿，到现在已经有15年了，门诊接触越来越多患儿，最大的感受就是大部分患儿从一线、二线城市失去治愈机会返回家乡时找不到接收的门诊和床位。更让人揪心的是，大部分晚期患儿存在疼痛的情况，而且疼痛被严重低估，面临治疗不足、用药不足，甚至难以获取药品的困境。这些孩子从确诊肿瘤开始，不是在住院，就是在去住院的路上，治疗的痛苦经历和记忆让孩子听到、看到和医院相关的信息都会哭闹不止。无论他们所处的年龄能否开口表达，这些孩子内心最朴素的想法都是回家，家里有孩子心心念念的床、心爱的玩具、最喜欢的零食和熟悉的味道。对这些折翼的天使来说，家也是另一味强效安慰剂和镇痛剂。同时，经过多年临床探索我发现，晚期实体瘤儿童一般症状较少，只要控制好疼痛，他们可以在家里度过最后一程；加上晚期患儿对于医院和白大褂的恐惧和排斥，多数家长也希望孩子可以在家安宁离世。另外，很多家庭，比如毛毛家，到了孩子疾病晚期大多有不同程度的经济紧张，回到家也是最节约成本的一种临终模式。但比起缺钱，这些孩子更缺少的是可以延伸到家庭的专业医护资源和适合孩子使用的镇痛药物。所以，等待这些临终患儿的似乎是一条死胡同：因为年龄问题，很难住进医院；因为药品获取问题，更难以在家中无痛善终。

记得前两年我为了了解各地血液肿瘤患儿能否找到专科门诊，获取一些专业镇痛方案，在自己的朋友圈里做了一个非正式调研，结果发现很多地方的儿童医院都没有儿童疼痛或者安宁疗护门诊，一些医院甚至连适合儿童使用的阿片类药物都没有。某儿童医院的药剂科工作人员告诉我，他们医院每年吗啡的消耗量不足20支。同时，药物相对齐全的综合医院或肿瘤专科医院对于接诊儿童顾虑重重，他们会说孩子不够14岁，必须去儿童医院或者儿科就诊。所以，即使这些孩子的父母从大医院拿到镇痛方案返回家乡了，但又好像什么也没有拿到，依然很难获取适合儿童使用的阿片类药物。其实家属最想从医生这里得到的就是让孩子不疼，更大的奢望是能有一张病床。如果现代医学在这么多年快速发展的同时都不能帮助父母实现这么朴素又令人心疼的诉求，那他们该有多么无助和痛苦啊！如果家属花了那么多钱，医护人员费了那么多心思，连孩子想要的不疼都给不了，那到底是哪里出了问题？别让政策、医学技术的发展和专业医护人员成为阻碍孩子们平静善终的"始作俑者"。

以地图和网络问诊为抓手，把病房搬到家里

短暂沉思片刻，我打起精神对毛毛妈妈说："别急，咱们一起想办法。我认真听了你说的，也看了毛毛的视频。目前看来，毛毛的主要痛苦症状就是疼痛和虚弱，偶尔有喘憋。所以，我们只要想办法解决了这几个主要问题，你就完全可以带着毛毛在家里度过最后这段时间，不一定非要去医院住院。"

"真的吗，郭医生？你真的可以帮我控制毛毛的疼痛？我真的可以带着孩子在家度过最后这段时间？"毛毛妈妈听到我说的，一时有点语无伦次，拉着我的手反复和我确认。

"是真的。你看，我刚才查了一下，你所在的地方有一家医疗机构开设有疼痛门诊。虽然他们没有接诊儿童肿瘤患者的经验，我觉得医院也没法给毛毛一张床，但是他们的一名医生我是认得的，我可以给你出镇痛方案，然后你去找他开药。回到家后，如果毛毛有什么问题，你可以每天下午的16—22点，通过我的丁香园网络门诊，将遇到的问题用文字、图片、视频反馈给我。你可以选择文字就诊，还可以选择语音通话或者视频通话问诊。视频问诊形式更直接，我可以看到毛毛的样子，这样更方便我做出判断，帮助毛毛调整镇痛药物的使用剂量。如果孩子需要在家做雾化或者输液，我会把方案发给你，然后你可以找社区医护人员上门指导，帮助你完成这些比较简单的操作。"我回复道。

这时毛毛妈妈眼里已经泛出了泪花，我看到她努力抿起嘴唇，控制自己不让眼泪掉下来。

我转身拿了一本自己编写的《儿童疼痛管理手册》递给毛毛妈妈，说道："这是我编写的《儿童疼痛管理手册》，就是为了恶性肿瘤晚期儿童可以实现居家镇痛写的。你不要担心看不懂，这是科普版本，通俗易懂，你一看就会。关于居家镇痛可能涉及的疼痛识别、评估、常用药物及注意事项、副作用的处理等，基本都包括了。所以小问题你就从这本书里找答案，解决不了的问题再通过我的丁香园网络门诊找我咨询。"

毛毛妈妈对我反复道谢，拿起书等物品快步走了出去。她的步伐明显比来的时候轻松了许多。看着她的背影，我想，也许毛毛妈妈是抱着试试看的心态来的，她应该没有想到能够拿到几乎接近她心里所设想的"无痛回家"的方案。这也许是她归心似箭地加快脚步要回去告诉家人这个消息的原因吧。

如何让5岁不再成为"因为要保护你，却不小心落下你"的阻碍因素

送走毛毛妈妈，我又找出那份《全国健康城市评价指标体系（2018版）》的文件，看着上面关于5岁以下儿童死亡率的数据，内心久久难以平静。

据我所知，很多医疗机构受限于这个指标，在收治5岁以下儿童时，会有诸多顾虑。深圳市慈海医院是我国设置安宁疗护床位最多的民营医疗机构之一，在刚刚开始收治患者时，他们不了解这个文件，所以在运营一年后，被当地卫健委约谈。他们这才发现，对一部分5岁以下恶性肿瘤晚期患儿的收治，导致了机构的这个数据比较高，引起了区卫健委领导的关注和提醒。后来，慈海医院在收治5岁以下儿童时就变得非常谨慎和顾虑重重。

从事安宁疗护工作以来，我一直在思考如何让这些本就很不幸的恶性肿瘤晚期患儿有个"好死"的"途径"和地方，应该打通临床实践过程中的哪些痛点、难点、堵点，才能将患儿在病床上不堪忍受的漫长的、痛苦的告别变成最好的告别。临终期患儿和家庭能否得到专业的照护关乎医学的价值取向和社会的文明进步，是一个重要的民生问题。只有从国家政策保障、医护人员培训、安宁照护可获得性三个层面联动，才能真正推动"折翼的天使有尊严的谢幕"从政策照进现实。

而当下，特别要针对5岁以下的患儿调整政策，破除"5"这个年龄限制，让其不再成为"因为要保护你，却不小心落下你"的阻碍因素。

妈妈陪我做相册

刘端祺

母女间的误会

毕业于美术学校、酷爱画画的颖儿命运多舛：幼年丧父，30岁时还没来得及谈恋爱，就因乳腺癌广泛转移瘫痪在床。入院时虽然精神尚好，但身体已十分虚弱。和颖儿相依为命的母亲豁达通透，勇于直面女儿生命进入倒计时的现实，认为："既然命运如此，我只能选择坚强。"面对抗癌治疗的一次次失败，她们选择了安宁疗护。

颖儿妈妈对女儿全方位照料，无微不至，尽力不留遗憾地陪伴女儿度过生命的最后时光。颖儿性格开朗，感情细腻，非常体贴妈妈的这番苦心，只要体力允许，总要画一些逼真又夸张的卡通人物，逗得妈妈哈哈大笑。母女俩对医护人员都心怀感恩之心，颖儿有时会给年轻的医护人员画张速写大头像，送给他们留作纪念。

面对颖儿母女，我们都感觉肩负一种使命和责任，希望尽可能减少癌症给颖儿带来的肉体痛苦和精神困扰，通过安宁疗护的舒适服务和生命支持，使这对母女相互陪伴的时日长些，再长些，让她们尽量如愿，共享这份天伦之乐。其实，病房里的医生、护士都知道，这段日子不会太长，但这段日子不仅对她们，而且对我们也很重要——我们在努力，我们没有放弃，这应该就是此时此刻我们医疗队伍工作的意义之所在，安宁疗护的要义之所在。

一次例行查房时，我们发现病房的气氛有些不对劲儿，母女二人之间往日那种温馨不见了，既不对视也无对话，脸色都不大好看。见状，我们只好与母女俩寒暄了一下便退出了房间。事后主管医师了解到，原来是女儿责怪妈妈"做错事了"。

颖儿在确诊乳腺癌晚期后，一直有个愿望，想把自己散落在家中自出生至成年工作，直到患病住院治疗的所有照片尽量完整地收集成册，给妈妈，也给最亲密的几位亲朋各留一份做纪念，证明"我来过"，表达"我爱你们"。妈妈知道她的想法后非常支持，立即把女儿的抽屉、衣橱、箱底，包括夹在书中、存在笔记本电脑中的照片，尽可能收集齐全，又到商店买了几个最精美的大相册将照片镶嵌其中，甚至还赶时髦买了一个可以自动翻转放大到墙壁或屏幕上观看的电子相册。今天一大早，妈妈兴冲冲地把这些成果抱到病房，准备给女儿一个惊喜。谁知颖儿看完却面露愠色，质问妈妈："谁让您把照片做成这个样子了？"

妈妈满肚子的委屈，感到一向孝顺乖巧的女儿被病"拿"住了，心情不好就只知道向妈妈撒气，觉得"癌症病人就是不好伺候，亲闺女也一样"。

颖儿却向医生抱怨："我知道，妈妈很疼爱我，但她不懂我，她包办一切，可有时又不合我的意。"原来，她本打算自制几本相册，根据照片的内容分门别类，配上她画的插图，写几句小诗，镶嵌上适当的照片，给亲朋们留个纪念。她心里明白属于自己的时日不多了，她很在意她"走后"亲朋们对她的印象，希望给大家留下最美好的记忆，看到相册能够记住她，怀念她。再说，整理照片的过程也是回忆往日时光的过程，她很期待，也准备享受这个过程，这将使她瘫痪在床的日子过得有意思些。她抱怨道："妈妈根本不理解我，这些商店买来的相册太俗了。我的每张照片都有一段有意义的过往，妈妈又不知道这些，照片放的顺序和位置都不符合我的意愿。再说，我的卡通画和小诗放在哪儿？我的确想请妈妈陪我做相册，但我不愿意她代劳。"

生命意义的追寻与心灵的安放

表面看来，这是一个小误会，一个不难解开的小疙瘩；但是，深究一下，颖儿其实提出了每个将逝者都在思考的大问题：生命的意义和心灵的安放。颖儿通过制作相册把这两者结合了起来。小小相册，实际承载着颖儿对她自己30年生命意义的回望和审视，以及她对自己心灵安放的思考，尽管她本人或许并没有意识到这一点。

好长一段时间，尤其是官方，对一个人生命意义的评价更注重悼词的措辞和告别仪式的规模，这一形式后来又逐渐扩展至民间。近年来，人们似乎渐渐地已经不在意这些，越来越多的人要求自己死后不要举行告别仪式，不保留骨灰，表现出一种"过往亲疏付笑谈，身后毁誉两由之"的潇洒。至于对生命意义的理解，更是出现了多元化倾向。有人可能希望趁着病笃前尚有行为能力时安排某种活动（如故地重游、会见老友）来诠释自己的人生；还有人想通过撰写回忆录或与老友、亲人促膝而谈直抒胸臆，感慨人生；也有人希望通过纪念品的馈赠和遗言遗嘱遗物等形式，展现自己"不枉此生"。

说到"心灵的安放"就比较抽象了，它不像人生意义那么具象物化。人活着，心灵就是一种精气神；人死了，它就是一种生物场、生命场、能量场。无论宏大还是微小，看似虚无却不空泛。它是一种自觉的或无意识的对人生终极意义的追求，在面临生命即将终结时，可能变得尤其清晰、迫切。这个心灵的去处可能很宏大，大至可以随心所欲翱翔于浩瀚的蓝天广宇、无垠的大漠深海；也可能微不足道，只是一瓣心香寄情于夏天的一个雨滴、冬天的一片雪花。我们安宁疗护团队追求的是，无论逝者感受到的心灵是虚幻无形还是具象有形，都要让其心灵的安放遂其所愿，让他的亲友们心中了无牵挂，使安宁疗护全程不留缺憾。

我们平复了颖儿妈妈的抱怨，告诉她，颖儿珍视的那一帧帧照片和一本本相册背后，很可能凝聚着她在世短短30年的生活中对生命的理解和憧憬，甚至还包含她对即将迈入的"另一个世界"的某种精神寄托。即使是血缘相通的至亲，哪怕是母女之间，也难以实现如此深刻的心灵层面的无障碍融通和共情。我们转告她，颖儿很想和妈妈一起做相册。妈妈之所以出现越俎代庖的小误会，就是因为以往把对女儿的陪伴只局限在血缘基础上，限制在病房狭小的空间内，忽视了女儿在更高水平、更大空间对生命意义的追求和对女儿心灵维度的陪伴。颖儿期待在妈妈的陪伴下，一边听妈妈的意见，一边按自己的意愿给亲友留下纪念，她把这个过程视为一种享受；她担心大家忘记她，想让人们通过翻阅相册记住她。所有这些，都是她对自己最后这段生命的意义追求。满足这种意义追求，将大大缓解临终患者普遍存在的那种离世前对未来不可知的莫名焦虑和恐惧。此时，她尤其期待妈妈的陪伴，在妈妈慈爱的目光下，按自己的意愿独自完成一些事情。

听了我们这番话，颖儿的妈妈恍然大悟。她表示，要尽可能利用安宁疗护阶段争取的宝贵时光，对女儿实现心灵相契的高质量陪伴，母女俩共同为她们30年的相处，画上一个完满的句号。

妈妈后来对其他病友谈到了自己的感悟：虽然人们都说天底下母女关系是最亲密的血缘关系，对晚期肿瘤患者而言，母女的相互陪伴更是求之难得的最理想的陪伴，但"相册误会"说明，濒危卧床的女儿对妈妈的期待绝不仅是"身边有个人"的陪伴，更不是儿童依赖式的陪伴，她更希望妈妈是实现她生命最后意义的最贴心的知音，是心灵安放最可信任的委托人。

颖儿也听从了我们的劝说，心平气和地向妈妈说明了自己想整理照片的初衷和构思，甚至告诉妈妈，其中一本相册是准备在她去世后，请妈妈亲自送给她暗恋的小伙子的。"这辈子我们没机会了，但是，他看到这本相册会明白我的意思的，这就足够了。"

妈妈立即给女儿买来了制作相册需要的卡纸和颜料。在颖儿离世前，只要颖儿体力允许，母女俩就分工合作，争分夺秒地完成这个"相册工程"。弥留之际，颖儿看着妈妈摆在面前的母女俩亲手制作的一大摞相册，欣慰地笑了，慢慢地闭上了眼睛……

最后的和解

徐梅，主任医师，从事肿瘤及外科急重症的治疗40年。2007年创建瑞奇德医院，视病人为整体，通过78万余案例实践，专注于寻找疑难、危重及复杂慢性病深层发病原因。将传统中医与现代西方医学有机结合，探索出"中医为体，西医为用"的整体医疗模式，在慢性疾病、癌症、严重心脑血管疾病、疑难杂症的治疗及预防上取得临床效果。2017年10月成立整体医疗专业委员会，任主任委员。合著《有效的医疗》一书。

一个平凡的电话，开启远程求助

2023年夏天的一个早晨，昆明瑞奇德医院的客服部接到了从2000公里之外的海滨城市打来的电话。电话那头是一个疲惫而坚定的声音，56岁的杨先生罹患晚期肺癌，已经扩散至多个器官，常规治疗已经无法控制病情，他迫切地希望找到一处可以提供缓和治疗的医院。

杨先生说："我希望能在生命的最后时光找到宁静，不是躺在病床上等待，而是希望能够有尊严地度过，离开这个世界时不带遗憾。我想在生命的最后时刻，找到我一直在寻找的答案。"电话的最后，杨先生明确表达了他想要到昆明瑞奇德医院接受缓和治疗的意愿。他通过朋友了解到，缓和治疗不仅是提供身体上的疼痛管理，还重视病人的心理、社会和情感需求，这正是他所渴望的。

缓和治疗并不旨在治愈疾病，也不是放弃治疗，而是转向以提高患者生活质量为核心，缓解痛苦，提供心理和情感支持。通过缓解症状，减轻病痛，提升患者的生活质量，帮助他们平静、有尊严地度过人生的最后阶段。这种治疗理念尤其适用于晚期癌症患者。对于杨先生来说，这也许是他生命的最后一站，更是他追寻人生意义的机会。

启动评估流程，列出问题清单

瑞奇德医院迅速启动了评估流程，并与杨先生所在地医院经治医生取得联系，对杨先生的病历资料、治疗经过和目前的症状，以及治疗需求、生活习惯等进行了详细了解，知晓杨先生的肿瘤已经到晚期，卧床时间达两个月，多个脏器已经开始衰竭，符合缓和治疗的适应症。杨先生血液处于高凝状态，在转运较长的飞行中可能会在空中突然发生血栓，导致栓塞猝死的严重后果，故朋友和身边人都耐心地劝阻他，认为旅途风险和治疗价值严重不匹配。但是病人坚定地认为，如果在生命的最后不去寻找到生命的答案，是对自己生命的辜负，那才是终生的后悔。

病人的决心感动了当地的经治医生和我们，两地医生达成一个共识：为杨先生此行去创造更大的可能性，尽可能地提供医疗帮助。临行之前，当地医院进行了抗凝医治支持。我们在昆明机场做好了迎接和急救的准备。

终于在长水机场的出口，我们接到了坐在轮椅上的杨先生及陪伴他的助理。

缓和医疗的理念强调的不仅是对疾病的认识，还要关注到人的整体健康状况，包括身体、心理、情感和社会支持等多个维度。

了解疾病的性质、阶段、进展情况，并对身体状况做全面评估，这是第一步。入院检查证实，当地医院诊断准确，杨先生已经是肺癌晚期，肿瘤转移至肺内、肝脏、颅内、腹腔及骨骼。胸水、腹水让他呼吸不畅，腹部胀痛，只能进食少量的流质食物。严重贫血，下肢浮肿，疼痛使他入睡困难。

杨先生告诉我们，他知道自己的生命只能以日计，很难生存超过十天，希望治疗从速。

杨先生在躯体方面的需求是减轻疼痛和睡个好觉，更多的是希望解决精神方面的困惑：世界上为什么没有真爱？为什么付出总被辜负？成功为什么不能带来幸福、快乐？人性究竟本恶，还是后天养成恶？生命到底为何而来？是偶然，还是必然？生命的意义究竟在哪里？

根据杨先生的需求，进入缓和医疗后，治疗的目标有两个：一个就是让他获得生命的尊严，充分控制现在的不舒服症状，比如说疼痛、呼吸困难、腹胀、睡眠障碍、乏力；第二个就是让杨先生达成圆满，解决他的问题清单。

提高生活质量

因为杨先生的肿瘤已经转移到椎体、肋骨，这些部位就会感觉到疼痛，特别在晚上，疼痛难以忍受。医生一开始用英太青或布洛芬，可以缓解疼痛几个小时，可后来效果越来越差，便选择用吗啡控释片。从每天吃10毫克，至渐渐每天用200毫克，也只能短时缓解疼痛，还导致了便秘。

在癌症晚期，疼痛是十分常见的症状，而疼痛的管理对于提高患者的生活质量至关重要。

癌症晚期疼痛的治疗遵循WHO的三阶梯原则，分别使用非阿片类药物、弱阿片类药物和强阿片类药物，辅以其他辅助药物，根据患者的疼痛强度和具体症状调整药物剂量和组合。目标是减轻疼痛，改善患者的生活质量，并帮助患者在生命的最后阶段尽量舒适和有尊严地生活。

疼痛评分表测量显示：杨先生一人独处的时候，评分都是在八分及以上；有人跟他交流的时候，他的疼痛在六分左右；如果偶尔处在喜悦和快乐的状态，疼痛也可能只有四分。由此可见，不同的情绪状态会明显影响到杨先生疼痛的程度和频率。

十年来杨先生的睡眠都不好，近两年睡眠就出现了严重的障碍，入睡困难，频繁起夜小便。且多梦，梦境都是很紧张的，总是处于被人追，在悬崖边，遇到蟒蛇缠身等这一类有压力的梦境。

入院前，杨先生每天只能吃少量的流质食物，加上一些蛋白粉，一天热量摄入量仅500—800卡。严重的低热量摄入会加速病人各个脏器的衰竭。

我们还通过抑郁检测量表（PHQ-9）、医院焦虑抑郁量表（HADS）等对杨先生每个时段的情绪压力和状态进行深入了解。

我们综合考虑杨先生的肿瘤、睡眠、疼痛、营养、精神状态等各个方面的状况，组织肿瘤外科、肿瘤内科、精神科、营养科、药剂科会诊，结合17年整体医疗经验，按最小的剂量制定了杨先生每天对症治疗方案：美时玉（盐酸曲唑酮片，治疗失眠），每片50毫克，口服6.25毫克，早、中、晚、睡前各一次；思瑞康（富马酸喹硫平片，一种抗精神失常药物），每片25毫克，口服12.5毫克，睡前一次；力月西（马来酸咪达唑仑片，有镇痛、抗焦虑、催眠等功效），每片15毫克，口服7.5毫克，睡前一次；瑞能营养液，口服1000毫升。

在长期的临床实践中我们发现，如果仅按药典的说明书来给病人用药的话，实际上是很难达到最佳的治疗效果的。治疗方案一人一方，药量动态调整，是非常关键的，需要医务人员细致观察，及时与病人充分沟通。

用药当天，杨先生收获了近年来第一次良好的睡眠。通过联合使用助眠药和抗焦虑药，杨先生的疼痛评分基本可以控制在四分以下。经过五天的调整，他的饮食也得到了极大的改善，逐渐地进食半流质食物，摄入的热量可以达到每天1500卡左右。一周后，杨先生整个人的精神面貌得到了极大的改善，可以在护士的帮助下，在康复科做一些简单的训练，可以达到每天1.5—2公里的运动量。

深度交流，探寻生命的意义

随着症状的减轻和体能的初步恢复，杨先生迫不及待地希望解决更深层次的问题。

17年的整体医疗的实践和探索，使我们坚信医疗的最终目的是治病救人。而要实现这一目的，不仅是对病人体征、身体症状和实验室数据的关注与改善，更重要的是了解他们为什么得病，并解决相应的症结。我们的情绪、生命状态会对身体健康产生重要影响，找到疾病的源头是治疗疾病的一个关键点。

约2400年前，被誉为医学之父的古希腊著名医学家希波克拉底说过，哪里有对医学的艺术的热爱，哪里就有人道之爱（Wherever the art of medicine is loved，there is also a love of humanity）。医生必须懂得医术与关怀病人，医学不只是治疗身体，更是对人的全面关怀。

1300多年前，唐代药王孙思邈说："不知易，不足以言太医。"明代大医学家张景岳说："医不可无易，易不可无医"。易、医同源，懂人知天地的医生，才能成为高明的医生。

杨先生今年56岁，是一位成功的企业家。在大多数人眼中，他的人生几乎是完美的。年轻时通过创业积累了大量财富，拥有一家在海滨城市颇有影响力的公司，事业高峰时期，杨先生的员工有上千人，影响力遍布多个行业。他曾被当地评为"年度杰出企业家"，同时还热衷于慈善事业，为社区建设、教育发展捐赠了大量资金。光鲜亮丽的外表下，杨先生无疑是令人羡慕的成功人士。

但在这一切的背后，杨先生的个人生活却并不顺利。他和妻子年轻时相识于大学校园，两人当初的爱情充满了浪漫和激情。然而，随着杨先生的事业一步步走向高峰，家庭关系却逐渐走向破裂。他为了工作不得不经常出差，在家的时间越来越少，而妻子则负责照顾家庭和孩子，但对杨先生渐渐疏远的态度感到失落。

杨先生的企业成功后，妻子进入公司管理财务。最初这让杨先生感到欣慰，觉得夫妻可以共同打拼，但很快，他们的分歧便开始浮现。妻子并不认同杨先生的商业决策，觉得杨先生过于激进，而杨先生则认为妻子的保守限制了公司的发展。他们的争执从公司延续到了家中，渐渐地，每一次对话都会引发争吵，家里的气氛变得越来越紧张。

最严重的一次冲突发生在杨先生公司因行业变革遭遇财务困境时，妻子提出了离婚。她认为杨先生在事业上投入太多，忽视了家庭，她无法再忍受这种生活。杨先生当时被离婚的要求击溃了，他努力挽留妻子，但两人最终仍决定分居。虽然没有正式离婚，但彼此的关系几乎已经走到了尽头。

在事业和婚姻的双重压力下，杨先生感到了前所未有的疲惫和孤独。他开始怀疑自己的人生选择，尽管他依然投入到工作中，试图通过事业的成功来填补内心的空虚，但内心的痛苦和不安无时无刻不在侵蚀着他。

在这些年中，他与唯一的儿子关系也越发疏远。儿子上学期间，他们的交流大多围绕学业和成绩，而不是情感上的连接。杨先生常常用经济支持来表达对儿子的关心，给儿子最好的教育资源，最好的物质条件，但却忽视了陪伴和沟通。每次见面，父子间的谈话总是充满了紧张感，儿子觉得父亲对自己要求过高，而杨先生则觉得儿子没有理解自己的良苦用心。

随着时间的推移，杨先生的事业重新振作起来，但他与家人的关系却越发冰冷。妻子依旧独居，儿子也开始远离他。杨先生虽然拥有财富和社会地位，却在内心深处感到深深的孤独。这一切直到两年前的一次体检才发生改变。杨先生被诊断为肺癌，而且是晚期，癌细胞已经扩散至其他脏器。这个消息如同晴天霹雳，他突然意识到，自己即将面对的，不仅是事业的终结，更是生命的终结。在得知病情后，杨先生最初的反应是震惊和恐惧，随后他开始尝试各种治疗方案，接受了两次手术及一年多的化疗、放疗等治疗，甚至前往国外寻求更先进的治疗方法。然而，所有的努力最终都未能阻止病情的恶化。两年后，杨先生的癌症进入了终末期。医生告诉他，已经没有更多的治疗方案可以提供，剩下的时间可能只有数周或数月。面对生命的倒计时，杨先生开始反思自己的一生。他的事业、财富和地位，这些曾经让他引以为豪的成就，在死亡面前显得那么微不足道。

"我这一生，到底为了什么？"杨先生经常在半夜失眠时自问，"真可谓创业之梦古今同，荣华易去，青山处处英雄墓。"他不明白，为什么他付出了这么多，努力经营事业，却失去了家庭的温暖；他不明白，为什么他拼命追求成功，最终却落得如此孤独的结局。

杨先生和我们深度交流，倾诉了多年积压在心底的这些痛苦、委屈后，感觉轻松了许多，食欲开始恢复，皮肤开始红润起来，胸水、腹水在减少，双下肢的水肿也开始减轻。他的行动变得轻松自然起来。随着睡眠和疼痛的改善，他的生活质量有了明显的提升。

入院后的一周，经我们检测，他的各项癌症指标都有不同程度的下降。

随着病因治疗的深入，杨先生也越来越看清他这个疾病的发生不是偶然的。他拥有良好的生活习惯，近年饮食规律，无不良嗜好，疾病的发生，与他长期的不快乐，不开心，感受不到幸福，感受不到爱的生命状态有直接的关系。

缓和医疗进行到此时，他身边的生活助理都看出来，杨先生已经暂时逃过了一劫。杨先生有了更大的期待，希望能进一步地探索，为什么虽然经过风雨，见过世面，这些苦却仍带给他如此深的伤害？解铃还须系铃人，我们建议邀请他生命中最重要的家人参与到治疗当中。

杨先生非常坚定地摇头拒绝："妻子、孩子绝对不会配合我治疗的，因为他们已经连路人都不如了。"他不敢去直面，不敢邀请他们。

坚冰融化，实现和解

征得杨先生的许可，当着他的面，徐院长给他的妻子打了电话。接到电话的妻子十分惊讶，院长说明了邀请的目标。第一，夫人是杨先生放不下的牵挂，是否可以在最后的一段日子里陪伴杨先生一程？第二，杨先生也希望能够在夫人的帮助下对生命进行整理。没想到的是，杨先生的妻子爽快地答应了。妻子说，很长时间里她一直都有这个期待，只是找不到合适的契机，她愿意第二天飞往昆明。

接下来，院方又给杨先生的儿子打了电话。儿子听到是医院的电话，很紧张地问："父亲生病？什么病？严重吗？我可以做什么？"院方简单告知了杨先生的病情。儿子说，他随时可以过来。儿子的反应大大出乎杨先生的意料，他泪流满面，面对话筒停顿了一分多钟，才说出："儿子，我想最后见见你。"儿子当天晚上就赶到了昆明。

终于，在第二天的下午，全家人坐在了一起，来直面生命的难题。

经过杨先生的同意，经管医生把他的病情，完整的治疗经过，以后可能的生存状态，目前的诊疗方案，缓和医疗的治疗目标等，跟他家人做了详细的沟通。妻子和儿子问了很多关于杨先生治疗的问题。近两年了，儿子和妻子第一次完整地了解到杨先生的病情。在听的过程中儿子不断问父母："为什么不早点告诉我？为什么不让我参与？"儿子觉得他们错过了很多机会，完全不能接受父母不愿意告诉自己病情的理由。儿子一直以为父亲只是患的小病，很快就能康复。妻子对丈夫的病情以前只了解到有限的碎片化的信息。

在将近两个小时的病情告知中，妻子和儿子对自己的关心和在乎，颠覆了杨先生的认知。但当妻子和儿子期待使用更积极主动的治疗方案，控制癌细胞生长，延长生命时间时，杨先生却一口拒绝了。

看得出，彼此的隔膜太深，对抗太久，妻子和孩子来到杨先生的身边，彼此都很紧张，小心翼翼。妻子和儿子选择住在医院附近的酒店。杨先生希望他们只有在医生认为需要的时候才来参与治疗，其余的时候不希望他们打扰。妻子和儿子选择了尊重杨先生的意见。

第二天，一家三口坐到了我们的面前。儿子一开始就提出了关于进一步治疗的想法，他希望父亲出国寻找更多新药和治疗机会，不能坐以待毙。妻子同意儿子的观点。杨先生几次打断儿子的阐述，进行反驳。三个人对治疗方案产生了分歧。

在缓和治疗过程中，病人和家属的权利，以及他们对治疗方案的参与至关重要。病人有权做出与自身治疗相关的决定，而家属则在病人无法表达意愿或需要支持时协助做出决定。为了更好地实现这些权利，以下几个方面需要得到重视：一、病人的知情同意；二、病人的自主决定权；三、病人在生命末期的决定权；四、尊重病人的尊严和关于生活质量的选择；五、解决冲突的机制；六、沟通与讨论；七、多学科团队支持。

杨先生再次强调了入院时的治疗问题清单，说："我的治疗目的就是减轻痛苦，目前身体痛苦已经得到遏制，获得尊严，希望你们能支持我，通过对病因的深层次了解和解决，让我达成生命的圆满状态，能心无挂碍地离开。"儿子沉默许久，满脸后悔、懊恼地说："我直到昨天才清楚地了解了病情，错过了父亲最关键的治疗时间。如果父亲愿意接受，任何时候我都愿意陪伴在父亲的身边。"

杨先生犹豫片刻，站起来说："今天的沟通就到这里吧，我也累了。儿子，你早点回酒店休息，希望你今天能补补觉，恢复一下体力。"他的声音里多了许多的温柔。

通过这次对治疗方案的沟通，可以看出这个家庭的坚冰正在融化，彼此的压迫感松弛了许多。我们建议无论最后达成什么样的治疗共识，先从彼此了解开始。一家三口都很认可。

在这段时间里，杨先生开始逐渐放下对疾病的恐惧，接受生命的有限性。他与医生、护士的交流变得更加坦诚，甚至偶尔还能开一些玩笑。缓和治疗不仅仅是一个医疗过程，它更像一场关于人生的对话。杨先生开始意识到，生命的意义或许并不在于追求成功或逃避失败，而是在于面对终点时，带着尊严，坦然接受离别。

杨先生的缓和治疗计划不仅限于药物和身体护理，医院还安排了心理支持、精神护理以及对家属的沟通工作。家属开始参与到整个治疗过程中，杨先生逐渐与家人重新建立起联系。

接下来的几天，杨先生的家人留在了昆明，他们开始有更多的时间和机会进行交流。医院的心理病因团队在这个过程中起到了重要的支持作用，每天有家庭治疗师与他们一同面对这些过往的伤痛。通过治疗，他们逐渐找回了彼此之间曾经的亲情。夫妻之间的争吵逐渐减少，妻子开始明白，杨先生的事业心背后，是他对家庭责任的极端解读。而杨先生也意识到，妻子对他的不满源于她希望得到更多的陪伴和情感支持。

杨先生的妻子和儿子开始重新认识他。他们不再将他视作一个冷酷的企业家，而是看作一个同样需要关怀和理解的丈夫与父亲。他们明白，过去的误解源于双方在沟通上的失败，彼此都曾有过期待，却未能用合适的方式表达出来。

杨先生与儿子的关系在这些日子里得到了显著改善。他们不再只谈论学习和成绩，而是开始探讨更深层次的生命问题。杨先生终于有机会向儿子倾诉自己在他成长过程中所经历的压力与困境，儿子也坦白了自己对于父亲的敬仰与失望。随着时间的推移，父子之间的隔阂逐渐消失，儿子甚至主动提出要更多地陪伴父亲，帮助他面对疾病带来的挑战。

在这些日子里，杨先生的妻子和他终于达成了一种理解。他们开始回顾彼此的婚姻历程，理解了每次争吵背后隐藏的那些未曾表露的感情。杨先生明白了，妻子其实一直渴望的是两个人共同面对生活中的风雨，而不是他独自承担一切。妻子则认识到，杨先生的执着与冷漠背后，是对家庭深刻的责任感。经过三个月的相处，夫妻之间的隔阂逐渐化解，他们最终在理解中和解。

这段时间成为杨先生人生中最平静的日子。虽然他知道生命的终点正在靠近，但他内心已经不再充满怨恨与不解。妻子和儿子的陪伴让他在心理上获得了极大的安慰。他们一起度过了很多温馨的时刻，回忆了过去的点点滴滴，也为彼此的误解画上了句号。

通过医疗、心理和情感的多维度支持，杨先生的缓和治疗取得了显著的成效。他的痛苦得到了缓解，精神状态也开始好转。杨先生开始以一种平静的心态迎接生命的最后一程。

入院后的第22天，一家人共同决定出院，前往云南大理旅游。医院尊重他们的选择，并提供医疗支持。

平静的终点

三个月后，杨先生的儿子通知我们，由于病情恶化，杨先生要求再次回到瑞奇德医院。杨先生的兄弟姐妹、朋友们也从各地赶来。

入院第三天一早，杨先生希望我们能帮助他实现提前与身边人告别的愿望。

当日下午，在杨先生喜爱的《奇异恩典》温和、舒缓的音乐声中杨先生被推入医院多功能厅，充满平静和安详。在亲朋好友、医护人员爱的呵护下，杨先生用麦克风向帮助他实现临终问题清单的医护人员表达了深深的感谢，并和亲朋好友做最后的告别。他平静地说："这一生我犯了很多错，但我很庆幸，在最后的日子里，我们能重新找到彼此。回顾我的一生，我觉得自己尽力了。第一，拼尽全力。从创业到家庭，从工作到生活，我没有辜负自己每一分努力。无论遇到什么样的困难，我都不曾轻言放弃。无论遇到多少挫折，我都坚持到最后。我认为自己没有遗憾。第二，无怨无悔。我做过许多决定，有些可能是错误的，有些也许伤害了别人，但我从来没有后悔过。每一个决定都是当时最符合我信念的选择，走到今天，我仍然不会改变。最后，我想说的是，死得其所。我知道自己大限已到，但我很满足。我没有白白走这一遭，也没有白白来这个世界。我死得其所，无论是事业还是家庭，我都已经走完了我该走的路。现在，是时候离开了，拥有你们我此生值得，我爱你们，谢谢你们来送我。"

当晚，在家人和医护人员的陪伴下，杨先生安详地离开了这个世界。

医护人员按照规范，为杨先生做最后的清洁，换上他生前最喜欢的白色衬衫和深蓝色西装。杨先生的皮肤在阳光下柔软细腻，仿佛回到了婴儿时期那般的无瑕。

一切就绪，杨先生安静地躺着，神情平和，仿佛正等待着与亲人做最后的告别。家属和朋友陆续走进医院的告别厅里，静谧庄重，轻柔的《天堂曲》缓缓回荡在空中，仿佛这音乐是专门为杨先生而奏，为他的旅程引领一条通向平静之地的道路。杨先生的遗体四周鲜花环绕，花香轻盈，弥漫在整个空间。

杨先生的主治医生诵读院长亲自为杨先生写下的《告别辞》："生命，如太阳余晖，在这一刻缓缓地沉入天际。安然无憾，无怨无悔……"每一个字都是在为杨先生的一生做着最后的注脚，向他送上最后的祝福。在家人和朋友的陪伴下，杨先生被缓缓地护送出医院，上了殡仪馆的灵车。

杨先生的离去并没有带来痛苦和遗憾，因为他在最后的日子里，终于找到了自己生命的意义，也实现了与家人的和解。杨先生终于实现了他来到瑞奇德医院的初衷：带着内心的平静和尊严，圆满地走完人生的最后一程。

结语与反思

对于杨先生来说，缓和治疗最大的意义并不是简单地减轻痛苦，而是让他得以在身体和心理层面都找到平衡，重新思考并整理他的一生。他从最初的对疾病、死亡的抗拒，逐渐转变为接受现实，并在此过程中与家人重新建立了紧密的联系。通过缓和治疗，他不仅缓解了身体上的痛苦，还实现了家庭和解，这不仅是他个人的胜利，也是一种情感的救赎。

缓和医疗并不仅仅服务于患者个人，它对家属的影响也深远而持久。杨先生的妻子、儿子与杨先生从最初的疏远、争吵，到最终的理解与和解。在这一过程中，他们逐渐意识到，疾病不仅仅是患者一个人的战斗，它也深刻影响着家属的生活。通过参与到杨先生的治疗和生命告别过程，他们从旁观者变为积极的参与者，并在此过程中获得了自我成长和情感修复。杨先生的妻子从一个满腹怨言的伴侣，转变为最坚强的支持者；他的儿子也从一个对父亲失望的青年，转变为愿意陪伴在父亲身边，承担起关爱责任的成熟个体。

临终送别的意义远超过其表面的形式，它既是对生命有限性的接受，也是对生命价值的深度肯定。通过这一过程，个体的存在与群体的支持交织在一起，展示了生命的深度、复杂性与超越性。死亡会促使我们思考个体、关系、爱与存在本身，临终送别正是这些深刻思索的体现与结晶。

缓和治疗中的临终送别，不仅是一场情感的告别，更标志着生命旅程的圆满完成。在这个过程中，生命从繁杂的世间事务中脱离，走向一种深沉的宁静。它承载着家人、朋友、医护人员对逝者的最后祝福，也映照着人们对于生命与死亡的理解与接受。在医学与伦理的交织中，临终送别成为患者和家属面对死亡的象征时刻，让生命在尊严中谢幕。

临终送别不仅是为逝者而设，也为生者留下心灵上的抚慰。人们通过整理逝者的衣物，为其换上平日喜爱的服饰，化上淡妆，不仅让逝者在形象上显得如同婴儿般安详，也是在传递一种对生命的尊重。家属的最后一瞥，是对逝者一生的深情回顾，是生者为生命画上一个圆满句号的时刻。这不仅是医学的任务，更是一种伦理的实践：让每个人都能在最后时刻，感受到被爱与被珍惜。

临终送别有着深刻的哲学意义。它引导人们反思生命的有限性与无限性。死亡，作为人类无法逃避的终极命运，是一种不可逆的、具有深刻哲学内涵的体验。正如哲学家们所言，生命的价值不在于它的长度，而在于其质感与体验。而缓和治疗中的临终送别，恰恰提供了一个让个体重新定义自身存在的机会：生命的最后时刻，不再是对抗和逃避死亡，而是对死亡的接纳与和解。

临终送别还象征着人与人之间关系的最终确认。在缓和治疗中，逝者与亲人、朋友，甚至医护人员的每一次告别，都是对关系的重构和升华。送别仪式不仅是一次情感的总结，也是一种深刻的和解。它让那些未尽的对话、未解的误会，得以在生命最后时刻被审视，被理解。彼此的原谅与放下，使得生命旅程中的种种挫折与痛苦显得更为轻盈。正是在这个时刻，个体与他人之间的关系找到了最终的意义：不是因冲突而定义，而是在爱与尊重中达成终极和谐。

临终送别同样是人类共同性与独特性的彰显。每个人的生命都是独特的，有着自己独一无二的故事。而送别仪式，正是这个独特生命旅程的最后一页。通过这个仪式，家属、朋友、医护人员共同见证了这个个体的存在，从而确认了其生命的价值。与此同时，送别也是人类共同性的象征：无论身份、背景如何，死亡是每个人终将面对的事实。人类的共同命运，促使我们在送别他人时，深刻意识到我们在生命中的脆弱与坚韧。

最终，临终送别是爱的延续与超越。在缓和治疗中，爱不仅是一种情感，更是一种行动的表达。亲人、朋友、医护人员的陪伴与关怀，成为送别仪式中最为重要的部分。即使生命已经终止，爱依然延续，它不会随逝者的离去而消散。爱是超越个体存在的力量，它将人类引向更高的精神境界。临终送别中的爱，带给逝者平静，也给予生者继续生活下去的力量。

杨先生的故事让我们看到了缓和医疗的真正价值：它不仅是减轻疼痛的治疗手段，更是帮助患者和家属共同面对生命终点的引导。面对不可逆转的疾病，现代医学的作用已经不再是单纯地延长生命，而是让患者在有限的时光里过得更有质量，更有尊严。通过个性化的治疗方案，多学科的团队协作，以及家属的情感支持，缓和医疗让患者得以在他们最后的日子里感受到温暖和爱。

与此同时，杨先生的经历也为那些面临类似困境的家庭提供了借鉴。在生命的最后阶段，如何面对亲人，如何与家属达成和解，如何在情感上找到共鸣，是许多人都会经历的过程。缓和治疗不仅是一种医疗手段，更是一种关于爱的教育。它提醒我们，在生命即将走到尽头时，最重要的并不是逃避死亡的恐惧，而是如何以有尊严，充满爱的方式平静离开。

对于患者和家属来说，缓和治疗带来的不仅是生命的终结，更是一种新生。杨先生的故事告诉我们，哪怕是在生命的最后时光，也有可能完成未竟的心愿，化解长期积压的情感纠葛，并为自己的生命画上一个圆满的句号。这种疗护模式强调了人文关怀在医学中的核心地位，它不仅改变了病人的体验，也深刻影响了家属和社会对于生死的态度。

从ICU回归亲情和尊严

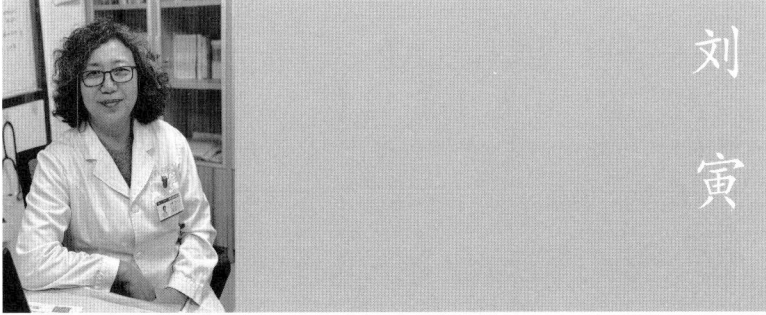

刘寅，北京王府中西医结合医院老年科、安宁疗护科主任，主任医师。北京生前预嘱推广协会专家委员会委员。中英联合培训全民生命末期品质照护培训认证培训师。中国安宁疗护早期从业者。所带领的安宁疗护科室被北京市卫生健康委员会评为"北京市首批安宁疗护示范基地"。曾在《三联生活周刊》发表《我在临终关怀病房见证的死亡》（刘寅口述，吴琪采写）、《疫情中，一位安宁疗护医生见证的病人最后一段人生》、《最艰难的决定：生命末期老人的"鼻饲管"，要不要拔掉？》、《深圳首创"生前预嘱"法规，我们可以怎样决定自己的死亡？》等文章，并接受《三联生活周刊》题为"生命最后一刻，人能有尊严地死去吗？"的视频采访及BRTV北京时间"中国梦365个故事"的采访。

一个特殊的病人

5月下旬的一天，同事发短信问我们科是否有病床。他一个朋友的父亲肺癌晚期多发转移，因没有继续抗肿瘤治疗的指征，肿瘤医院的医生建议患者出院或转院治疗。患者家属无奈之下找到当医生的朋友寻一张病床。我答应他尽力安排。

1天后，同事再次发短信给我，说朋友的父亲因腹痛急诊去了一家大三甲医院，不来我们医院啦。

4天后，同事又打来电话说，患者在急诊ICU住院4天，病情没有好转，持续恶化。家属见不到患者更是心急如焚。于是，家属决定打120，让患者戴着呼吸机转运至我们医院安宁病房。

这位患者名叫廷玉。3年前，62岁的廷玉生活美满。他和老伴都已退休，退休金让他们的生活衣食无忧；独生女已经在北京成家立业，退休后他们来京帮助女儿带孩子，孩子已经快要上学了。廷玉夫妻俩马上就可以享受人生第二个无忧无虑的阶段。一切止于2021年初的一次常规体检。体检报告显示：廷玉右肺下叶有一个2厘米左右的结节，恶性的可能性大。

全家马上进入了紧急就医程序。他们第一时间找到外科做了手术，右肺下叶切除术后的病理证实是肺腺癌。好在病变发现得早，手术做得又很及时，术后全家似乎松了一口气。不幸的是同年11月廷玉复查时发现左侧肾上腺转移，于是做了放疗，之后的1年时间里廷玉一直在做化疗。2年后，廷玉实在是难以耐受化疗带来的副作用，遂改为靶向+免疫治疗。靶向+免疫治疗3个周期后廷玉出现咳嗽、气喘，检查后发现肺门淋巴结肿大，于是做了肺门淋巴结放疗；1个月后廷玉出现头晕、头痛，确诊为肺癌脑转移，又做了全脑放疗；4个月后发现肺内出现新的病灶，做了粒子植入治疗。同时，廷玉感到左背部疼痛，痛得不能睡觉，于是开始口服阿片类药物止痛。2周前廷玉感到腹胀，并持续不缓解，医生诊断其为肠梗阻，给予"经鼻肠梗阻导管植入"，治疗后腹胀仍不缓解。导管植入3天后，廷玉再次因腹胀就诊于某三甲医院急诊科，突发呼吸、心跳骤停。急诊给予他心肺复苏术、气管插管、血管活性药物维持血压、美罗培南抗感染等治疗，收入急诊重症监护病房。在呼吸机和药物的作用下廷玉的生命体征稳定下来，但意识始终未恢复，并且间断出现四肢及眼部抽搐，靠抗癫痫药物和镇静药物持续泵入来控制。

因为ICU限制患者家属探视并拒绝家属陪伴，家属只能在门外徘徊，但是又不敢离开。4天的坐立不安让家人身心俱疲，而患者又生还无望，于是就有了开头的一幕。

关于ICU

很多患者在器官功能衰竭影响生命时会采取维持器官/生命治疗。维持生命治疗（life-sustaining therapy，LST）是指采取各种医疗手段维持病人的生命（器官）功能并尽力挽救生命。器官功能支持是指在重症医学领域采用的一系列医疗手段和技术，旨在替代或辅助受损器官的功能，确保患者生命体征的稳定，为器官自我修复或进一步治疗赢得宝贵时间。这些支持措施覆盖了呼吸、循环、肾脏、神经系统等主要生命维持系统，以及营养和代谢支持。

住院患者的生命得以维持下去的手段包括：血液透析，心肺复苏术，气管切开术，气管插管，机械通气，使用升压药或强心剂、抗生素，全肠外营养，肠内喂养，静脉液体疗法，吸氧，口腔吸痰等。

谈到这，我不禁想起我的另一个病人梁光启教授。他是一个热爱生命的快乐老头，在83岁时因上消化道出血休克，抢救时做了股静脉置管，后出现导管相关性感染，被送进ICU。当时几乎所有人都认为他九死一生、凶多吉少，家属也做好了充分的思想准备，远在美国的两个儿子千方百计地弄好了签证，计划回国。但是他始终神志清楚，进ICU后刚好赶上一个二十几岁的小伙子没有抢救过来，让他受到了惊吓，所以进ICU几个小时后就要求回到普通病房——我们安宁病房他都接受。后来我请他谈谈在ICU的感受，他说："一、进ICU我认为不是为了救治我，是放弃我，因为没有人搭理我。在那儿医护人员面无表情，都是看仪器、化验指标给药，什么也不问，没有温暖。二、我感觉ICU对于我就是送终的地方，我不是具体对哪个工作人员反感，而是对ICU的工作流程觉得冰冷。回到安宁病房不一样，主任、大夫、家属，包括护工对我都非常疼爱。三、在ICU见不到亲人是我最难受的，可能是安宁病房的温暖和亲情把我拉了回来。"

我的另一个患者凌先生曾经两次术后住进ICU，他也和我谈起他在ICU的经历："我两次术后都进了ICU，说不清我的心情。特别是第二次，我醒过来以后耳聪目明，听得特别清楚，但是身体却纹丝不能动，那种感觉特别不好。我也希望能够有交流，但是一点可能性都没有。这个让我有种说不出来的恐惧感，就觉得孤立无援，有一种巨大的压力，是一种末日的感觉。"

如何为生命末期病人撤除维持生命治疗

廷玉是由120送来的。由于那个大三甲医院离我们医院比较远，在120的呼吸机供氧设备能坚持的最后10分钟内，我们为患者连接上了从急诊借来的呼吸机。

廷玉处于昏迷状态，家属希望廷玉能恢复意识，能与家属交流。家属还不想放弃最后的一丝希望和努力。一名家属和我们说："我们总不能不去尝试治疗吧？！"

回顾廷玉整个就医过程可以发现：病变后从手术开始，他们一直在做不懈的努力，每一次治疗带来的渺茫的希望，都在残酷的现实面前被毁灭；挣扎、纠结、不甘与痛苦、失望不断地摧毁生存的自信，肉体的痛苦、经济的透支、生存的渺茫和给家庭带来的秩序的混乱，让廷玉和家人倍感压力。

廷玉住进我们安宁病房后，我们请重症医学科、脑病科、呼吸科相关科室会诊，对廷玉的情况做了综合评估：患者处于生命的末期，目前没有撤除呼吸机的指征。和家属沟通后，家属表示，廷玉是突然丧失意识的，希望廷玉能清醒，做最后的告别；团队商量的结果是用丙戊酸钠（一种传统的抗癫痫药物）来控制癫痫，停咪达唑仑（一种镇静催眠药），看看廷玉是否能清醒，再做后续的治疗安排。

停用咪达唑仑1天后廷玉没有苏醒，且间断出现四肢及眼部抽搐。考虑到用丙戊酸钠并没有控制住癫痫发作，遂再次加用咪达唑仑，于是四肢及眼部抽搐得以控制，并根据血气分析的结果调整了呼吸机参数。2天后廷玉依然没有任何好转的迹象，家属拒绝了所有化验检查，但仍坚持用呼吸机维持呼吸，用药物维持治疗。

因为担心廷玉随时有生命危险，也盼望廷玉能清醒过来，担心错过和廷玉最后的交流机会，廷玉的老伴和孩子一直一天24小时地陪在病房。加上之前在外院的辛苦奔波和焦虑，几天下来，家属的体能和精神承受能力已接近耗竭，而廷玉依然没有任何好转的迹象。4天后，家属经过慎重考虑，决定不再对廷玉做无希望并增加他痛苦的努力，要求为廷玉撤除呼吸机，拔出气管插管，放弃心肺复苏和维持生命治疗。

此时廷玉的维持生命系统包括：气管插管、有创呼吸机辅助通气、肠梗阻减压管、静脉营养支持、镇静及持续抗癫痫治疗、升压药维持血压、抗生素等。家属希望在撤除气管插管过程中尽量减轻廷玉的痛苦，使廷玉平稳度过生命末期。

如何判断患者处于生命的末期并撤除维持生命治疗，需综合疾病的临床治疗、伦理和法律的多方考量。

在重症监护病房，通常在两种情况下会为患者撤除维持生命系统：第一种是患者病情好转，第二种是患者离世。在患者生命体征稳定而又撤不了呼吸机等维持生命系统时撤除维持生命治疗的情况非常少。对亚洲16个国家的研究结果表明：在患者病情加重的初始阶段即拒绝使用维持生命系统，人群的接受度在72%；在已经使用维持生命系统的患者中中止使用维持生命治疗，赞同的人群只有30%，因为这涉及情感、伦理、医疗决策的决心和花费等问题。而安宁疗护病房的患者撤除维持生命治疗时，更重要的评估标准是患者是否处于生命末期，医疗是否已经无效，同时在撤除维持生命系统的过程中注重保持患者的尊严，做到痛苦指数最低或者不痛苦，并充分关注家属的心理体验。

我们开了家庭会议，充分了解廷玉在有自主意识时的主观愿望，家属之间的愿望是否一致，家属是否了解并遵从廷玉的愿望，等等。

我们科室全体参与患者诊治照顾的医护人员共同复习了一遍撤除维持生命系统的指南，结合患者当前情况，制定了撤除维持生命系统的方案：第一步，停止所有静脉营养支持及抗生素；第二步，逐渐停止血管活性药物；第三步，拔出气管插管及停止应用呼吸机；为避免患者出现躁动和癫痫持续发作，决定最后停用丙戊酸钠及咪达唑仑。我们再一次召开家庭会议，告知廷玉老伴和女儿等家属撤除维持生命治疗的计划。在征得家属知情同意后，我们开始实施我们的计划。

撤除维持生命治疗的计划实施得非常顺利。廷玉入院的第5天，停止给他使用静脉营养及抗生素。停用血管活性药物后廷玉并没有出现我们担心的血压快速下降，他的生命体征仍然稳定，家属仍有小小的期许，他会不会清醒过来？我们又观察了12小时，根据撤除维持生命系统计划，在与家属沟通后撤除有创呼吸机，拔出气管插管。拔出气管插管后可见空肠梗阻导管盘于口腔中，告知家属后拔出空肠梗阻导管。拔出气管插管后仍予以储氧面罩吸氧，庆幸的是廷玉仍可以自主呼吸，生命体征稳定。几个小时后换用鼻导管吸氧。抗癫痫药物维持到最后。20小时后患者平静离世。整个过程中，家属始终陪伴廷玉，并用语言安抚他。

事后，家属特别过来表示感谢。她说："最后几天能陪着爸爸，让家里人能见到亲人，特别是最后孙子来见爷爷时爷爷竟然流泪了，所以我坚信爸爸是有感知的。爸爸能走得如此平静，全家人都感到莫大的安慰，爸爸也会欣慰的。走过很多家医院，你们是让我们感到最温暖的。"

对 ICU 的再思考

ICU 治疗的核心意义就是生命 / 器官功能维持治疗。这些维持生命治疗的最终目的是让患者恢复正常生活，如果维持生命治疗的结果是"苟延残喘"，患者最终仍走向死亡，那么他实际上是走在死亡医学化的路上。海德·瓦莱奇在《现代死亡：医疗如何改变生命的终点》中指出："死亡越医学化，临终前虚弱的时间越长，将死之人越孤独，死亡就会越让人惧怕。""死亡的医学化导致许多现代死亡仪式的不断发展。"患者经历ICU后的死亡过程是现代医学化死亡的代表性仪式。

患者的主管医生看过上述文字后给我发来短信："主任，您写得真好！那天他女儿来送锦旗，我就在想，以前都是给人治出院后家属给医生送锦旗，这次是我们帮助病人安稳度过生命末期，病人虽然离世了，但家属还是很感谢我们。是否需要维持生命治疗，如何看待这样的生存质量和医疗资源的消耗，值得深思。"

从医之初，医生的职责就是救死扶伤，为病人多争取一些时间，但是否有人考虑过，医学的进步所带来的长期后果是否都是良性的，都是患者想要的呢？在法律和道德框架之内，病人及其家属有时可以与医生达成一些双方都能接受的共识，对于一些处于疾病晚期、患有难治性疼痛、预后不良或没有生活质量的患者，是否能通情达理地"放过"他们？

根据《民法典》和《最高人民法院关于审理医疗损害责任纠纷案件适用法律若干问题的解释》，监护人应当最大程度地尊重被监护人的真实意愿，保障被监护人的最大利益。医护人员没有义务在任何情况下都对患者使用生命维持治疗。

我相信很多滞留ICU进退两难的患者和家属都很纠结。他们面临很多痛苦选择，如何做出正确和不悔的选择，既不放弃治愈的机会，又避免过度医疗，让患者生和死都有尊严，值得我们去思考和探索。除了药物、检验和各种设备检查之外，不要忘了我们还有医学人文，还有安宁疗护。

我们选择不能让母亲饿着走

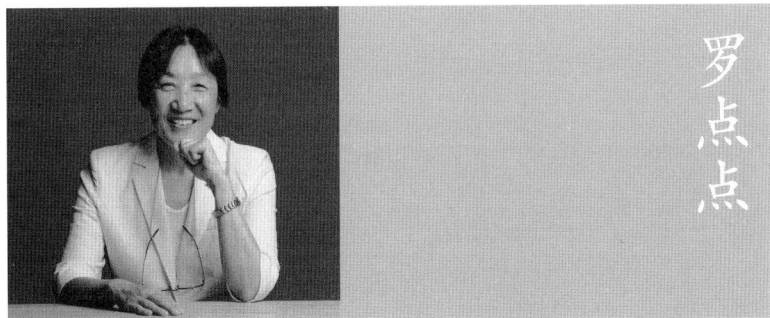

罗点点

2022年元旦刚过，石家庄市北苑街道有位居民走进社区卫生服务中心。她的母亲90岁，近两周来逐渐不吃东西，她想来社区卫生服务中心问问是不是可以给母亲下个胃管补充营养。社区卫生服务中心行政院长贾飞飞医生出诊。经她诊察，病人体温、心电图都正常，没有需要紧急处理的症状，但凭经验，她判定这个高龄老人已经进入临终。她向家属说明，患者的情况符合生命末期的表现，生存期应该以天计。在这种情况下，无论下胃管还是静脉补液都不能救命，还可能徒增即将离世者的痛苦。家属表示对母亲即将离世能接受，但作为子女，总觉得"不能让母亲饿着"，所以还是要求下胃管。贾飞飞医生将这个病例及时发到生前预嘱协会中英联合培训学员群里，她想知道怎么处理更好。

这个群有几百人，由来自全国各地的参与全民生命末期品质照护培训的学员组成。这是由协会励志奖学金全程资助的，与英国圣克里斯托弗护理院合作的项目。截至2025年1月底，培育了230名具有证书的培训师和843名学员，分布在全国52个城市123家医院。

这些中国现代安宁缓和医疗的首批实践者们，在群里讨论病例，交流经验，丰富思想。群内的发言和讨论一向务实而直接。

果然，对贾医生的问题大家很快有了回应。

北京德胜社区的王医生表示："如果家属实在看不下去，胃管可以下，或许过两天家属就想明白了，胃管能下也能拔，不违法。"

中英联合培训中方主席、协和医院的宁大夫同意王医生的意见，觉得充分解释后应该尊重患方意见，可以限期尝试。

北京王府中西医结合医院老年科的刘主任则认真地归纳了四点意见：第一，患者和家属的意愿是否在常理状态；第二，下胃管的风险不大；第三，如果病程只有近两周，家属在情感上很难接受；第四，还是应该检查一下出现这种症状的原因。

贾飞飞医生补充了病人实际上已经卧床三年，家属也接受了亲人即将离世的现实的情况，并说，现在病人已经昏迷，在低流量输氧的情况下，血氧值很低，而自己最担心的是在下胃管的操作中会发生意外。

宁大夫说，现在需要的是了解"生命即将结束时，我们还可以做什么"，并把协和医院安宁缓和医疗组总结经验写成的同名文章发到群里。

贾飞飞医生回应道："我们是这样做的，向家属示范了口腔护理、擦洗身体并涂油、清洁芳香等。我觉得家属在理智上是接受的，在感情和认识上总觉得还没有走就应该给她喂食。我不知道这种情况下有没有必要下胃管，如果在过程中病人死亡了怎么办？"

沧州市的郭医生说："昏迷状态下置入胃管痛苦不会太大，而且可以把胃潴留内容物引流出来。我觉得可以尊重家属意愿。"

第二天，贾飞飞医生告诉大家，她们为了平复家属的焦虑，决定给病人输液。她说："我感觉家属缺乏心理支持是目前更突出的问题。"

大家都很同意这个决定，并被贾医生她们不怕劳累、认真关注家属的行为感动。群里竖起了很多大拇指，还送出了很多小红花。

福建的许医生分享了自己接手的一个病例，说明由于许多家属没有接触过安宁疗护，接手的医生会很难办。

贾医生则在感谢大家的讨论和帮助以后，说自己"学习到更加智慧和灵活地使家属和患者两相安的办法"。她还说："我对患者女儿说，其实她们做得已经非常好了，这么长时间尽心尽力地照顾，居家环境充满生命色彩，有鱼和那么多绿植，说明她们热爱生活并且非常孝顺。她们不管做什么选择都是对的，不要遗憾和内疚，她们的母亲也一定会理解。我非常理解女儿的反复改变和七上八下拿不定主意，祝愿她们的母亲能走得安心、平静、安详。"

接下来宁夏的杨医生分享自己读美国医生阿图·葛文德教授写的《最好的告别》的心得，并抄录如下内容与群友分享："临床医生唯一害怕犯的错误就是做的太少，大多数医生不理解，在另外一个方向上也可以犯同样可怕的错误，做的太多对一个生命具有同样的毁灭性。"

这时，一位资深志愿者发表意见。他说，作为非医疗人员，经常在临床上看到医患之间无法达成共识，这是知识、经验和思维方式不同造成的。专业教育让医务人员在这些问题上具有比常人更强的决策能力，导致他们常常站在前面希望对方走快点。但只有遇事停一停，先看看对方在哪儿，什么是他想要的，才能更好地帮到需要帮助的人。

这时候贾飞飞医生发上来她们到患者家中出诊的照片，护士给病人护理的照片中露出了床上气垫的一角。山东的吴医生眼尖，马上提建议，说气垫上应铺个不太厚的褥子，不然容易出汗，也不舒服。贾医生答应马上转告家属，并说："让我们慢一点，等等家属的脚步。我们是和她们一起面对困难的。"

不久，贾飞飞医生在群里告诉大家说："刚才接到家属的电话，老人走了。我们去她家里，看到老人已经穿戴好。家属说10点20分走的，血氧没有了，瞳孔散大，没有呼吸了。走得比较安详，家人也很平静，对我们医护人员表示感谢。"我在群里也发表了一点意见，我说："不知大家怎么看怎么想，但我觉得，这就是善终了吧。"

让我们祝福所有在家中离世的人吧，愿他们归途美好。

安乐死与安宁疗护之间隔着多远的距离？

郭艳汝

2024年8月13日，在中山大学附属第七医院门诊楼二楼安宁疗护门诊，我接待了一位特殊的来访者。她是患者的女儿缴女士。患者张阿姨，71岁，从事护士工作40余年，60岁退休，6年后发现肺癌，目前已进展到晚期。在承受身体痛苦、感到生命无意义的困境中，她"知法犯法，铤而走险"，委托女儿到自己工作了一辈子的医疗机构寻求"安乐死"的方案。

生死抉择——我把病危的母亲送进了ICU

是什么让在医疗岗位工作几十年的张阿姨在肺癌晚期要求医生给自己处方"安乐死"？她为什么不选择安宁疗护？

张阿姨的独生女缴女士讲述了其中的原委。"我母亲是护士出身，40余年都在医院当护士，刚退休就从老家东北来深圳给我看孩子操持家务，成了标准的'深漂老人'。后来为了帮衬我在深圳买房子，把东北老家唯一的房子卖了。老人为了子女，真的是从不考虑自己的退路。结果来深圳6年，也就是2019年，孩子拉扯大刚上小学，我当时想母亲可以有自由时间了，就带她去做了个全面体检，想着以后每年带她出去旅游两次。结果就是这次体检，发现她肺部有个肿物。从后续的检查、初诊，去广州再次求证确诊，到手术，术后的化疗，基因检测后服用靶向药，再到耐药后的复发和再次去广州治疗，整整5年，母亲吃了很多苦，体重从140斤掉到不足100斤。最艰难的是大部分治疗都是在3年疫情期间完成的，很多时候都不能陪床，就是她一个人扛过来的。母亲太坚强了。好不容易3年疫情都过去了，母亲的病却过不去了。"

说到这儿缴女士哽咽了，也沉默了几分钟。这是对母亲这些年承受的病痛和治疗带来的痛苦的心疼，更有对目前状况的无能为力、内疚和迷茫。在真正的绝症和绝望面前，无声的崩溃却震耳欲聋。

我没有打断这几分钟的沉默，起身给缴女士递了面巾纸，坐下等待她情绪平缓，抑或更加溃不成军。"80后"独生子女一代在父母整个疾病治疗过程中，会承受来自身体、心理、经济及个人的小家庭、家族中其他长辈、工作等诸多方面的压力。他们就如同患者身后孤军奋战的勇士一般，除了承担超负荷的压力外，还要时刻保持精力充沛、精神饱满、情绪稳定、医疗信息畅通且头脑清醒、反应迅速，在每一个疾病进展和治疗的关键节点都能做出最"正确"的判断，将老人从死神手里抢回来。这才是社会对孝顺儿女的既定印象，也是养儿防老最具象化的证明。而一旦治愈性治疗不再有效，家属就好像既定的道路毫无征兆地塌方了一样，会身心俱疲，精神迷茫，好像陷入巨大的黑洞之中，异常焦躁，不知道哪里是应该用力的方向，挥出去的每一拳拼尽了全力，却都打在了空气上，毫无声响。

大概三四分钟后，缴女士平复了一下情绪，继续讲述：

"直到今年6月份，母亲再也耐受不了靶向药和化疗的副作用，几乎是吃什么吐什么。我那时才知道，原来人即使是空着肚子闻到之前最爱吃的食物的气味也会持续干呕，这事儿是真的。感觉母亲的胃都要呕出来了，太让人难过了。我就只能这么眼巴巴地看着她，一米七的东北大高个儿，吐得不到100斤了。郭医生，你知道吗，我母亲的肚子都是透亮儿的。我隔着肚皮都能看到她的血管嘣嘣地在下面跳，我感觉随时都会破了一样。

"母亲吐得厉害，实在没法继续化疗了，我当时还想劝母亲坚持坚持，因为觉得如果不化疗，我很快就没有母亲了……母亲明白我作为独生女的心思，咬牙坚持又做了一个疗程，这次彻底躺在床上爬不起来了。除了严重呕吐，她还出现重度骨髓抑制。当时医生说她的白细胞快打没了，而且一直恢复不了，接着开始出现严重的感染。中间有几天，那个化验指标就总是报危急值，医生告诉我做好心理准备，说有可能闯不过去，让我签了病危通知书，又问我出现紧急情况要不要去ICU。"

缴女士又停顿下来沉默了1分钟，但是这1分钟对于她和我来说都是震耳欲聋的漫长的1分钟。我看到她眼里噙着泪水，紧咬着双唇，双肩紧绷，控制不住地微微颤抖，手里的纸巾似乎要被捏碎了一般，双脚并拢，像极了犯了严重错误的小学生站在老师面前等待处罚。看到她一系列的肢体语言，我已经大体猜到了她的选择，很可能是毫不犹豫地送母亲进ICU抢救。虽然九死一生闯过了一关，但应是那段治疗经历给她们母女和其他家人都留下了严重的心理创伤。

门外的悔恨和门里被机器包围着的母亲

调整了一下情绪，缴女士打破沉默，又开始讲述：

"郭医生，要是有机会重来一次，我绝不会送母亲去ICU的！那是让我最难过和懊悔的两周。我当时毫不犹豫地签了字，告诉医生，一旦母亲感染控制不住需上呼吸机抢救时一定要去ICU。签完字一天后母亲出现了严重的呼吸困难和烦躁，被转入ICU病房，插管上了呼吸机。前几天病情非常严重，我们每天只有一次机会，可以隔着玻璃窗看一眼母亲。但是我基本看不到母亲的脸，她整个人不到100斤的身体蜷缩在一团被子里，身边是各种我叫不上名字的机器和管路之类的东西。我大概看到她嘴半张，含着个管子，应该就是那个气管插管。那个管子还有节律地随着气流小范围地晃动，那气流应该是呼吸机往母亲肺里打的氧气。我非常担心那个一晃一晃的管子会从母亲嘴里掉出来，转念一想，就更担心这么难受的一个姿势母亲会控制不住用手把管子薅出来。担忧这些时我又突然觉得非常奇怪，为什么母亲一动不动这么安静呢？她的手脚完全盖在被子里，像按照老师要求的标准姿势躺得特别'规范和优秀'的午休的小学生一样。ICU的护士看出了我的疑惑，走到我身边，非常耐心地告诉我：管子不会掉，因为插管的患者常规会放置牙垫，以防止患者咬管子；也会用胶带和绷带将管子和牙垫一起固定在患者的脸颊两侧，特别躁动的患者还会绕脖子用绷带再加固，算是双保险。

"另外，ICU的医生还让我签署了插管带呼吸机之外的另一个知情同意书，就是镇静治疗同意书。医生告诉我，这个气管插管正常人在清醒状态下是受不了的。怕我听不明白，医生继续说：'你喝水有没有呛着过？春天飘柳絮时有没有吸到鼻腔过？这些事基本每个人都经历过。你想，哪怕误吸一口水、一个小毛毛絮到气道，正常人都得控制不住地难受半天，更何况一个清醒还有些烦躁的病人嘴里和气管里插进去一根比普通圆珠笔还要粗一些的气管导管呢，肯定是非常难受的。所以气管插管上呼吸机的患者，都会常规使用镇静剂，让患者处于一个睡眠的状态，这样患者就感受不到气管插管的刺激了。必要时还会使用一些肌肉松弛药，就是为了让患者别和呼吸机对抗，让患者用来呼吸的肌肉休息几天。这期间就让呼吸机代替患者的肌肉干活儿，等到从各项化验和检查指标判断患者可以脱机了，才会慢慢减少镇静药物的剂量，让患者逐步清醒过来，呼吸机的工作模式也会调整到辅助患者恢复自主呼吸功能的模式。当然，在这个过程中，为了避免出现家属和医护人员担心的患者拔管问题，我们会使用约束带固定患者的双手。因为您母亲前几天在肿瘤科住院时，您已经签字要求病情危急时转到ICU进行必要的气管插管、呼吸机支持等抢救措施，所以刚才老人送过来时处于呼吸窘迫的状态，我们就进行了一个紧急抢救和吸痰。现在用上呼吸机支持，给了一点镇静药，老人暂时平稳了。不过病情的确比较重，ICU也不能保证老人肯定能闯过这一关。咱们一起努力吧，但是你也要做好心理准备。'医生说完这些就指着同意书让我签了字。

"第一周，我每天只能有几分钟的时间隔着玻璃看到蜷在被子里，被包围在一堆机器和管路里的母亲，我看不清或者看不到她的脸。其间医生还让我签过几次病危通知书。好在母亲非常坚强，大约过了一周，医生告诉我一个好消息，可以慢慢把镇静药减量，试着把呼吸机改成支持模式，让母亲锻炼着恢复自主呼吸。如果她自己的呼吸能给身体提供足够的氧气，就可以试着撤机了。

"当时我们全家都非常高兴，想着母亲又可以闯过这一关了。在第二周，我们就被允许穿着隔离衣，戴好帽子、口罩，进入病房探视母亲10分钟左右。医生告诉我们，要和母亲说说话，要鼓励她给她信心，因为家人的鼓励和支持是最重要的。但是因为母亲戴着气管插管，所以没法回应我们。"

接下来又是沉默，也又是被我猜中的结局。无论是之前在麻醉科术后护送急危重症患者去ICU，还是从事安宁疗护工作以来这十几年看到的很多从ICU转出来的患者，他们常常蜷缩成一团，看到"白大褂"就开始发抖。他们害怕和医护人员的身体接触，全身都散发着紧张、惊恐和不安。安宁疗护团队要通过非常温和、耐心的陪伴和安抚，才能让这些患者慢慢"回过神来"，开始慢慢接纳外面的医疗团队和自己的家人。这种情况在医学上被定义为ICU后综合征，指的是患者在ICU特定场景下可能出现的身体机能、认知和精神等方面的障碍。ICU后综合征不仅影响患者的长期预后，对家庭成员甚至其他照护人员的心理和社会健康也可能产生严重的负面影响，这称为家属ICU后综合征。这就是为什么有些患者经过救治"身体活下来"了，但家属觉得他们像变了一个人一样，反应迟钝，对什么事都提不起兴趣来，甚至对家人都特别陌生和疏离，每逢医护人员查房总是一副惊慌失措甚至反应过激的样子。近些年的相关资料表明，在进过ICU的重症康复者中，约20%的人会患上创伤后应激障碍，超过30%的人会患上抑郁症和焦虑症。

我们社工给缴女士倒了杯水，缓了缓神后，缴女士接着讲道："郭医生，我觉得很不好意思，我本来是来给母亲咨询病情的，结果和您说了这么多，占用了您这么多时间。会不会耽误您后面的工作？"

"你讲的这些都是我们安宁门诊要了解的内容。我的门诊每位患者接诊时间我设定的是30分钟，所以你不要有心理负担，放轻松一些。只有你把诊疗过程和患者、家属的身体、心理、社会、精神、经济等各方面的状况，甚至离世地点等需求讲清楚了，咱们才能共同制订医疗计划和其他方面的计划。你刚才讲得很清楚，很有条理。"我说道。

我看到缴女士的眼睛又红了，大概头一次能有位医生听她说这么久的话，她一时间竟有些手足无措。

ICU 里无声的求助

放下水杯，缴女士又接着讲述：

"那是母亲进入ICU一周后，我从天天隔着玻璃看她，到那天真正走进她住的那个房间。医生说，因为我母亲是多重耐药菌感染，所以需要单间隔离。

"我永远忘不了那天看到母亲的第一眼：母亲住的单间病房里所有的灯都亮着，照在她头顶上方；她好像睡着了，又好像没睡着，但脸上是一副眉头紧蹙的样子；喉咙那个地方总是在咕噜咕噜地动；一双被约束带固定的手一直在尝试挣脱，但是又没有什么力气，只是徒劳地在约束带里反复小幅度地抽拉；床边各种输液泵和监护仪发出嘀嘀的报警声，她的眼睛总是跟着各种嘀嘀声一眨一眨的，整个蜷在被子里的身体也出于本能小幅度地扭动；床边挂着尿管、胸腔引流管，脖子那里也有一根管子，应该是用来输液的；头顶的架子上支撑的应该是呼吸机的管子，看上去很大很粗重的样子，随着她的呼吸那根管子也在一晃一晃地跟着小幅度地摆动。

"我当时都不知如何是好，更不知从何下手，我想抱抱母亲，又担心这些管子和各种线路被我不小心碰到脱落出来。我手足无措地站在那里，护士给我搬了一把椅子过来，告诉我可以攥着母亲的手，和她说说话，告诉她坚持配合治疗的话，很快就可以转出去了。

"我没坐在椅子上，觉得太高了，够不到母亲。我蹲在了床边，犹豫了一会儿，才试探性地慢慢去握住了母亲的手。她好像还在睡梦中，挣扎着把手往外抽。我趴在母亲耳边，轻轻地说：'妈妈，是我，我来看你了。'

"母亲听到我说话后，意识到是女儿来看她了。她好像还在被使用镇静剂，但应该剂量不大，所以我喊她她听到了，她知道是女儿来了。她拼命抬起眼皮，但就是很吃力，花了好几分钟才慢慢睁开眼睛。我知道她想说话，但是她嘴里含着管子，没法说话，她原本要挣脱的手开始用力攥紧我。我看到她缠着很多胶带的嘴一直在尝试张开说话，但是她没法张开。由于她的上下唇一直在咕噜着，口水顺着嘴角流了下来，泪水也顺着眼角流了下来。那一刻我感觉母亲像个委屈的孩子，像个走失好多天突然见到她的'母亲'的孩子一般。我小心地趴在母亲身上，抱紧了她。

"这时监护仪发出尖锐的报警声，呼吸机也开始报警。护士跑了过来，说母亲太激动了，让我准备结束探视。我一下子就急了，恳求护士让我再陪母亲几分钟，我保证再也不抱她，不让她激动。护士没拒绝也没答应我，转身走了。我呆呆地蹲在那里，茫然不知所措，不知道等待我和母亲的会是什么。不一会儿，护士抱着一块小黑板和一支笔过来了，她说：'我知道阿姨是护士，她肯定认字，你用这个黑板和她交流吧，这样你俩谁也别着急了。'走出去两步后她又转身回来了——我至今都记得那个护士，她真的是很好很好——她问我能不能看好母亲的手不薅管子。我当时没反应过来，这时母亲朝着护士拼命点头。这个护士俯下身对我母亲说道：'阿姨，我把您右手的约束带解开，您有什么话想说可以写给女儿，或者让她写给您，但是不许薅管子呢！张阿姨是最棒的。'母亲不停地眨着眼睛，算是回应。她就解开了母亲的右手，并反复叮嘱我看好母亲，别让她拔了嘴里的管子。她又看了看床旁一排输液泵一样的仪器，确认注射器里药物还够，都在正常运行，才放心地去看别的患者了。

"母亲虽然醒着，但是由于一堆药物的作用，我能感觉到其实她是没有太大力气的，所以我没打算让她写字。我只是更紧地攥住了她的右手，放在我的脸上摩挲。我对母亲说，她快好了，很快可以出去，我会每天来看她，医生已经说了再有一周就差不多了。这时母亲的右手突然用了点力气攥住我，我看着母亲的眼睛，她一直在朝我眨眼。我突然意识到也许母亲想说什么。我尝试拿起小黑板，托起母亲的右手，把笔塞到她手里，心里很忐忑，不知道母亲能不能写，会写出什么。

"那几分钟太漫长了，母亲的右手在小黑板上歪歪扭扭地写了几个字——'马上代马回+'。我看着这几个字，非常困惑，又看看母亲。母亲的眼睛焦急地望向我，我突然意识到母亲写的是什么了！'妈妈，你是想让我带你回家吗？'母亲点了一下头，如释重负地闭上了眼睛。我知道刚才写这几个字已经让她耗尽了全身的力气，她连再抬起眼皮的力气可能都没有了。

"郭医生，我后悔啊！我那一刻怎么可能听母亲的呢？！我压根儿没有像她一样在ICU待7个日日夜夜，我怎么可能知道每一分每一秒对她都是煎熬。我当时只执着于我的想法——'我要再一次把母亲从死神手里抢回来'，因为我不能没有母亲，所以我和母亲说了一堆毫无意义的鼓励的话。现在想来，后来无论我说什么，母亲都再没有抬起一次眼皮，直到那次探视结束。

"那段经历我不想说了，现在想起来都是后悔。总之就是我们家人一致坚持让母亲继续住在ICU，直到10天后医生告诉我们，母亲已经平稳脱机，可以转到普通病房了。

"转出来后，我们一家人都很高兴，但母亲没有表现出任何开心的样子。而且我明显感觉到母亲像变了一个人一样，更加没有精气神儿了，反应也迟钝，不爱说话，白天基本也都在睡觉，要求门窗都关好，窗帘拉好，不许开灯。医护人员一进来查房，母亲就异常紧张，非常抗拒各种检查和输液等，连护士每天给她翻身查看骶尾部那里的皮肤都不配合。她还经常在睡梦中惊醒，就像一个受了惊吓的孩子一样。

"一开始我不明白是怎么回事，后来有位医生和我说，母亲可能是由于ICU里那段时间的治疗，身体上不适，再加上没有家人的陪伴，情绪出现了点问题。让我们多陪陪母亲，有时间和她说说心里话，帮着母亲排解一下，也许会好一些。

"我更加自责和内疚了，想起母亲在ICU小黑板写的'马上代马回+'。那时母亲在独自扛过一周后好不容易看到我，该有多么激动，多么渴望我明白她的心意啊，但我又是怎么做的呢？所以我看着蜷缩在床上更加瘦弱的母亲，看着在ICU闯过了鬼门关的母亲并没有获得我们想象中的生活质量和开心，我明白了我这是花钱给母亲买罪受了。那一刻，我决定以后一切都听母亲的，一切都应该是母亲想要的而不是我想要的。我作为女儿再不舍，也不应该让母亲为了我的自私痛苦地多活这三五天。

"所以我当时就问母亲是否想回家，很久没有精气神儿的母亲眼里突然有了亮光，那神情好像在问：'是真的吗？妈妈真的可以回家吗？'我一把将母亲抱在怀里，低下头对她说：'妈妈，我马上带你回家，以后一切治疗都听你的。'我们当天就离开医院回了家。

"郭医生，你说我做得对吗？到了晚期到底应该听谁的呢？我现在的做法是不是算放弃治疗了呢？"

我没正面回答她，问了她几个问题："设想一下，咱们'80后'到了晚年如果面临同样的问题，我们应该怎么选？我们又希望孩子为我们怎么选？你是希望你的生命谁做主呢？另外，你带着老人进行了规范的手术和放化疗、靶向治疗等，而且取得了不错的效果，延长了老人5年非常有质量的生存期。你已经做得很棒了。这不是放弃治疗，这恰恰是早期不放弃治疗，晚期别过度治疗。你再想想，如果医学已经没有办法对抗我们的衰老和疾病了，我们愿不愿意没有意识，没有家人陪伴，甚至没有生活质量地、孤独地在ICU度过？"

我的生命我做主

她听完后没再继续追问我，我想她心里应该有了自己的答案。作为安宁疗护的专科医生，要陪伴、引导，给出自己的科学建议，但是要保持合适的边界，给处于困境中的患者和家属一定的时间和空间去做出适合他们的选择。这也是安宁疗护中"有专业能力，无强制观点"的陪伴原则。

缴女士继续讲述："郭医生，我明白您的意思了。我知道该怎么做了。我这次来找您，也是充分尊重我母亲的想法。自从上次带她出院回家后，我们就一直在家里照顾母亲。结果没想到她反倒比在医院好了一点，睡眠质量好多了，从梦里惊醒的次数慢慢减少了。在家能随着她的心意做一些可口的饭菜，她也能吃点东西了，至少没再掉体重。有几个原来一起跳舞的阿姨经常来家里看她，她精气神儿也好一些了。

"不过最近几天她的腰疼得越来越厉害，躺着也有点喘，所以母亲情绪又很低落，她就特别害怕万一加重到出现呼吸困难，我们家人又会送她去ICU。上次从ICU转出来回家后，母亲提的几个最主要的要求中有一个就是，无论发生什么情况，都再也不要送她去ICU了。她天天在手机上找与癌症晚期、止疼、安乐死有关的信息，昨天告诉我说在手机上看到中山大学附属第七医院开设了安宁疗护门诊，就催着我来挂号，问问能不能开安乐死的处方药。

"郭医生，您别介意啊。虽然我母亲曾经是护士，但是她退休10余年了，早已经不是很了解现在的医疗状况了。我是知道咱们国家不允许安乐死的。我就是想来问问，对于我母亲现在的疼痛和各种痛苦您有什么好的建议吗？我母亲是再也不想来医院了，我也想让她在家度过最后这一段时间。"

我思忖了一会儿，回答道："处于痛苦中的患者有这种想法是可以理解的。阿姨所说的安乐死未必是我们理解的安乐死。我可以先简单跟你科普一下什么是安乐死。安乐死是认可临终患者的请求，并同意协助患者主动提前结束生命。目前全世界为数不多可以申请安乐死的国家，都需要严谨、复杂、长期的申请和审核流程，外加不菲的费用。我们国家截至目前是不允许安乐死的。其实很多临终患者之所以寻求安乐死，是由于惧怕在痛苦中被迫接受他们不想要的各种医疗，特别是进入ICU，在一堆管路和机器中孤独地死去。所以，你根据我说的认真思考这几个问题：一是阿姨想要的真的是安乐死吗？二是阿姨寻求安乐死背后的原因你真正了解吗？三是整个治疗过程中，所有的关键节点的医疗决策，比如手术、放化疗、去ICU上呼吸机等，都是谁在做主？这个决策的过程阿姨知情吗？同意吗？这个决策是对阿姨最有利，还是给她造成了更多痛苦和伤害？送阿姨去ICU是满足女儿的孝顺和不放弃，还是遵从阿姨自己内心真实的想法，符合她自身的最大利益？最后也是最重要的一个问题，就是你问过阿姨她自己的想法吗？"

"郭医生，听了您刚才的话，我算是明白了，我母亲要的不是您说的安乐死，她不是想提前结束生命，而是希望我们能理解和尊重她的想法，给她提前储备一些吗啡止疼。她是护士，她知道呼吸困难太严重了还得加点镇静剂，这样就可以让她在睡梦中离世，走的时候少受点罪，尽量在家里，我们陪着她，让她舒舒服服的，别一个人孤单地走。这是她理解的安乐死。经历了上一次呼吸衰竭进入ICU，她是怕了，担心在家又出现严重的呼吸困难。她说，那种感觉像是要在溺水般的窒息感中离世，太恐怖了。但是我母亲也说了，无论再出现什么危急重症，都不要再去ICU！您刚才说的话让我非常惭愧，我之前的确是很少征求母亲的意见，都是自己在做决定。我的想法就是能治一定治，我想母亲多陪陪我。您知道的，我们这一代独生子女很孤独的，如果母亲走了，我就再也没母亲疼我了。经历了上次的ICU事件，我也意识到自己的问题了，所以现在我们一家人都是听我母亲的，依照她的意思来安排后续所有的事。"

"那我知道了，你和你母亲要的不是安乐死，是安宁疗护。安宁疗护做的就是帮助临终患者善终这件事。安宁疗护不是安乐死，是自然死，是我的生命我做主。它主要有三层意思，大体就是：一、承认死亡是生命的一种自然过程；二、在死亡的过程中，不加速推，但也不减速拽患者，比起'不要患者走'，安宁疗护更希望'患者安心去'；三、同时提供让患者和家属身心无痛苦的全人全家照护模式。"

"是的是的，郭医生，我现在就是这个意思。"

"好，那咱俩总算说明白这件事了。既然误会解开了，咱就别知法犯法啦！接下来，我给你按照安宁疗护的理念来出方案。

"好，那现在咱们就切入正题了，看看如何安排好阿姨下一步的医疗决策和其他事情。第一，咱们要把目前的真实病情开诚布公地告诉阿姨，让她知道自己大概还有多久的生存期，最严重时会出现什么问题。只有告知她实情，才能做好后续的事情。第二，你需要回家召集家里主要成员，和阿姨一起共同决策，决定选择哪些医疗方案，选择什么样的临终地点，好根据你们共同的决策提前做好准备。当然，最重要的问题还是建议让阿姨自己做主。第三，你也说到自己是独生女，阿姨背井离乡来到深圳多年，照顾你和你的小家，最后的阶段阿姨肯定有很多心愿、想法以及想和你和外孙说的话，甚至包括要不要提前安排好她的财产，她的后事如何安排，是回老家安葬还是在深圳，是火葬还是海葬，或者树葬，是穿中式衣服还是现代装，要不要办葬礼，都邀请谁，这些都需要你们提前准备呢！"

"郭医生，您说得太全面，太有条理了！我们家接下来就需要安排好这些事，让母亲到时候走得安心。太感谢您了！"

"这里有两份文件给你。一份是我刚才边听你说边整理的给阿姨的居家医疗和护理方案，关于一般注意事项、用药方案和居家护理要点等，都写好了。出现问题需要调整，或者需要再次开药，可以每周二、周三上午到门诊挂号找我，也可以在丁香园搜索'郭医生'

进行线上咨询，会更节省时间。另外一份文件是生前预嘱文本，也就是我刚才和你说的让阿姨自己做医疗决策和表达一些心愿。你可以让阿姨看看，如果她愿意填写，这份纸质版是送给她的，你们也可以登录北京生前预嘱网站填写电子版的生前预嘱。"

缴女士站起身千恩万谢，带着两份文件回家了。

看着她离去的背影，我也想起很多进入ICU的肿瘤和慢性病晚期患者。其实非常多的案例中，医生和家属都处于两难的境地：一方面，医生如果主动建议给临终患者撤下人工技术支持和呼吸机，就感觉像在"主动谋杀"，仿佛哪里做得不对。既往这类医患纠纷不在少数，也导致上机容易撤机难。另一方面，即使患者已经脑死亡，家属出于孝道和情感、伦理方面的考虑，以及宗族和社会等方面的压力，也会依然要求通过人工技术支持让患者"被活着"，而对患者变形的躯体和遭受的痛苦视而不见。此时科技延长的不是生命，而是痛苦的死亡过程，这是一种非常残忍的行为。我们必须清楚结束痛苦和结束生命之间的区别。这种现实世界里的两难境地有一个解决办法，那就是借助患者清醒时制订的"死亡计划"+完善的安宁疗护服务体系来破解。这样既保证了按照患者不过度医疗的心愿执行，又保证患者的死亡质量，也为医生创造出敢于不上机、敢于撤机、敢于关机的良好的医疗和舆论环境。

三天后，我正在安排查房时，我们的医务社工陈老师找到我，手里拿着一份文件告诉我："郭老师，那位张阿姨签署了生前预嘱。另外，她还专门托女儿把这份文件送过来，说一定要交到您手里。以后所有的治疗方案就按照她的预嘱来。"

我接过这份预嘱，看到阿姨写的"接受安宁疗护服务，不进行各种抢救和生命支持等"，翻到最后一页时，有她"捐献遗体，捐献眼角膜"的心愿。

这个案例让我百感交集。一方面是钦佩这位阿姨、前辈。她兢兢业业工作几十年，退休后又来照顾孩子，患病后一直担心拖累女儿，有强烈的内疚感和不配得感。这正是千千万万中国父母的真实写照，真的是一生都在为了儿女。到了疾病晚期，居然还想着离世后捐献眼角膜和遗体。这就是最朴素的一代人的选择，到什么时候都忘不了要做一些对别人有益的事，这样心里才踏实，才觉得自己还是个有点用的人。而另一方面，作为一名安宁疗护从业人员，我又常常陷在这种成就感和挫败感之间。成就感在于，正是由于安宁疗护的介入和帮助，患者才没有在历尽所有高科技医疗手段后痛苦地死去，家属也避免了人财两空，甚至因病致贫后悔恨不已，而这种真正意义上的"善终"也让医护人员不再承受严重的职业挫败感和无力感。挫败感则在于，安宁疗护明明为患者、家属、医保、社会节省了大量的资金和各种资源，但在现代医院考核体系中却处于不利的地位。不仅安宁疗护这个学科的发展举步维艰，甚至连科室生存、人员晋升都成了最难的问题。

希望这个案例的处理过程可以给正处于类似困境的患者和家庭一些帮助，最重要的是让更多患者和家庭知道，在疾病晚期最痛苦迷茫的阶段，在继续进行治愈性治疗和完全放弃治疗承受难以忍受的痛苦，甚至绝望到想要安乐死之外，我们还有第三种更好的选择，那就是减轻痛苦、维护生命尊严的"安宁疗护"，这也是每一个生命在临终时通往"善终"的路。同时我更盼望国家在快速推进安宁疗护时，能够在安宁疗护"热"的同时有冷静的思考，真正通过顶层设计、制度保障，让这项事关民生福祉的、利国利民的事业真正进入良性发展的快车道。

当一个老人惧怕死亡时，保安堪比镇静剂

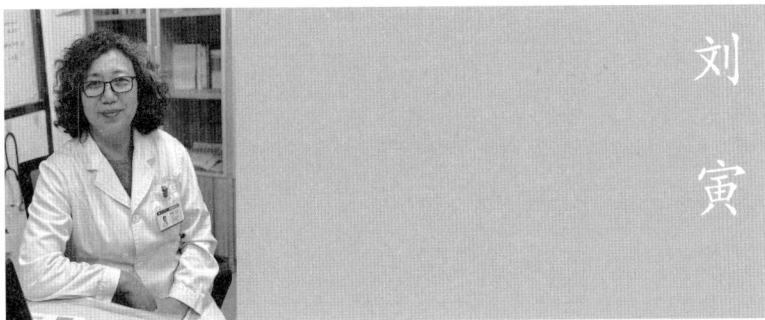

刘寅

贪生畏死是人之本能，怕死是天性！有人怕"死"本身，觉得好死不如赖活着；有人怕死的过程，担心它过于漫长和痛苦。我也怕死，而且很怕，我怕的是刚死就把我送进冰柜，然后就火化，让我经历冰火两重天后的涅槃。

然而，死亡无论如何都会如约而至。面对死亡，就像结婚誓言所说的一样：无论贫穷还是富有，无论成功还是失败，无论境遇是好还是坏，无论你是坚强还是脆弱，不论是男还是女，无论是老还是少，死亡都要找到你，对你不离不弃，携手共赴黄泉。

保安的奇效

10床老爷爷之前已经做好了死亡的准备，他儿子说他不怕死，因为他已经历了多次重大疾病。老爷子两次患癌（40年前患口腔癌治愈，三年前患肺癌，他选择不做抗肿瘤治疗），还有一次大手术；他早就做好了死亡的准备，向家里交代了一切后事，甚至签署了遗

体捐献书。

然而，当大限来临时他的表现如何呢？

早上交班，10床老爷爷一夜未睡。值班的医生、护士说，他还有暴力倾向、被害妄想症，觉得保姆和儿子都不是好人，都要害他！给他镇静剂也不能让他安静下来，而且他也不让打针。

交完班我去看他，老爷爷的儿子站在病房外不想让我进病房，怕激惹老爷爷。我说："不要紧，我看看他。"

进去后，老爷爷微笑着和我打招呼："主任。"还认识我，看来神志还是清楚的，而且也不是把所有人都当坏人。

保姆和护工忙不迭地告状："一夜没睡。儿子来了要报警抓儿子，因为儿子把药放到面包里让他吃，被他发现啦。"

老爷爷问我："你是大夫，还是坏蛋？"

我说："是大夫。"

因为他耳朵特别不好，得趴在耳边大声喊才能听到，所以平时我们都是用文字和老爷爷沟通的。科里有个小白板，老爷爷在上面写问题，我们再回答。

老爷爷的儿子说，这个小白板真是帮了大忙啦。这几天我们一直用小白板和老爷爷交流，和他聊他原来的工作时头脑非常清晰。清华大学毕业的老爷爷做了一辈子技术工作，即使是这个时候，还在小白板上画火箭轨道；但是，一聊到目前的用药和治疗，他就有点混乱，吸氧、打针、吃药、输液都要和他反复商量。

我对老爷爷说："你好好睡觉，我替你看着他们。"

老爷爷说："你一转身就走啦。"

看来他的头脑还很清楚。

我说："我一个小时来看您一下。"

他说："一个小时？那么长时间！"

我想说十分钟，他儿子不让说："你要是说十分钟，他真的看着表等你来。"

老爷爷又说："你就是说说嘴，你没有力气。我要死啦……呜呜呜……"

我问他："你是担心我打不过他们吗？"

老爷爷说："是。你得找保安。"

我说："好的。我给你找个保安。"

他说："才一个？得五个。"他伸出一只手，五个手指。

我说："好，五个。保安来了你要好好睡觉。"

他说："好的。"

我给后勤王主任打电话说明情况，他满口答应。五分钟后，两名保安来到病房，我带他们来到老爷爷的床前。

我大声和老爷爷说："我给您带保安来啦。"

老爷爷抓住我的手，激动得哭了。

他还要保安小哥靠近一些，我帮他戴上眼镜，他看了看保安胸前的徽章，问："为什么不是写的'王府医院保安'？"

他儿子回答："全国的保安标识都一样。"

我说："保安来了，你放心地好好睡觉吧。"

他点头答应："好的，我睡觉。"突然，他又说："我饿啦。"他最近两天几乎没有吃什么东西，也不让打针输液。

20分钟后，我去看他，他睡得非常安宁。保姆也睡得很沉……

老爷爷的儿子直摇头，说："老爷子真的不怕死，这个事我们反复聊过，他一切都安排好了，可是，他现在的反应真让人想不明白。"

法国16世纪的思想家蒙田在他的《随想录》里写道："当我们面

对死亡，上演人生最后一幕时，就再没有什么可装的了，就必须讲真话，直截了当地道出内心之所想。唯有此刻，真话才从心底涌出，面具揭开，露出了真相。"

下班前我去看他，老爷爷依然睡得很好。护工说："老爷子下午找你来着。"不知道他晚上是否能睡得安宁。

如何克服死亡恐惧

"死"是会意字，本义是生命的终结；"亡"的基本义是失去，引申为逃跑、逃亡，由此又引申为死亡、死去。我个人理解，"死"和"亡"，一个代表死亡本身，一个代表死亡的过程。

疾病让生活打折，死亡让人生清零。虽然死亡是人的宿命，但是，真正不怕死的人很少。人们对于死的恐惧无外乎两个方面，死本身，或死的过程，抑或都怕。

我和多个患者探讨过死亡这个问题，回答各不相同。大多数患者话里的中心思想只有一个：死不能拒绝，过程别太痛苦。

我们会看到很多生命末期患者睡眠不好，特别是夜里。除了疾病带来的疼痛、不适、代谢改变等原因外，还有对死亡的恐惧造成的精神层面的原因。我有个病人对我说，他怕死！怕得厉害！他在家的时候，自己买了制氧机、呼吸机和监护仪。他每天晚上不睡觉，盯着监护仪上的各种数据。数据稍微有变化，就把他老伴或女儿叫起来，要求送医院，搞得家人都不得休息。来医院后也是如此，每天晚上不睡觉，盯着监护仪，时不时地叫医生、护士。而且，他不让老伴离开，搞得他老伴也要犯心脏病了。夸张的是，他还送给我们几个医生钟馗的画像，用意只能我们自己领悟。后来，我和患者好好地聊了聊，让他放心，我们值班医生、护士会帮他看着监护仪，再三保证后，患者终于睡了一个好觉。当然，这中间我也和他聊家长里短。他非常得意地告诉我，他有一对双胞胎外孙，一个姓妈妈的姓，一个姓爸爸的姓，他的财产将来都留给跟他姓的外孙。我说他是老封建、偏心眼的外公。聊着聊着他就放松下来了。

曾经在查房时，一个患者的家属反映说，患者除了疼痛，还睡不好觉。我问患者："您是因为疼痛入睡困难，还是睡不踏实，易醒？"患者的回答却是："睡过去怎么办？"我想了一下回答他："一个人如果能在睡梦中离世，既没有死亡的痛苦，也没有死亡的恐惧，这样不好吗？"患者想了一下说："也是。"之后，他的睡眠改善很多，最后他就是在睡眠中离世的。

人类自有死亡意识以来便开始追求肉体的永生，无论是自然科学，还是哲学、神学，都告诉我们这不可能。所以，人们开始相信灵魂可以获得永生。当生无可恋或生不如死、无比绝望时，通常会想到死亡。

前几天收治了一个闹着要吃安眠药自杀的老奶奶，她家境优渥，儿女也孝顺，可是她为什么不想活了呢？老奶奶给出的理由是：人老了以后，很多事情身不由己，都得依靠别人，自己的意愿依靠别人去实现，这样很没有意思；家里孩子们都长大了，已经不需要她啦；近两年老朋友一个个地离开，且走得都很痛苦，她不想像她们那样度过余生；随着闺蜜一个个离开，能说知心话的人越来越少；活着没有意思，也没有意义。她自己攒了400片安眠药。我开玩笑地和她说："您可是蓄谋已久呀！"

虽然对待死亡的态度各不相同，但是如何克服死亡带给我们的恐惧，让人生有个圆满的结局，是每个处在生命末期的人都要面对的。

"未知生，焉知死"出自《论语·先进篇》。这句话通常的解释是：人活着的时候很多事情还没有弄清楚，怎么知道死后的事情呢？强调了生死之谜的不可知，对生死的思考和疑问。孔子提醒人们对现实、理性和实用的重视，认为人应该首先关注现实生活中的问题，在现世好好生活，实现生命的价值，而不是过早地考虑死后的事情。这体现了儒家的实用和理性态度，对国人的价值观和传统文化产生了深远的影响。

所以，人生无憾是克服死亡恐惧的最佳良药。

此外，我对"未知生，焉知死"还有另一种理解：我们尚且不知道人从哪里来，怎么会知道人死后到哪里去？既然如此，考虑死后的事情也是没有必要的。

李白说："生者为过客，死者为归人。天地一逆旅，同悲万古尘。"

对接近生命终点的人而言，优逝有两重含义：一是珍惜当下，选择有意义地度过余下的时光；二是能体面、无痛苦地离世。令人遗憾的是，在现实生活中，大部分人都是想在直面死亡时再做选择，却为时已晚，而被迫为此做出选择的亲人们又往往左右为难，背负着巨大的情感压力。

安宁疗护就是同生命末期的患者和家属一起面对死亡，帮助患者控制包括疼痛、失眠、焦虑在内的各种不适症状，给予患者和家属心理、精神和社会支持，为死亡做好准备。

医学不仅仅是装在瓶子里的药，安宁疗护是医学人文最好的体现。

安宁疗护的两则故事

李小梅

李小梅，医学博士，主任医师、教授，硕士研究生导师，解放军总医院老年医学科副主任，"缓和医学"课程创建者。兼任中国抗癌协会常务理事、老年肿瘤专业委员会主任委员、肿瘤心理专业委员会候任主任委员、北京生前预嘱推广协会专家委员会委员。专业方向为安宁缓和医疗，主持省部级课题4项，发表论文30余篇，参编专著和指南20余部。主译《非癌症患者缓和医疗》和《癌症症状学》。受邀参加国家卫健委首批安宁疗护试点新闻发布会并回答记者提问；作为牵头人制定首部《老年安宁疗护服务规范》；参编《中国缓和医疗发展蓝皮书》、国家卫健委安宁疗护培训教材；带领团队成功举办缓和医疗国际高峰论坛；入选2021年度《医师报》推动行业前行的十大医学精英。

2001年，我在刘端祺教授引领下开始学习姑息治疗（现称缓和医疗），并于2007年远赴悉尼大学和新南威尔士大学，跟随诺雷拉·利基丝（Norelle Lickiss）教授实地学习缓和医疗。20世纪70年代至80年代初期，利基丝教授一直在英国剑桥大学从事缓和医疗工作，80年代回到澳大利亚，创建了本国的服务体系，被誉为澳大利亚缓和医学奠基人。利基丝教授曾自豪地对我说："这次学习将对你今后的工作产生非常重要的影响。"至今我仍能清晰地记得利基丝教授当时的神情。从现在看，她的话完全正确。每当在实践中碰到问题，我总能从当年的学习中找到解决方案。但是，近两年我在工作中碰到一些带有普遍性的问题，一时找不到最佳答案，我通过两个故事分享给大家。

周末来电

几年前的一个周末上午，手机铃声突然响起，来电话的是我们科刚参加工作不久的王医生。他在电话里委屈地说："主任，××的女儿总是给我打电话，不论上班还是下班，有点儿事就找我。刚才又打电话说她父亲疼痛控制不好，问能不能请疼痛科会个诊。"

这位王医生说的患者，刚住院没几天，70多岁，晚期胃癌多发肝转移，合并老年痴呆，无语言表达能力，经评估已不能耐受肿瘤治疗。老人的女儿听说我擅长临终关怀，就托人找到我，给老人办了住院手续。

在病房第一次见面，患者女儿就激动地说："李主任，您的口碑很好，都说您对患者特别好，我们就是奔着您来的。"听闻这些话，我心里隐约有些担心，以前也碰到过类似的情况，顺利的时候不多。我客气地寒暄了几句，并请她放心，一定尽力帮助。她通过熟人知道我的手机号，还跟经治医生要手机号，这位男医生不好推脱也就给了。

老人是周四上午住的院，疼痛伴有谵妄，我们评估后给予镇痛、抗谵妄和补液等治疗，也跟家人解释了治疗计划和主要策略。周五一早查房，陪护说老人好多了，夜里不怎么喊叫了，翻身也不"哎哟"了，夜里能睡上几个小时。

周六早晨，老人的女儿去病房探望，发现老父亲睡醒后偶尔还是喊叫，认为疼痛没控制好，所以就给王医生打电话。王医生转而向我求助，我在电话里对他说："老人现在的止痛方案是比较合适的，无论控制疼痛还是谵妄，都要有个过程，偶尔的喊叫与谵妄有关，你再给仔细解释一下。止痛药增量太快更容易加重谵妄，反而不利，我们一会儿查房再调整一下谵妄的治疗。"

我们的通话刚结束，手机铃声就再次响起，是患者女儿打来的。她说："我给小×打电话，他有时候都不接我的电话，刚问他我父亲的事，解释得不清楚，也不给会诊，所以我只好给您打电话。"我礼貌地解释了一遍，告诉她老人暂时不需要会诊，我们会根据老人的病情调整治疗，感觉她欲言又止。等我到病房，她已经离开了，后来从诸多她近似指挥我们的做法上看，她对我们的不满在于没有随叫随到，包括没有按照她的想法给老人请会诊，尽管老人的症状很快就缓解了。

这位老人半个多月后就离世了。在老人住院的这段时间，患者家人还是隔三岔五地给王医生打电话，全是一些很细碎的事，达不到要求就不满意。这期间我也多次被电话咨询，多次解释和劝导均无济于事，让人无可奈何。

患者平静地走了，但医患之间的不愉快令人印象深刻。医生有不被尊重的感觉，患者亲属也有没达到预期的失望。近似的例子在临床上并不少见。近几年媒体对安宁疗护的宣传可谓铺天盖地，感觉比前20年的总和都多，但宣传的内容过于理想化，感性成分多，煽情故事多，容易让人误解。的确，安宁疗护是行善助人的好事，但不等于有求必应、随叫随到。此外，我们医护人员的能力也有待提升，尤其是应对复杂的沟通问题。

回想我在澳大利亚看到的安宁疗护，是理性、温暖、有序、专业的。医护人员的职业素养都很高，对工作内容有清晰的认知，总是能从专业角度捕捉到患者的关键问题，能得心应手地解决患者的各种不适症状和实际问题。在这方面，我们还有很大的进步空间，当务之急就是构建服务网络和培养更多专业人员，让安宁疗护服务覆盖更多有需求的患者，从根本上解决好安宁疗护的"温饱问题"。另一方面，公众对安宁疗护的认知也需要提升，应加大对安宁疗护核心技术和理念的宣传，避免分歧和误解。

"我们哪也不去"

2023年春天，一位80多岁的老阿姨因为进食后恶心呕吐来我院看病，胃镜检查发现靠近胃的出口，也就是幽门附近长了肿瘤，导致幽门梗阻。做病理活检，证实为胃癌，CT检查提示肝转移和腹腔积液，已为晚期，收住院治疗。我们给阿姨制订了营养支持方案，并尝试小剂量化疗，效果很好。一个月以后幽门梗阻减轻，阿姨可以经口进食了，子女和老人发自内心地高兴和感激。一晃到了秋天，10月份阿姨想去南方旅游，了却多年心愿，我们支持阿姨的想法，但叮嘱她不要中断治疗太久，否则肿瘤会卷土重来。阿姨没有按照约定时间回来，或者说，阿姨是再次出现幽门梗阻，恶心呕吐得厉害而不得不回来的。这时已临近元旦，阿姨因为严重的酸碱失衡、重症肺炎，身体很弱，坐都坐不住，终点站眼看就要到了。

元旦过后，阿姨的病越来越重，临近终末期，受到床位周转和医保报销的限制，我们不得不和阿姨的子女说了我们的难处，看能不能转到医院附近的安宁疗护中心。没想到阿姨的女儿一下子就恼怒了，气愤地说："我们哪也不去，就在301！"再三解释也没用，阿姨本人也接受不了，原本和蔼客气的阿姨，在我们查房时把头扭到一边，不理我们了。邻床的患者家属悄悄告诉我们：阿姨说我们不给她治了，要赶她走。后来，阿姨的家人一直说找不到接收的安宁疗护机构，无奈之下还是在我们病房离世的。我们得到了很勉强的感谢，医患之间一旦产生嫌隙，很难化解。

尽管从诊断伊始我们就向阿姨本人及其子女介绍了肿瘤治疗的目标和安宁疗护的理念，在治疗过程中也反复强化这些理念，但收效甚微。阿姨和家人对我们的依赖感越来越强，而且进入疾病终末期的阿姨活下去的念头依然特别强烈，在他们看来，转入安宁疗护病房就等于断了这个念头，彻底失去了继续活下去的希望。这样的例子近年我碰到不少，绝大多数接受了癌症治疗的患者，如果在治疗过程中受到很好的照护，往往难以在疾病终末期脱离已经建立持久信任的医护团队，转而义无反顾地接受安宁疗护服务。反而是那些直接要求进入安宁疗护的患者，诉求相对较少，满意度较高。这位阿姨的例子提醒我们：要尽快构建连续的安宁疗护服务网络，团队之间早些联系，这样的话转诊就水到渠成了；此外，大多数末期肿瘤患者是接受安宁疗护的，但确实有少部分患者，直到生命尽头也难以接受，从伦理学角度看也应尊重。

安宁疗护让每一刻都变得有意义

胡泳

胡泳，1965年出生，北京大学新闻与传播学院教授，致力于在文化、技术和政治的交叉点中发现有趣的东西，特别是解放性的文化实践、网络和网络社会理论、数字经济与管理，以及人的主体性。著有《众声喧哗：网络时代的个人表达与公共讨论》《信息渴望自由》《知识论导言》《数字位移》《流行之道》《媒介：回归与创新》《后人类的后真相》《全球开放互联网的歧途》等，译有《数字化生存》《人人时代》《认知盈余》《知识的边界》《自由的技术》等。2024年因作为照护者的自述引发全社会对家庭照护以及照护者群体的深度关注。

"你希望从生活中得到什么？"

对于面临严重慢性疾病的人来说，这个问题的答案显得格外清晰而具体。一个患有心脏病的病人可能希望拥有足够的精力去散步；一位癌症幸存者可能渴望在多次化疗后重新找回自我；还有人可能希望看到自己的孩子结婚，或者甚至希望自己能够步入婚姻的殿堂。

　　帮助患者最大限度地享受生活是安宁疗护（本文用"安宁疗护"囊括过往经常被使用的相关术语，诸如临终关怀、姑息治疗、缓和医疗等，尽管在不同的场景下，这些术语依然有着特定的语义差别）的目标——这可能会让很多人感到惊讶，因为他们通常将这一疗护实践与生命最后几天乃至几小时的护理联系在一起。事实上，安宁疗护确实能为那些接近生命尽头的人提供帮助，但随着时间的推移，这一领域已经变得更加广泛。如今，许多患有危及生命的疾病的患者会在诊断后不久就开始接受安宁疗护，以支持他们在整个治疗过程中渡过难关。

　　目前，安宁疗护已成为增长最快的医学专科之一。美国"促进缓和医疗中心"（CAPC）2015年的一份报告显示，美国67%的拥有50张或更多病床的医院都提供这种服务。同样是在2015年，根据新华社的报道，中国设有临终关怀科的医疗机构共有2103家，提供临终关怀等服务的老年（关怀）医院有7791家、护理院289家。形成这种趋势的部分原因是患者、家属和医生都认可安宁疗护注重个性化治疗目标和生活质量的理念。

　　也许理解安宁疗护的价值的最佳方式是回想一下不久前，当这种疗护还十分稀缺的时期。这里必须提到一个概念——死亡质量。2015年10月6日，经济学人智库发布了《2015年度死亡质量指数》，该指数衡量了全球80个国家和地区缓和医疗的质量。它聚焦于成人的缓和医疗的质量和供应情况，由20项定性和定量指标的得分构成，这些指标涵盖五大类别：缓和医疗的环境、人力资源、医疗护理的可负担程度、护理质量和公众参与。在这80个国家和地区的排名中，中国位列第71位，也就是整个排名的倒数第10位。报告反映出中国缓和医疗有限的可获得性以及中国整体上低质量的缓和医疗服务。

而随着全球人口的老龄化，临终关怀服务已经变得越来越重要。这是因为，死亡质量，本是生命质量的重要构成。

安宁疗护的基本意涵是，对疾病终末期患者，在临终前通过控制痛苦和不适症状，提供身体、心理、精神等方面的照护和人文关怀，以提高生命质量，帮助患者舒适、安详、有尊严地离世。近年来重大疾病的患者有年轻化的趋势，因此，缓和医疗服务提供的时间变得较长，范围也更广泛，包括所有非根治性的治疗手段，可以覆盖疾病整个周期，而不局限于疾病终末期。

拥有良好的死亡质量是一种人权

我们都知道，"生活质量"是一个常用的概念。无论是针对个人还是社区，大多数人类活动的表面目的都是为了提升生活质量。这一概念也最终影响了公共政策和私人企业的方方面面。近年来，医疗保健的进步对生活质量的提升起到了最显著的作用：人类的平均寿命更长，健康状况也比以往任何时候都更好，这已经成为公认的事实。

"死亡质量"则是另外的问题。虽然死亡是不可避免的，但它总是令人痛苦且难以面对，在许多文化中甚至被视为禁忌话题。例如，中国文化在很大程度上就有一种重生轻死的倾向，正如孔子所说："未知生，焉知死。"即使在能够公开讨论的地方，希波克拉底誓言所暗示的义务——它无疑是所有治疗性医学的起点——也与安宁疗护的需求不完全契合，因为在后者的情况下，患者的康复几乎没有可能，医生（或更多情况下是护理人员）的任务更多地变成减轻患者在生命终结前的痛苦。

　　然而，这样的疗护往往难以获得。根据全球缓和护理联盟（Worldwide Palliative Care Alliance）的数据，每年有超过1亿人需要临终关怀和安宁照护，但其中只有不到8%的人能够获得这种护理。在中国，医疗服务系统现有的安宁疗护服务每年仅能惠及28.3万人左右，占死亡人口总数的不到3%。这样严重的供需不平衡，反映了全球终末期护理资源的极度短缺。

　　尽管许多国家（包括一些拥有最先进医疗系统的富裕国家）都面临人口老龄化和人均寿命延长的问题，这导致终末期护理需求激增，但很少有国家将安宁疗护策略纳入其整体医疗政策。在全球范围内，安宁疗护的培训很少被纳入医疗教育课程。专门提供缓和和临终护理的机构往往未纳入国家医疗体系，许多此类机构依赖志愿者或慈善组织的支持。此外，缓解疼痛药物的供应在全球大部分地区都极为不足，原因往往是出于对非法使用和药物贩运的担忧。这种现状不仅导致即将离世的患者承受着难以忍受的痛苦，也使他们的亲人深受其害。

　　如果你去过重症监护室，亲眼目睹患者和家属在充满创伤的"陌生环境"中——那里有维持生命的机器和令人不适的程序，你就会发现，他们常常惊呆了，因为那不是他们想象中的生命终结之所。

　　而安宁疗护提供的"额外支持"恰恰是从患者的身体和情感入手。专家团队专注于患者的舒适度，管理疼痛、恶心、呼吸、排便和睡眠等方面的不良问题，以及抑郁、焦虑和其他精神症状。他们还帮助患者和家属做出医疗保健决策并规划未来。

　　事实上，任何患有危及生命或限制生命的疾病（导致生活质量严重下降的疾病）的患者都可以从安宁疗护中受益。年龄、疾病和疾病进展阶段并不重要。 医生业已证明，早期接受安宁疗护的人存活率更高，这与许多人想象的恰恰相反——如果我承认自己身患重病，那么我就是在放弃希望。其实，当人们了解到所有可能的选项时，往往会选择那些在生命有限的情况下能够提升生活质量的选项。这种以患者为中心的治疗模式，颠覆了传统观念中将缓和医疗等同于不治疗，从而也就意味着"放弃"的误解，反而为患者及其家属带来了希望和支持。

改变人们对死亡的看法，以及打破文化禁忌，是推行安宁疗护的关键。除了在某些文化中死亡被污名化和成为禁忌，死亡的另一常见现象是它被医疗化，治愈性的医疗程序通常优先于安宁疗护。而死亡越医学化，临终前虚弱的时间越长，将死之人越孤独，死亡就会越让人惧怕。

为此，推动安宁疗护的发展需要多方努力，包括政策改革、资金支持以及公众教育，从而确保更多患者在生命末期获得人性化的关怀和支持。

治疗，不是为了治愈，而是为了余生的目标

在走访那些拥有出色的安宁疗护的医院或是康养机构时，我看到每个房间都像家一样，配有舒适的沙发、温暖的灯光和美术装饰，但它们当然不是家，而只是一个"过渡病房"。在这里，重症患者及其家人在住院期间，除ICU之外还多了一个选择，而对于他们中的许多人来说，下一站就是自己的家。不管安宁疗护有多好，其实很多患者还是想回到自己的家。所以，安宁疗护人员努力控制

他们的症状，并与其家人和社区临终关怀合作伙伴制订护理计划，满足患者回家的愿望。

但无论回家与否，安宁疗护的从业者在护理时都要问，患者今天、明天以及余生想要实现的目标是什么？什么样的治疗能够帮助他们实现这些目标？回答好这样的问题是优质安宁疗护的关键。安宁疗护需要时时帮助患者权衡医疗干预的好处与治疗给生活质量（更不用说钱包）造成的潜在成本。从某种意义上说，安宁疗护的重点是照护，而不是医疗。护理计划须与患者和家庭的目标相结合。

可以把安宁疗护视为值得信赖的团队服务。好的安宁疗护团队是跨学科的，会集了各种专家，可以帮助患者放松身体并应对心理问题：这些专家是医生、护士、心理学家、社会工作者、营养师、物理治疗师、音乐治疗师，甚至按摩师和宠物治疗师，以及精神护理人员。团队需要经常在一起研判，而每位专业人士都会针对每位患者的需求提出不同的观点；最终，会制订出一个全面、整体、无缝的护理计划。

安宁疗护团队还可以为家人和照护者提供支持。现实中，大多数患者都生活在家里，并试图在医护人员的帮助下控制自己的病情，因此，如果安宁疗护团队不帮助家庭照护者了解并缓解患者的不适状况，那么整个系统很可能会失败。这是安宁疗护可以发挥巨大作用的地方。

倾听可能是安宁疗护团队最有力的工具。当患者和家属分享他们的故事时，会透露很多关于他们的症状和生活质量的信息，以及他们的快乐、恐惧、爱、遗憾、人际关系和未完成的事情等。好的倾听不带任何目的，团队不会试图诊断任何事情或解决关系问题。

在患者和家属的分享中，压倒一切的情绪是悲伤——对生命终结的悲伤，或对疾病导致的生活巨变的悲伤。例如，癌症患者的化疗和放疗可能影响他们的视力、听力、认知功能和重返工作岗位的能力。而悲伤的本质是失去，即一个人再也无法回到治疗前的状态了。所以，通过与患者及其家人谈论未来（如何前进并实现他们认为重要的事情），安宁疗护团队帮助他们适应新常态，同时也绝不忽视他们可能正在经历的悲伤、担忧或愤怒。

痛苦和疼痛有一部分是心理上的，协助患者处理他们的紧张和恐惧，可以带来一定程度的疾痛缓解。好的安宁疗护从业者引导人们在特定背景下思考他们的疾病：疾病不是他们的唯一，而只是他们生活的一部分。

在此，还需要特别指出的是，照护者的压力和焦虑程度通常与患者相当，有时甚至高于患者。与安宁团队护理人员交谈，为他们提供了一个宣泄自己感受的渠道，使他们可以借此学习技能和提高应对能力。所以，早期进入安宁疗护不仅对患者有益，对照护者也有益。

开创一种新的照护方式

可以预计，安宁疗护将继续发展，并在整个医疗保健领域变得越来越普遍。该领域对患者及其目标的关注为个性化医疗提供了模板。随着医疗保健转向"快速有效地在家中管理疾病危机，以便患者无须去医院"，对安宁疗护的需求将会增加。

也就是说，安宁疗护的未来来自于它处于一个范式转变的前沿：从疾病治疗向医疗保健转变，即从追溯性、反应性和通用性的医疗系统向前瞻性、主动性和个性化的医疗系统转变。

安宁疗护主要关注的是患者现在的感受。作为一种优秀的医学护理模式，它代表了医学领域的一个独特分支，不仅治疗表面上的疾病，还治疗人本身——身体、心灵和思想。好的安宁疗护，会根据每个人独特的需求、欲望和目标找到合适的前进道路。

想象一下，如果所有医疗行为都以患者的个体情况为出发点，考虑患者的治疗目标和对不良反应的忍受底线，顾及患者对疾病和死亡的焦虑、对生活的希望和梦想，那么这样一套以患者为中心的医学理念被运用到医疗保健的实践当中，将会带来多大的改变？

这意味着，要治疗病人而非疾病，时刻考虑什么对病人最重要，并在决定如何治疗时牢记这一点。正如加拿大著名医生威廉·奥斯勒爵士（Sir William Osler）所说："好的医生治疗疾病；伟大的医生治疗患病的病人。"

从根本上说，"治疗病人而非疾病"是指将病人视为一个完整的人，了解患者及其疾病的来龙去脉。这包括考虑病人的生理、心理、社会和文化等各方面的需求，将注意力从狭隘的疾病转移到患者本身，因而获得更全面的视野。它认识到医生治疗整个人的重要性，并且意识到社会和心理过程是幸福的组成部分。

随着医学模式由"以疾病为中心"转变为"以患者为中心"，逐步发展到"以整体人的健康为中心"，相应的护理模式也应运而生。护理观念从"以器官/疾病为中心"转变为"以人/健康为中心"，特别强调患者是具有多种层次需求的整体的人。而护理的核心要求是以患者的需求为出发点，尊重其生命、人格、个体尊严，关注生命价值和生活质量，同时，不仅关注患者本人，也要关注患者所处的家庭和社会环境。

新的照护模式奉行一系列原则：优先考虑病患的舒适感，重视共享决策，对医疗目标有清楚认知，对病患家庭提供整合支持，限制对病患造成负担的医疗介入等。更重要的是这些原则背后的生死观：肯定生命的意义，但同时也认为死亡是生命的正常历程。换句话说，不是对死亡说"不"，而是对生活说"是"。

在家庭规模不断缩小、生活方式原子化和工作超流动的当代社会，一场全球性的照护危机似乎不可避免。唯其如此，照护的维持与呵护价值更形凸显。过去数年，我们目睹了照护条件的戏剧性变化，人们对"什么是适当照护"的期望值越来越高，关于照护质量的讨论也越来越多。

伊恩·威尔金森（Iain Wilkinson）和凯博文（Arthur Kleinman）在《对社会的热爱》（*A Passion for Society*）一书中说："我们探寻人类照护什么，照护条件如何，照护者如何，以及那些个人或群体被照护得如何时，是在考察人类社会性最基本的条件。"

优质照护的主要特点就是对人性的关怀和对人类价值的尊重。安宁疗护，作为一种人性化护理，努力保护照护对象崇高的人类存在感，赋予他们力量，并帮助他们在身心灵之间达到更高的和谐。

在这一过程中，照护者与照护对象以人类的身份相遇。照护对象带着被关怀的期望呼唤照护者，而照护者则通过响应照护对象的需求来实现对他人的关怀，其目的是对超越单纯健康概念的人类价值做出回应。这种照护理念强调的不仅仅是医疗技术层面的提升，更是对人类情感、精神和整体健康的关怀。照护由此成为一种既有科学又有艺术的实践，可以帮助照护对象达到幸福和满意的生活状态，并推动整个医疗系统走向更加人性化的方向。

对于高龄老人什么才是好的医疗？

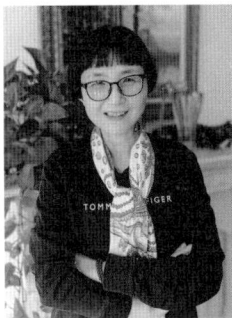

刘晓萍，1962年生，浙江大学化工系毕业，从事过化工、进出口贸易等工作。于加拿大蒙特利尔 Maire-Claire Group 从事进口商贸工作20多年，2024年退休。

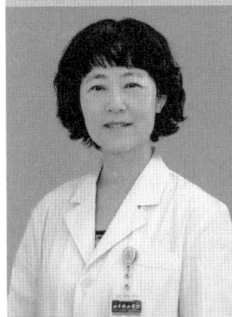

刘晓红，北京大学医学部医学博士，日本九州大学医学博士。曾先后任北京协和医院内科副主任、国际医疗部老年医学科主任。发表文章200余篇，主编全国高校医学专业研究生国家级规划教材《老年医学》（第3版）。兼任中华医学会老年医学分会常委、中国老年保健医学研究会缓和医疗分会主任委员，北京医师协会老年医学专科医师分会会长，北京生前预嘱推广协会专家委员会委员。

什么才是善终？

我63岁退休，健康情况还不错。大学是理工科专业，一直从事国际商贸工作。坊间说"生得好，病得晚，活得长，死得快"是完美人生，道理看似简单，可怎么理解这"死得快"却是充满了哲学、伦理和道德的玄机。"死得快"表达的并不是瞬间一死了之，而是没有失能，生活自理时间长，在人生舞台无痛苦、无遗憾地谢幕。由于种种可控和不可控因素，每个人对生死的理解都不同，社会各界的引导有助于人们思考生与死。在这里，我只想把我对死亡的理解过程分享出来。

记得51岁那年，因为姐姐是老年医学科主任，我有机会参加了她组织的缓和医疗研讨会，知道缓和医疗会关注于解除患者的身心痛苦，帮助患者走完生命最后一程。52岁时读到一本书《死亡如此多情》，讲的是百余位临床医护人员口述的临终事件。死亡那么痛苦、悲伤，怎会用"多情"二字去诠释？但书中医护人员的讲述确实充满了真情：临终患者对世界的眷恋，患者和亲友之间的依依不舍，患者和家属对医护照料者的信任和感激。死亡是一件无论怎样耽搁都不会错过的事儿，掩卷沉思，自己的生命轨迹该如何走向终点？

一个因疾病将走到生命尽头的人，医学上已经无能为力，是痛苦或无意识地依赖生命支持系统毫无质量和尊严地活着，还是决定安详体面地离去，这总是一道摆在患者和家属面前的难题。需要抱着绝不放弃的希望吗？可这希望的代价是什么？患者本人的意愿如何？也就是说，穷尽医疗手段后，应该如何面对死亡？

这段时间有四位50多岁的好友离世了。有临终抢救痛苦异常的，有倒地猝死后引发家庭纠纷的。明天和意外无法预知的现实促使我认清了自己的内心：如果和死神博弈不敌的话，我就接受它。"生得好"由不得自己，死亡或许自己可以掌控一部分。可能天意不可违，但我们可以提前做很多安排，以免遭遇未预料的不幸事故后，来不及或无法表达自己的意愿。很庆幸我看到由罗点点老师创办的"选择与尊严"网站，我签署了"我的五个愿望"，选择了把尊严放在第一位，不要毫无生活质量的治疗，给家人和孩子明确的安排，找到了安心离开的感觉。

父亲最后的时光

我们姐妹俩在填好自己的生前预嘱后，商量着应该和年迈的父母沟通，不要错过了解他们心愿的时间和机会。与老年人讨论这个话题是需要智慧的。

父亲1930年生人，一直身体很好，照顾母亲。2016年父亲86岁时，因肾癌切除一侧肾脏和输尿管，术后麻醉醒来不知道自己在哪里，也不知道做了手术，只认得陪在手术恢复室的姐姐。姐姐告诉我，老爸的意识混乱叫"手术后谵妄"。结合近几年父亲的近期记忆力下降看，他可能会患上阿尔茨海默病。母亲小父亲五岁，患糖尿病40多年，还有高血压、失眠、听力差等问题。但除了体力活有小时工帮忙外，生活能自理。他们年轻时经历了动荡、物质匮乏，非常享受老年生活。母亲喜欢旅游、画画、唱歌、跳舞，父亲喜欢打桥牌、下围棋，并在电脑上打字完成了三万字的《往事沧桑》回忆录。父母亲进入高龄后时常会显出对于健康和寿命的焦虑、恐惧和迷茫。我带父亲参加大院老干部活动中心办的团拜会，看到去年还见面的几个老干部今年不在了，父亲感慨万分，念叨着明年不知还剩几个。为了冲淡这些避免不了的负面情绪，我们和父母聊，他们这些老干部年轻时做出了贡献和功绩，老年都是积极生活，去世时年龄都已经高出北京市平均预期寿命好几岁，是非常值得骄傲和自豪的一辈人。我们除了陪伴，还找合适机会和父母多次谈心。我们先是告诉爸妈，我们都签了生前预嘱，然后询问他们进入高龄后的愿望；他们进一步了解生前预嘱的内容后，表示末期疾病不要实施没有希望的创伤性治疗；还带父母参观了泰康养老社区，父母表示他们仍希望居家生活，大院里有很多老同事，很热闹，不去养老院。我们随时记下父母的这些愿望，将细节详细整理出来，做成一份生前预嘱让老人再考虑，并明确表示尊重老人意愿，也给父母看了一些有益的案例。在父亲87岁那年，一家人团聚时召开了家庭会议，完成书面生前预嘱。除了医护意愿之外，还将财务和身后事的安排都明确写出来。确定生前预嘱后，父母感到了生命的轻松与自由，继续追求健康的老年生活，重视管理基础疾病，保持生活自理，不再焦虑于何时何地生命列车会到达终点。一家人每天都会通过电话、微信聊天，周末聚会，分享生活的细节和快乐。

转折是在2020年，85岁的母亲患急症离世，90岁的父亲经历了一段艰难的哀伤时期，万念俱灰，健康状况急转直下，阿尔茨海默病加重，出现定向力障碍、生活依赖、谵妄、反复误吸等。正值疫情，父亲根本不能出家门。我们按照父亲的愿望，请了住家阿姨照顾，按照父亲的喜好安排饮食，加上肠内营养制剂补充营养，做身体活动，整天播放父亲喜欢的电视栏目。92岁时，父亲吃饭已经很难，非常瘦弱，无法独立站立和走路，认知功能更差。我们多次征求专科医生的意见，知道即使住院也无法改善心身失能的状况，决定尊重父亲生前预嘱，不做插管等无效治疗，在家走好人生最后一公里。

安宁疗护系着两头，一边是患者，一边是家人。最后两年里父亲也多次出现感染、谵妄，有过跌倒，居家医护照料内容非常细碎，要减轻老人的痛苦，也要给照料者强大支持。姐姐是父亲的医疗代理人，又是医生，我们全家都同心服从姐姐的安排，没有出现混乱。尽管父亲时常迷糊，我们还是和他一起聊天，看相册，做视频，唱老歌，回忆年轻时光，也配合药物减少病痛。他90大寿时和各地的亲戚、朋友视频聊天，开心地接受祝福。我们在家里安置护理床、防褥疮垫、轮椅等照料用品。姐姐对照料的阿姨做示范和视频培训，保持父亲每日清洁整齐的基本尊严，也时常把对父亲的身心评估和预后讲给家人听，让我们都明白这个过程，在心理上安定下来。我们尽力在父亲的最后时光给他尽可能多的温暖，老人肯定是恐惧的，而家是最有安全感的地方。生命质量在这时期是第一位的，安宁疗护阶段强调尊重本人的意愿为先，我们就尽量以父亲希望的方式去照顾他。父亲喜欢喝酒，我们也按父亲的习惯把酒瓶摆在桌上，酒稀释了给他喝一些，让父亲每天有小酌的感觉。父亲喜欢每天自己拿药，就让他自己拿，然后阿姨再核对。疫情期间，父亲在睡眠中静静地离开。泰康保险集团终极关怀服务人员带着黄白菊花的花圈上门，家人们在家里和线上组织了小型告别，祈愿父母在天上无病痛，与我们同在。

医学伦理四个原则是：有益，不伤害，自主，公平。医疗终有尽头，越接近生命末期，自主越发重要。尊重患者的自主权，不仅仅是尊重患者，也是对家人的正确指引。有父母的生前预嘱，家人同心，没有困惑和分歧。平稳度过照顾父母的日子，后事也是按照父母亲的愿望自然葬。那里环境静谧、优美，环顾四周，感悟到死是生的一部分，犹如春华秋实，落叶回归大地。

什么是好的医疗？

我还想说一下今年我家里发生的事儿。我母亲家兄妹五人，母亲离世后，就剩小姨一位辈分最高的长辈了。小姨夫在90岁的一个清晨没按时起床，发现时已是昏迷状态。紧急送ICU抢救，上呼吸机维持了两个月。医生明确告知是出血性卒中，无法再恢复。小姨很心酸，不想姨夫受这份罪，但儿女坚持不放弃，因为爸爸以前对待疾病治疗持非常积极的态度。希望丈夫解脱和保持父亲心脏跳动都是出自亲人的深爱。

我更多地思考我想过什么样的生活，什么状态是我不能接受的。这些思考一定要及时分享给自己的家人，指定医疗代理人，有变更就随时表达，这样可以减轻我挚爱的亲人们的压力，让医护方案更符合自己的心愿。

中国已经进入深度老龄化社会。对于高龄老年人，好的医疗不是贵的医疗，而是恰当的医护照料。除了要考虑到疾病本身的病程和严重程度，考虑与共病关联之外，更要评估老人的功能状态（活力、衰弱和失能）和预测生存期。对于疾患严重、共病、衰弱和高龄的老人，本人意愿是医患共同决策中最值得重视的。尽管都是出于爱，但是家人与患者的想法可能不一致，家人之间也会不一致，患方与医方目标也可能不一致。医生要做到客观告知病情，帮助家属了解患者意愿，制订医疗自主计划，指定医疗代理人，这个过程叫预立医疗自主计划。尽管在我国还未立法，但即便是口头表达，也可能会让家人做出更符合患者意愿的决定。医患共同决策是高质量医疗的重要保障，符合患者意愿的医疗才是好的医疗。希望读者阅后有一些思考。在临床案例中，各家情况不同，做出的决定也不同，都可以理解，无褒贬之意。

衰老是一种病吗?

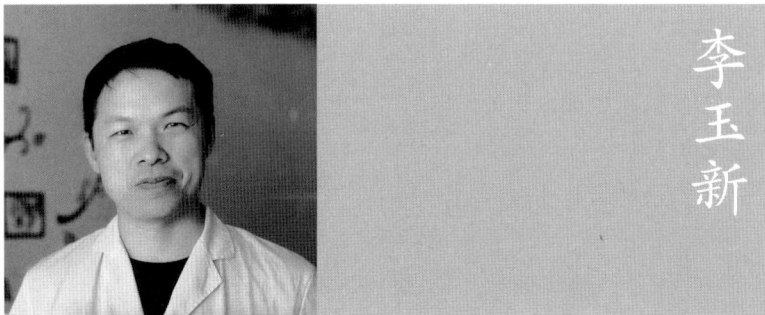

李玉新

李玉新，主任医师，中西医结合专业硕士研究生，芝加哥大学访问学者。曾任荆门市人民医院肿瘤内二科主任、肿瘤防治中心首席专家等。先后获得"首届荆门英才""荆门市好医生"，以及北京生前预嘱推广协会颁发的"优秀志愿者"等荣誉称号，积极开展安宁疗护临床实践。2018年参加第二届中英联合培训全民生命末期品质照护培训班，两年后获得培训师认证。发表SCI论文2篇，著有《感恩经典 心归中医》。

疾病与衰老之间的界限

张姐的父亲90多岁了，她把父亲照顾得无微不至。今年夏天老父亲突然中风住进了医院，检查后确诊为脑梗。梗塞面积不大，医生告诉家属，这不算是很严重的病，疗效相对乐观。家属听了很高兴，信心满满，同时安慰老爷子好好治疗，治好了就回家。

住院第一天我进病房看老爷子，老爷子一眼认出了我，腾的一下从床上坐起来跟我握手打招呼，精神、气色都不错。张姐告诉我，老父亲不想住院，但是在家里她不放心，于是就叫救护车把老爷子拉进了医院。

我从第一天起就给张姐反复打预防针泼冷水，告诉她老爷子可能要住很长时间，而且很有可能出不了院。她和她妹妹的眼神告诉我：专科医生说问题不大，不至于这么严重吧？不就是个小小的脑梗塞吗？

住院之后老爷子就开始走下坡路，很快出现无法进食，甚至浅昏迷，回过头来看，入院第一天是老爷子状态最好的一天。张姐和家人的信心开始动摇，意识到情况不妙。因为照顾病人是一件非常辛苦的事情，几个子女也都六七十岁了，身体也不是太好，是否继续在医院治疗就成了一个无法统一意见的问题。我提了一个建议：问题很简单，老爷子现在虽然说不出话来，但是神志还是清楚的，是住院还是回家问老爷子的意见最简单。

张姐和家人觉得这个建议有道理，于是征求老爷子的意见，结果老爷子用肢体语言回答说要出院回家。

过了两周我去张姐家看望老爷子，家属又面临一个纠结的问题，老人因为长期卧床、昏迷出现了发热，家人打算输液打抗生素，并使用退烧药。我建议说："老爷子都这个样子了，时日不多，积极治疗能够带来正面效果的概率太小，简单的物理降温、舒适的护理和陪伴在生命末期比治疗更重要。"张姐和家人听从了我的建议，没几天老爷子便安详地在家里在家人的陪伴下离开了这个世界，走的那天是农历八月十五。

单纯从疾病的角度来看，老爷子所患的只是轻微的脑梗而已；但如果从人的角度来看，一个小小的感冒，一次普通的骨折，对于年轻人不是事，对于这样90多岁高龄的老人却可能是致命的，更何况是脑梗呢？！

衰老是一种疾病吗？如果是，医生一定会千方百计用治疗手段去控制或者治疗衰老这种疾病，而医学和科技也必然会不惜一切代价去攻克它，那最终的目标必定是遥不可及的长生不老或者永生，就像科学家要发明永动机一样。

当把着眼点放在"疾病"的时候，难免用力过猛，难免徒劳无功，还可能因为药物的副作用产生恶性循环，加速因为衰老导致的"疾病"进展，甚至因为医疗的先进技术而让病人滞留在生死之间，对于老年人尤其如此。

现代医学进入循证医学时代，我们有越来越多的证据去诊断疾病，但是我们始终无法准确地定义疾病和衰老之间的界限，更无法像诊断疾病那样用数据和影像结果去定义什么是健康，因为检查结果正常并不意味着健康，于是出现了一个亚健康的中间状态。如果用疾病的视角去看长寿老人，估计他们全身上下都是"病"，而其中有多少"病"是由于衰老所致呢？就如一棵树老了，树上长树瘤是很常见的事情。树瘤通常被称为"植物癌症"，但这种"癌症"对于植物来说通常都是无关痛痒的事情，由它去就行。

那我们人类由衰老导致的疾病当中哪些需要治疗，哪些可以任它去呢？老与病为邻，如何看待衰老过程中的问题，而不是简单地诊断出一个病名？或许换个角度可以更好地思考这些问题。

传统中医认为"阴平阳秘"或者老百姓熟知的"阴阳平衡"就是健康，人在不同的水平上只要阴阳平衡就是无病的状态。人在衰老的状态下有不同于年轻人的平衡状态。

生命究竟是和解还是对抗？对抗对于衰老的患者，可能是两败俱伤，因为衰老意味着免疫力低下，或者中医说的气血两虚，意味着没有对抗的资本。而和解中既有对生命的敬畏，又包含顺势而为的大智慧。无论是医者还是患者，这个问题都要想清楚，因为事关生死大事，事关治疗方向的选择。

无论是个人还是人类整体，骄傲似乎都是以悲剧收场，对于事关生死的医学，是否也是如此？

人难免一死

几年前一位严重的心衰病人找我进行中医治疗，我建议他住院治疗，因为心衰已经无法逆转，他每次住院一周左右症状缓解就出院，我用中药治疗效果也不好。他和老伴退休没几年，家庭条件很好。因着对生活的热爱，他对中西医治疗的效果都不满意，心慌、乏力、气喘伴随着内心的恐慌无处安放。他的独生女儿很有出息，但因为工作和家庭的原因很少能回家陪伴二老。老伴看着他的身体状况日渐不妙，着急而无奈。

终于在不久后的一天，他看急诊住进了ICU，报了病危，女儿从上海赶回来。对于后续的治疗母亲和女儿拿不定主意，找我征求意见。我说，如果心脏衰竭已经看无法逆转，那么积极的治疗虽可以拉长他生死之间的距离，但醒过来和回到从前的可能性几乎已经没有了。母女俩说，主管医生也是这么说的。

最终她们没有让他过多地停留在生死之间，而是顺其自然地让他离开了她们，之后很久我再也没有见过她们母女。

一年之后，那个病人的老伴突然给我打来电话，问了我一个问题："李医生，我不缺钱，听说现在有一种针剂可以救命的，打了就可以起死回生，一百多万。你说当时如果有这个药，那我老伴是不是就不会死啊？他是多么热爱生活啊！"

看来她一直有个坎过不去。

如果把人当成一辆汽车，这辆汽车在出厂的时候都自带一箱汽油，只是多少不一，因为是密闭的油箱，谁也不知道自己有多少汽油，车子可以跑多久。但恰恰是因为这种神秘性，心生敬畏的人会想着法儿地省油以图长久，而今朝有酒今朝醉的主儿，则是怎么痛快怎么来，猛踩油门，急踩刹车，车开起来很爽，但是油会更快被耗尽。

如果认为衰老不是一种病，而是一种自然现象，那么人们心生敬畏的同时会好好善待自己的身体，知道油箱里的油无论多少都是有限的，无论怎么节省都有耗尽的一天，心态也会坦然许多。生老病死像春夏秋冬一样是一种无法抗拒的自然现象，智者会顺其自然而不会无谓地抗拒，因为对抗的结果从来都是一片狼藉。

只有认为衰老不是一种疾病，而是一种自然现象，才会有无疾而终。如果把人的衰老而亡看作仅仅是油耗尽了而已，就不会去奢求什么灵丹妙药。

如果油箱的油耗尽了，那么无论多好的修理工，即使把车的硬件换了个遍，也无法让车再次启动。多么简单的道理，人却执迷不悟。试问人世间，哪个人长生不老了？人可以长寿，却不能不死，因为人从出生的那天起，即入死地，这就是"出生入死"。就譬如汽车出厂启动的那一刻，油就开始一天天减少，油耗尽只是时间的问题，是必然。

科技再发达，也解决不了死亡的问题。面对生命，这是谦卑，更是敬畏。只可惜人类因着科技的发展越来越骄傲。

正如曲黎敏老师所言：很多病其实不是病，只是人老了，五脏衰竭了，抵抗病邪的能力没有了。人老了，主要靠养和护理。下面摘录曲黎敏老师关于《黄帝内经》中元气说的解读，可以帮助我们更好地理解衰老以及人难免一死的中医视角。

元气，指人受生之时，也就是生命还没有开始之前，已有之定分，为元气。所谓先天元气，就好比人在精卵结合之前的那一瞬，领的一桶煤气罐，这一罐气，貌似你随机抓的，但一定是老天给的。所谓没病而善终的人，结论通常是心肺衰竭，其根底无非是元气衰竭。要想长寿，在根本上就是少损耗元气。

中医有"药医不死病，死病无药医"的说法，就是说：能用药治好的病，都不是要死的病；而元气若已经大伤，则无药可医，就是元气没了，再好的药，天下的好药都用上也没有用。

治病也同样，我们常人想的都是药在治病，其实，真正治病的还是你自己的元气。元气够，不吃药也能慢慢好；元气虚亏，吃再多的药也是死。

明白了元气说，就要明白一件事：人终有一死。因为元气只有少耗，没有不耗，且几乎没有补充。

因此，长生不死之说，只是不明元气的妄想妄念。修行，可以修个干净，可以修个觉悟，可以修个超脱，可以修个自由，但，不能修个不死。

爸爸的离世是圆满的

2022年3月中旬，爸爸病情突然发生变化，饭不能食。我心里咯噔一下，心想这下麻烦了，不能吃饭可是要命的事，连续用了三天中药依旧没有起色。妈妈、姐姐和我都意识到，爸爸的生命进入倒计时了。

我必须说，谢天谢地，我和弟弟能够顺利到家，而且进家门爸爸依然在，虽然不能说话，但是爸爸睁开双眼知道儿子回来了。之后的两天，爸爸基本上就是昏迷状态了。第三天早晨，爸爸在家里安然离开，从病情危重到离世只有短短的一周，这已经足够幸运。

一周时间足够长，让我们有机会再相聚。

一周时间足够短，让爸爸能够少受痛苦。

爸爸走的那一刻，我虽然有眼泪，有伤心，更有不舍，但没有痛哭，是因为我已到不惑之年，还是因为成年人的隐忍？理智归理智，即使知道爸爸已油尽灯枯，作为医生在技术上未留遗憾，但难以割舍的亲情却常常在夜深人静的时候在内心翻腾。

家人其实都一致认同，爸爸已经算很幸福了。毕竟走的时候，家人都在身边，而且也尊重了爸爸的意思，没有去住院。二姐是资深护士，我是中西医结合医生，医疗上的问题基本上都可以在家解决。需要输液，二姐就把药买回来在家给爸爸打吊针；需要中医治疗，我就开免煎中药快递回家。生活上有妈妈贴身照顾，大姐帮忙洗衣做饭。弟弟2020年春节前回家正好赶上突发疫情，也是因祸得福，得以在家陪父母一个多月。

首先，爸爸知道在生命的最后时光去医院没有太大意义，不如在家安心舒适；其次，一家人也没有觉得爸爸在家走有什么不好的或者有什么忌讳；最后，一家人能够达成一致意见，爸爸昏迷之后不抢救，顺其自然。

我在肿瘤内科工作20多年，见了太多的生离死别。这几年一直在尽自己的绵薄之力推动安宁疗护，而爸爸就是安宁疗护的受益者和践行者。在生命的最后阶段，能够在家人的陪伴下，能够尊重爸爸自己的意愿，不去医院，不抢救，在家走完最后一程，也算是圆满了。

安宁疗护说起来简单，真正落实的时候会有很多现实的困难和问题。就比如处于生命末期的人昏迷之后如果不去医院，不抢救，就会有好心人质疑家人是不是不愿意花钱，或是觉得老伴无情、子女不孝顺等。这时候，如考虑到患者本人是否愿意、病情是否需要、是否有必要这三个问题，答案自然就有了。假如为了给别人看，或者是堵别人的口，那就偏离了安宁疗护的核心和宗旨，过度医疗和留下遗憾自然不可避免。

再比如，父亲在离世前最后一周不能进食，这时是否有必要输液呢？其实爸爸的胃口好一直是他长寿的最大优势，而这次突然不能进食，则是胃土衰败的表现。对于一个油将尽、灯将枯的83岁的老人而言，输液显然是一种负担，因为身体没有能量去化这些冰冷的液体和药物。如果缺什么就能补什么的话，人就不会死了。

关于爸爸临终前的输液问题，其实家人之间还是存在一定分歧的。我和二姐从医学角度认为，此时已经没有输液的必要了，但对于妈妈和弟弟来说，如果此时不输液，他们心理上就会有不适，会觉得残忍，或者没有努力去延长爸爸的生命，甚至会在亲人走后心存遗憾或自责。毕竟每个人的专业背景不同，知识结构不同，因此很难在短时间内说服他们，背后不单纯是认知问题，还有情感因素。

我从专业角度讲完输液的利弊之后，妈妈决定，无论什么结果，不后悔，不自责，每天输两小瓶营养液。因为当天没有买到氨基酸，就打了一瓶脂肪乳。输液的过程中我一直握着爸爸的手，爸爸的手越来越凉，输完脂肪乳已经从手凉到了肘关节。这在中医里叫四肢厥逆，其实是阳气衰败，生命垂危之象。本以为当天晚上过不去，没想到第二天上午10点多爸爸才走，也就是我和弟弟回到家的第三天。妈妈说，是爸爸心疼我们，怕我们手忙脚乱，才没有夜里走。

爸爸临终的整个过程，从医学角度来讲，其实已经非常圆满了。但即便这样，妈妈仍旧会为一些细节问题自责，包括最后输的那瓶脂肪乳，我也怕弟弟因为最后的输液问题而心存遗憾。其实我想跟家人说，很多问题，没有绝对的对错，或者不能用对错去衡量。对于亲人临终治疗护理的很多决策，从来都不是简单的技术问题，更多地牵扯到亲人的感受。要做到生死两相安，就必须两者兼顾。没有完美，圆满已经足以让我们感恩不已。

作为医生，我知道总有一天，我会无能为力！

作为儿子，要面对生离死别，依旧心痛不已！

春天，如期而至。

爸爸，从未走远！

当中医遇上安宁疗护

我曾是一名三甲综合医院的肿瘤科医生，几年前开始接触到安宁疗护的理念和知识，同时参加了第二届中英联合全民生命末期品质照护培训，经考核合格，成为一名培训师。

当我的中医思维和安宁疗护的理念碰撞到一起的时候，我慢慢发现，其实在生命末期，医生、药物和手术所能起的作用越来越小，反倒是专业的护理和家人的陪伴成为重中之重。而在这种悄然的变化中，中医的很多理念和视角可以帮助减少过度治疗和不必要的焦虑，能用顺其自然、大道至简的方法帮助患者提高生活质量，在此基础上甚至有可能使患者延长生存时间。

比如说大家都知道"虚不受补"。老年人以及慢性衰竭的病人，越是输血，或者输入高营养的白蛋白、氨基酸等，他们虚弱的五脏六腑就越是难以接受。这些东西甚至成为身体的负担，会加重病人的不适，甚至加速其离世。这也是为什么癌症晚期患者输血会缩短其生存期的中医原理。

当初我朋友的父母双双患癌，先后离世。朋友发现，在生命末期进食量下降的时候，输液稍微多一点，父母就会出现恶心、呕吐、水肿和全身不适。后来调整为隔日输少量液体，不过多使用白蛋白，没有大出血就不输血，这样看似消极的处理方式反而让老人走的时候更轻松，更舒服，更安静，也没有出现过度输液导致的全身水肿。当然，用心观察、勤于思考、有经验的临床大夫也会发现，在生命末期，让病人适当地处于负平衡，反而会提高其生活质量，减少患者的不适感。

中西医其实殊途同归。生命末期意味着一个人与这个世界沟通交流的能力在下降，直至封闭隔离，也就是死亡。我们人无非是借助眼耳口鼻舌，通过呼吸、消化、听觉、视觉、嗅觉、触觉等与天地自然融为一体。当我们身体的能量逐渐下降的时候，就无法接住高能量的东西。这时恰恰要小心呵护生命末期的这个小火苗，顺其自然，少折腾，让油灯慢慢耗尽，人也就轻松回归自然了。

或者换个角度理解：当一个人老了，阳气弱了，能量慢慢衰减的时候，身体会启动自保程序，慢慢从四肢、五官开始废弃其功能，减少能量的损耗，以保五脏，保命。顺应身体的智慧，无为而为才是大智慧。这也正是我为什么会思考如下问题：衰老是一种疾病吗？我们该对抗还是顺应？我们应该关注局部还是整体？关注指标还是感受？

现代医学的专业护理是中医望尘莫及的，而中医大道至简的思维方式，以及简单有效的治疗方法也是现代医学无法比拟的，更是现代科学目前无法解释的。实践是检验真理的唯一标准，对于医学，疗效是硬道理。古圣先贤的智慧也常常让我们惊叹不已。当中医遇上缓和医疗，可以说是优势互补，强强联合，可以在更大程度上让患者受益。

比如对于老年患者出现的盗汗、口干舌燥、疲乏等症状，西医缺乏有效的药物和手段，但是中医治疗得当，则会有立竿见影的效果。

中国人的福报在于，不仅仅有西医，更有中医。无论什么医学，面对的都是有血有肉的生病的人，而最好的药物就是医者的慈悲心和家人爱的陪伴。

春夏秋冬，四季轮回，生老病死，天道如斯。从出生那一刻起，我们就开始向死而生。既然衰老与死亡是无法回避的结局，就坦然接受疾病的如影随形，泰然处之吧。何况我们中国人还可以享受中西医的优势互补，让缓和医疗更好地落地生根。

只为一声"爸爸"

——意义疗法与安宁疗护

唐丽丽

唐丽丽，心理社会肿瘤学专家，1996年入职北京大学肿瘤医院康复科，2009年起担任科主任。现任北京医师协会安宁疗护专业专家委员会副主任委员，北京生前预嘱推广协会专家委员会委员。主编《中国肿瘤心理临床实践指南》、北大研究生规划教材《心理社会肿瘤学》，主译《癌症患者心理治疗手册》《家庭居丧期关怀》等包含安宁疗护心理干预的书；作为共同通讯作者在《临床肿瘤学杂志》（*JCO*）上发表《晚期食管胃癌患者心理营养干预》。承担科技部2023年国家重点研发计划课题"老年安宁疗护关键干预技术体系"，牵头编写《老年安宁疗护心理社会干预技术规范》《老年安宁疗护患者及主要照顾者心理治疗与辅助治疗专家共识》。曾获国际心理社会肿瘤学会 Noemi Fishman 杰出临床工作终身成就奖。

一个试图自杀的父亲

一天清晨，我照常上班，就在我刚刚踏进办公室的那一刻，电话铃响了起来。电话是科室打来的，通知我赶快去会诊，说："昨天晚上抢救了一个自杀的病人，他吃了很多安眠药，已经给他洗胃，现在急需你过来看看。"我换好白衣，快步走向病房。

这是一个76岁的老年男性，晚期肺癌患者。我走入病房，看到他双眼紧闭地躺在病床上，脸上还带着一种生气或是愤怒的表情。我在他床头轻轻蹲下来，问道："您感觉怎样？胃部是否难受？"他没有回答我的问题，我接着比较直接地说："您为什么对自己的生命这样残酷？"他还是闭着眼睛，生气地说："我对生命并没有残酷，我没有上吊，没有割腕，更没有跳楼，我只是想静静地吃一点儿药就好好睡过去。"我说："我理解，生命就像一片树叶，被秋风吹掉静静地落在地上才是自然的，而您是想把叶子从树上直接给拽下来。"他睁开了眼睛，郑重地说："那你是太不了解我的情况了。我三线化疗都用过了，已经刀枪不入。我满身满心的痛苦，所有人间的苦都受够了，反正人都有一死，我现在活着也没什么意义，还是去找我老伴吧。"我明白他老伴已经去世了，就问："您家里还有什么人？"他说："我只有一个女儿，已经结婚了，有一个小孩。她一边工作，一边照顾自己的孩子，还得一边照顾我，太辛苦了。她为我付出特别多，我不想再拖累她了，于是我就每天问护士要几片安眠药，开始攒着。攒到差不多了，就想着吃下去吧，解脱吧……"他在服下安眠药之前已经写好了一封遗书，声明他的死和所有人无关。在遗书里他还表达了对女儿的爱和感激，甚至也表达了对医护人员的感谢。他将遗书放在褥子下面，就吞了攒好的安眠药。半夜两点左右，护工发现他口吐白沫，不省人事，马上叫来医护人员抢救。抢救成功后，就有了早上我与老先生的这段对话了。

对于这样的病案，我的第一反应就是先判断他是否患有抑郁症。癌症晚期容易合并抑郁症，而且可能是患者自杀的原因。接下来我给这位老先生按照抑郁症的诊断标准做了精神科访谈，结果发现他并没有抑郁症，而是遭遇了失去意义感和价值感的生存危机。对于这样一个病例，我们如何让他重获求生欲，不再寻求自杀来结束自己的生命？心理社会肿瘤学中的意义中心疗法（Meaning-Centered Psychotherapy，MCP）最终帮助了他。

我在第二次与他谈话前先与他的女儿做了一次深谈。他女儿很难过，一边哭一边告诉我，她的爸爸非常爱她，她也非常爱爸爸，他们之间一直关系很好，很紧密。爸爸确实心疼她每天四处奔忙，但是她怎么也没想到爸爸会以这样的方式与她告别，她也无法接受。她非常希望爸爸能多陪陪她，这样她才有"爸爸"叫。我让她与我一起返回病房，把她期望爸爸能留下来陪她的愿望如实地讲给爸爸听，就像刚刚对我讲的那样。

于是我带着老人的女儿再一次走到老人的床前，我努力将沉重的话题轻松一点儿说，我说："老先生，您女儿看您来了。您女儿在这个世界上有两个爸爸，一个是真爸爸，就是有血缘关系的爸爸，就是您呀，一个是假爸爸，就是没有血缘关系的爸爸，对吧？您如果走了，您女儿就没有真爸爸叫了。"我说完话，就轻轻碰了一下他女儿。他女儿明白我的意思，就赶快接着说："爸爸，我照顾您一点儿都不觉得辛苦，一点儿都不累。只要我有爸爸叫，我就很幸福。"女儿开始落泪了，但她还是一边哭一边乞求："爸爸，您能留下来多陪陪我吗？让我多叫几声爸爸。"老先生点了点头，没有说话，两行眼泪顺着眼角流了出来。那一刻我感受到了父亲与女儿之间爱的链接和意义的存在。

关于意义疗法

这个患者的治疗性干预是应用意义中心疗法完成的。意义中心疗法是由美国纪念斯隆-凯特琳癌症医院的精神病学家威廉·S.布赖特巴特（William S. Breitbart）创建的，也简称意义疗法。它本质上是一种心理教育性干预，通过支持终末期患者重塑意义感，帮助患者应对死亡即将到来时由于意义、价值和目标的缺失而感受到的绝望和无助。意义疗法的理论基础来源于美国心理学家欧文·亚隆（Irvin Yalom）的存在主义心理治疗和维克多·弗兰克尔（Viktor Frankl）的意义治疗。这种疗法的创建起源于一个棘手的临床问题，即如何应对晚期癌症患者的绝望和速死需求。晚期癌症患者的绝望，甚至想尽快结束生命，不一定因为抑郁。部分患者的绝望来自于生命的意义、价值和目标的丧失，即存在危机，是一种灵性的痛苦。感受到灵性痛苦的患者失去了生命的意义，内心充满绝望、恐惧和无助，精神无寄托，内心不安宁，甚至想尽快结束生命。意义疗法就是为了缓解患者灵性的痛苦，对抗他们的无望感和想速死的生存危机，帮助患者投入现实生活中去，更好地与家人沟通和交流，有机会表达爱、悲伤和道别，帮助患者接受并从容面对死亡和离别，让患者直到生命结束都被温暖和爱包围。意义疗法的核心是帮助患者从他自己的内部资源中找到生存的意义，也就是从他们过去的生活经历中找到意义的来源。意义的来源有四方面：一、意义的历史来源。生命是一种馈赠，如同一根链条，有承上启下的一面。比如："您从前辈（例如父母、老师、家族中的长者、工作中的前辈）那里学到了哪些宝贵的东西？"（包括美德、价值观、经验、教训等）"您刚才说的这些宝贵的东西您想要传递给谁？"（例如子女、孙子女、学生、工作中的后辈以及其他人）"您准备怎样传递给他们？"（例如亲口告诉他们，写信，录视频）二、意义的态度来源。有时候我们无法选择命运，但我们可以选择用何种态度面对它，态度是我们最后拥有的自由。三、意义的创造性来源。创造一些不一定很大的东西，比如，唱一首歌并录下来，写一段文字，拍一张照片，发一个朋友圈，画一幅画，做一个小手工，写一张卡片，创造无处不在。创造也是一种意义，活着的每一天都可以创造，都可以有新的意义出现。四、意义的体验来源。比如："回顾一生，您最幸福和快乐的瞬间是什么？""是什么让您开怀大笑？""这一生爱您的人有哪些？他们做的哪些事情让您体验到被爱？""您爱的人有哪些？您做了哪些事情让他们感受到您的爱？""您一生遭遇的最艰难的一段时间是什么时候？您是怎样挺过来的？""您曾经在哪些事物中体验过美好的感受？"……对于这位老人，可以从意义的创造性来源（女儿是他完美的作品）和意义的体验来源（感受到女儿的爱）来帮助他重新找回活着的意义。

一个人如果完全体验不到自己存在的价值和意义，体验不到爱，活下去对他们来说可能是件很痛苦的事情。就这位老先生目前的情况来看，只有女儿是他活下去的希望，能让他感受到爱、价值和意义，所以我们就跟他女儿先谈好，跟我们合作。这个过程让人触动很大，老人意识到了他对他女儿来说是多么重要，多么有意义和价值，也体会到了他和女儿之间存在爱的链接。他没有再试图去自杀，意义疗法也让他在生命的终末期找到了意义、价值和爱。

当然也有人认为对这个病人的处理存在伦理问题，认为老人是为了女儿而不去自杀，而不是为自己活。尽管彼此有爱，但是老人活得痛苦呀，他全身心的痛苦怎么办？能管理好吗？如果不能管理好全身心的痛苦，那么为女儿活着岂不是对老人生命的摧残和折磨吗？对于这样的争议和疑问，目前还没有唯一正确的答案，也期待大家阅读后可以共同参与讨论这个问题。

人生除此无大事：安宁疗护与生命终点前的护航

毛大庆，北京大学区域经济与人口学博士后。优客工场创始人兼董事长、共享际创始人兼董事长、鸿坤集团高级合伙人、万科集团外部合伙人、中国科协九届全国委员会委员、北京市政协港澳台侨工作顾问、北京市人民政府顾问、北京市青年商会会长、欧美同学会"海归创业学院"副院长、中国与全球化智库常务理事、盘古智库学术委员会副主任。著有《中国众创空间的现状与未来》《毛大庆：再不创业就晚了》等作品。

　　在中国人的传统观念中，善终是一种福报。老年人如果可以拥有更加健康的身体，那么从生活质量到生命热情，都将呈现出一种更加积极的状态。

　　关于养老，北大中文系教授钱理群有一段精辟的论述："养老人生"有三个阶段，第一阶段是健康的独立生活，第二阶段是失能后的疾病困扰，第三阶段也就是生命的最后阶段，即安宁疗护的阶段。

2015年，钱老入住中国著名的养老社区——泰康之家·燕园，他也是这里的第一批居民。如今，耄耋之年的钱老发现，当年和他同一批入住泰康之家的老邻居中，越来越多的人正在进入第二阶段，也就是饱受疾病困扰，甚至身体部分失能的状态。而接下来他们将要面对的一项重要课题，就是如何看待死亡，重塑生命观。

人固有一死，这是所有人都要面对的生命课题。在老龄化加剧的当下，如何更有效地保证老年人在生命最后一段旅程中的生命质量，如何让深度老龄化人口更有尊严地逝去，是摆在我们面前的重要课题。

然而，在中国文化中对于死亡的忌讳长期存在。所有人都知道人终有一死，但没有人愿意将它摆到台面上来研究。

在生命进入末期时，当生命的质量已经无法获得足够保障时，让人们如何有尊严地走完人生最后一程，就是安宁疗护存在的最重要的意义。

感受生命末期的温暖与尊严

安宁疗护，又称临终关怀，是一种专注于为生命末期患者提供全方位照护的医疗模式。它不仅关注患者的身体健康，更关注患者的心理和精神需求。

作为一位长期致力于人口问题研究的社会学者，我在近年来持续关注老年人的医疗护理水平与养老产业的发展。一年前，我有幸参加了一项与此密切相关的培训课程——全民生命末期品质照护讲师培训课程。这是2016年冬天北京生前预嘱推广协会与英国伦敦圣克里斯托弗护理院合作的培训项目，其宗旨是为中国缓和医疗事业培养学科带头人和能推进此项事业发展的意见领袖。每一期参加培训的学员都将接受从理论到实践的完整培训，通过考核者取得专业认证机构英国伦敦城市行业协会颁发的培训师资格证书。学员回到原团队后，会结合所学的关于生命末期照护的理论与实践，建设自己的缓和医疗团队，发展和推广缓和医疗事业。相关研究证明，缓和医疗从业者的专业照护，能够有效影响和改变临终患者对于死亡的态度，这是一项具有挑战性而又激动人心的事业。

在参加这项培训的过程中，出于实践需要，我深入到钱理群居住的泰康之家·燕园养老社区，亲身感受到安宁疗护对于生命末期人群的重要意义。

2023年末，年过六旬的苗阿姨在旅行中突然病倒，检查发现是晚期肿瘤，之后身体迅速陷入失能状态，甚至没有医院愿意继续收治。后来经人介绍，她入住了泰康安宁病房的单间。

老人在这里遇到了三位特别的守护者：王主任、陈老师和王姐。他们被老人亲切地称为"三剑客"。

王主任是一位性格开朗的医生，不仅耐心地为老人疏导心情，讲解病情，还持续有效地控制她的疼痛症状；贴身24小时照护的护工王姐则将照护服务做到极致，让老人过上了"正常人"的生活；社工陈老师不仅帮助老人与身在海外的女儿通过视频交流，还成为她与女儿之间的亲情纽带。

在安宁疗护团队的照料下，老人的生活质量得到了显著提升，从刚入院时的面容憔悴、情绪低落、浑身无力，逐渐恢复了往日的美丽和活力。她开始爱说爱笑，表达内心的需求，甚至实现了户外晒太阳的愿望。在安宁团队的陪伴下，老人还与女儿愉快地对话闲聊，与别人打牌娱乐，仿佛病痛从未降临。

然而，随着病情的进展，老人意识到自己的时间不多了。在王医生和陈老师的帮助下，她接纳了自己的真实状态，并决定全权委托泰康安宁团队与律师协助她立遗嘱。在社工的协助下，苗阿姨躺在床上完成了遗嘱，确保了即便女儿无法及时回国，母女二人也不会留有遗憾。

一个平静的傍晚，在女儿的陪伴下，老人安详离世。在生命最后的时刻，没有任何痛苦。泰康安宁团队不仅协助策划了温馨的告别式，还遵照遗愿，协助办理了老人的江葬手续，实现了她最后的心愿。

中国临终关怀服务的现状与发展

临终关怀（hospice care）并非治愈疗法，而是一种专注于患者生命最后时期的医疗护理方式，用以减轻疾病对于患者的影响。

中国的临终关怀服务体系建设始于1988年，天津医学院在当年成立了中国首个临终关怀研究机构。

21世纪初，李嘉诚基金会捐资在中国大陆启动了"全国宁养医疗服务计划"，推动临终关怀服务。

在政策端，2017年1月，国家卫计委印发《安宁疗护中心基本标准和管理规范（试行）》及《安宁疗护实践指南（试行）》，用以指导各地加强安宁疗护中心的建设和管理，规范安宁疗护服务行为。这是国家首次从制度层面对安宁疗护进行规范。

最近10年，随着中国老龄化的加剧，中国人的健康状况正处在新的转变阶段，心脑血管疾病、癌症等与年龄因素相关度较高的疾病成为威胁中国人健康的主要病症。

这类病症对于老年人口的生活起居有着极大的负面作用。相关数据显示，截至2019年底，中国失能老年人口高达4400万，预计10年后将超过6000万，到2050年将接近1亿。

处于失能状态的老龄人口，通过现代医学手段很难发生可逆式康复，更多是维持失能状态直到生命的终结。因此，失能人口的迅速增加，将为中国社会和相关家庭带来沉重的负担。

临终关怀服务的水平，很大程度上决定着失能老龄人口的死亡质量及生前最后时刻的病痛程度。

死亡质量一般由临终生活质量、临终状态、死亡准备期和死亡经历四部分构成，其中最重要的指标即为临终生活质量，影响这一质量的因素包括生活自理水平、社会支持水平、死亡环境等。

早在2015年，英国经济学人智库就从五个维度对全球80个国家及地区进行了死亡质量评估，英国居榜首，中国大陆位列倒数第10。这五个维度分别是缓和医疗的环境、人力资源、医疗护理的可负担程度、护理质量和公共参与。

整体上，与世界发达国家相比，临终关怀的软硬件建设在中国相对滞后，政策端、产业端和消费市场端都存在很多亟待推进的内容。

2002—2018年中国老年健康影响因素跟踪调查，采用了超过1.2万个有效样本，调查了老龄人口的死因、死亡地点、健康状况、护理状况等多个维度的状态，是国内迄今最全面的死亡老年人专项社会科学调查。

数据显示，高达82.34%的老年人在临终前生活不能完全自理，89.68%的老年人在临终前接受了家庭成员的照料，87.31%的老年人在家中去世，37.29%的老年人在痛苦状态下离世。在80—89岁高龄老年群体中，临终前体验痛苦的比例明显过高。另外，80.78%的老年人离世前不会明确告知家人，因此家人无法提前准备后事。

安宁疗护能为生命终末期患者控制痛苦和不适症状，提供身体、心理、精神等方面的照护和人文关怀，以提高其生命质量，帮助其舒适、安详、有尊严地离世。安宁疗护的发展需要如下前提条件方可实施：

首先，要遵从本人的意愿，在其明确表示接受的情况下进行。

其次，如何界定生命末期，是一个极其敏感的医学问题，必须由多名专业医生达成一致意见。

目前，我国临终关怀服务主要有三种模式：一是医院主导型，这也是中国最普遍的临终关怀模式，但主要覆盖一线城市；二是社区主导型，表现形式多为城市中的社区卫生服务中心内设服务机构；三是居家主导型。

事实上，根据中国国情，居家主导型才是最容易被中国老龄人口接受的模式，这种模式仍处在试点阶段。

随着癌症、阿尔茨海默病等对临终关怀有刚性需求的疾病在老年人群体中发病率的逐年上升，叠加中国老年人抚养比的急剧提升，国内快速增长的临终关怀服务需求与临终关怀稀缺资源之间的矛盾正日益明显。

发展老年临终关怀服务，对于提高老年人口的生命体验，并控制医疗卫生服务成本都有着非常重要的意义。

可以确定的是，随着中国老龄化程度的持续加深，如果不尽快在政策端和市场端给出有效推动，矛盾将更加突出。

从沙白的选择审视中国人的死亡观

2024年10月，一个名叫沙白的中年女性选择在安乐死合法化的瑞士通过安乐死的方式结束自己的生命。这一事件迅速引发了中国人关于死亡问题的巨大争议。

我们先来简单回顾一下这件事的前因后果。

沙白40多年的人生，有着非常光鲜的履历。

大学本科毕业后，她曾在新加坡攻读MBA，回国后曾拿过沪上最高的托福教师薪酬，但她并不满足于此，选择辞职创业后，足迹遍布全球，有着丰富多彩的人生体验，比如跳舞、跳伞、潜水……但与此同时，她还在与一种奇怪的疾病进行斗争。

20岁时，沙白就被诊断出患有红斑狼疮。这种被称为"不死的癌症"的慢性病在间歇性发作时，会让身体承受生不如死的痛苦煎熬。据她讲，到2024年为止已发病七次，最近的一次已经导致肾衰竭，每周都要做三次透析，每次长达五至六小时。

"我要美，要自由，要一切，也愿意为此承担代价。"这是沙白在决定选择安乐死前对这个世界的一份告白。

沙白八旬的老父陪同女儿前往瑞士，对于女儿的决定，老人虽然很挣扎，但表示尊重与支持。

在最后一条告别视频里，沙白展示了三件准备带往"另一个世界"的物品：项链、一本书、爸爸送的围巾。

死亡，在中国是非常敏感的话题，而作为一种至今在世界上绝大部分国家被禁止的死亡方式，安乐死的争议则更大。

荷兰是世界上第一个为安乐死立法的国家，于2001年4月10日通过安乐死法案，并从2002年4月1日起正式生效。即便合法化之后，荷兰的法律对安乐死也有非常严格的规定，包括患者必须提出申请，疾病不具有治疗指征且痛苦难以忍受，必须有医生出具的书面意见，并获得另一位独立医生的支持等。

此后，比利时于2002年5月16日通过法案，允许在特定情况下对病人实行安乐死，成为继荷兰之后第二个使安乐死合法化的国家。

瑞士是沙白离世的国家，对于沙白选择的安乐死方式，在瑞士更确切的表达是"协助自杀"（assisted suicide），而非通常意义上的安乐死。协助自杀需要在特定条件下才被认为是合法的，包括病人必须是成年人，并且患有无法治愈的疾病，疾病导致其遭受难以忍受的痛苦。此外，协助自杀的过程必须严格遵守一系列程序和条件，以确保请求者的意愿是明确、自愿且经过深思熟虑的。

总的来说，瑞士的协助自杀在严格监管和特定条件下，为那些患有不治之症且遭受极大痛苦的病人提供了一种结束生命的方式。然而，这一过程涉及复杂的法律、伦理和情感问题，因此在实践中存在诸多争议和挑战。

中国法律对安乐死持否定态度，认定其构成故意杀人罪。但曾有全国人大代表建议推动安乐死合法化，并在合法基础上规范安乐死行为。

即便在美国，一个多世纪以来，法院也一直在争论医师协助离世的合法性。1997年，俄勒冈州通过了《尊严死法案》。目前，协助离世在美国的七个司法管辖区内是合法的，其他部分地区也正在考虑为此立法。

《尊严死法案》施行的20多年间，协助离世仅占全部死亡人数的0.4%。因此，一个现实问题是，法律只影响了极少数人的选择。

对于协助离世，人们心中有各种情绪。支持合法化的人认为，协助离世为绝望的人提供了一种选择，他们原本要饱受病魔的折磨，从而失去人生的意义与目标；而反对者则认为，社会体系，尤其是医疗保健系统应该划清界限，不能走到认可死亡的一边，他们的顾虑或许在于，不要让死亡成为回避系统性问题的捷径。

死亡教育：生命之旅的重要一课

安乐死涉及多个领域，不局限于法律范畴，还包括伦理、医学等多个层面。但是，如果将"安乐"的帽子拿掉，只谈死亡，其实并不复杂。这个单纯关乎个人生命体验的话题，却仍是今天很多人心中的禁忌。

事实上，在中国通识教育层面，极少涉及死亡教育，这其实才是沙白事件引发争议的内核。

在沙白决定离开的消息传开之后，持否定态度的人不在少数。总体上，争议在于几个要点：一是生命的质量更重要，还是生命的完整性更重要？二是挽救生命更重要，还是减轻痛苦更重要？三是到底什么才是医疗资源的有效利用？四是孝道与个体价值之间的博弈……

这几种争议，仅是在我有限的视野内所做的归纳。即便如此，我已经能够感受到，在很多国人的价值观中，对于与死相关的话题，有着天然的抵触与反感。

然而，我们必须明白一个最基本的道理：死亡既然是生命的终点，那么，没有终点的生命，就不是一段完整的生命。一味逃避有关死亡的话题，就是在逃避生命的完整性。而这种逃避的代价是什么呢？是突然有一天，当失能、临终的状态就出现在我们身边时，自己也好，亲友也好，一定都会感到措手不及。

沙白的离开方式，正好给了国人一个契机，让大家正视死亡，将其作为生命的一部分来接受和思考。从积极的角度讲，理解和接受死亡，我们才能更好地珍惜生命，活出有意义的人生。而在正视死亡的过程中，临终关怀和生前预嘱，都是我们的必修课。

多年以来，中国人接受的生命教育中，最缺乏的就是正确且务实的死亡观，这也正是安宁疗护当下的困境所在。

不摆脱观念的黑洞，也就无从跳脱出现代医学所塑造的"永不言弃"的治疗理念，无从告别药到病除的幻想与期许。而这些观念，很大程度上与我们这些年致力于推动的生前预嘱、安宁疗护背道而驰。

长期以来，中国人在健康医疗的投入比例上存在巨大的错位。

假设一个中国人一生的医疗成本是100元，那么大量中国人将其中的80元投入到人生的最后8个月里。

根据《柳叶刀》杂志的研究，到2040年，中国人平均预期寿命将超过美国人。按照中国人预期寿命80岁测算，在身患重症的生命最后8个月里，中国人花费在医疗救治上的成本占其一生医疗花费的80%。而这8个月，即0.8%的人生，是他们一生中生命质量最低、生命体验最差的时段。最典型的是肿瘤晚期患者。

鉴于死亡观念的陈旧，以及安宁疗护的推广滞后，我们可以得出的结论是，这些年来，中国大陆的预期寿命虽然迅速提升，但死亡质量依然堪忧。权威数据显示，中国大陆在全球死亡质量排名中从2015年的71名提升至2021年的53名，但与世界发达国家和地区相比，仍有很长的路要走。

一个好消息是，2022年10月，中国最好的医院，连续13年荣登中国医院排行榜榜首的北京协和医院成立了缓和医学中心，这是一个具有风向标意义的事件。由此，我们感受到的是，中国政府和中国顶级医疗机构、学术界对于生命末期质量的重视程度正在迅速提高。社会资本也正在加速进入这一领域，国家级安宁疗护试点已覆盖185个市（区），床位数也在迅速增加，预计到2025年达到1800张床位。

我相信，唯有观念发生了质变之后，努力才有更大的意义。为绝症患者提供更积极和全面的照护，尽可能地肯定生命的价值，并承认死亡是人生的一部分，承诺不会提早结束生命，也不会勉强延续生命，肯定疼痛缓解和症状控制的重要性，在此基础上，我们才有可能为患者提供身（生理）、心（心理）、社（社会）、灵（精神）的照顾，协助患者积极地活到最后一刻，并帮助患者家属面对丧亲的痛苦。

中国人需要死亡教育

近10年来，我一直在积极推动死亡教育和生命末期关怀在中国的普及与发展，并身体力行地参与到安宁疗护事业中，希望国人能够拥有更加全面、理性的生命观。我始终坚信，中国只有从政策、法律、价值观等多个维度加速落实与推进死亡教育的相关课题，才能更好地应对正在加速的老龄化趋势。

一种全面的生命态度中，必须包含对死亡的理解，尤其是在中国迅速进入老龄化社会的当下，我们必须尽快向国人普及这样的观念。

首先，应引导人们探索不同文化背景下的生死观念，激发对生命意义的哲学思考，促进个体的灵性成长。

其次，应通过培训和资源分享，提升公众对临终关怀和善终知识的了解，增强自我照顾和互相支持的能力。

最后，在法律与伦理层面，应教育公众关注遗嘱、遗产规划和器官捐赠等相关问题，确保身后事得以妥善处理。

这不仅有利于个人心理健康，也有利于构建和谐的社会氛围，因为理解和尊重死亡是理解生活的重要组成部分，能让每一个人在生命的全周期中拥有更高的生活品质。

生前预嘱可以让终将衰老的人们获得对自己生命终结过程的掌控权，最大限度地降低患者及其家属的焦虑和经济损失，安宁疗护就是在这样的死亡观下构筑的护航通道。

每一个生命都值得被善待，尤其是当他们即将结束这一段精彩的旅程之时。

生命虽短，也要绽放精彩

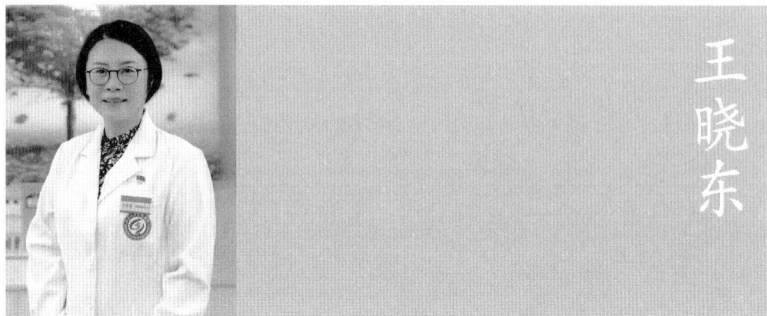

王晓东，北京大学医学部肿瘤学博士，美国罗切斯特大学博士后。北京大学首钢医院医学伦理委员会主任委员，中国癌症基金会肿瘤心理协作组常务委员，中国抗癌协会肿瘤重症医学专业委员会常务委员，中国抗癌协会第九届理事会理事，中国女医师协会临床肿瘤专委会委员。《中国实验动物学报》《中国比较医学杂志》编委，国家自然科学基金及北京市自然科学基金评审专家。

记得那是个再普通不过的周一下午，我在急诊收治了一名25岁的在校大学生。尽管我在临床工作多年了，但初见她时心中还是不免一惊：172厘米的身高，只有80来斤，身体消瘦，面容憔悴，显得异常虚弱，让人感到心痛和无奈。入院时，她蜷缩在病床上，被单下几乎看不到她的身形，血压偏低，精神萎靡，无力回话。

女孩一年前体检时发现了结肠恶性肿瘤，肝、双肺、腹腔多发转移。她前后经历了20程化疗，原定10次的腹部放疗，因呕吐、腹痛、腹胀只完成了3次。此次化疗后腹痛、腹胀加剧，10余天几乎不能进食，偶有恶心、呕吐等症状，外院诊断为不全性肠梗阻。女孩营养摄入严重不足，我们即刻给予开放静脉，抑酸、补液，纠正电解质紊乱，营养支持等对症治疗。看着满是红色箭头的化验单，我不由得心头一紧，和她父母交代了一下病情，并告知预后不良，要做好最坏的心理准备。女孩的父母强忍着泪水点了点头。

女孩的父母告诉我，女儿一直是他们的骄傲。从小就比较乖巧听话，学习也没怎么让他们操过心。顺利进入心仪的大学后，没想到一下子得了这个要命的病。当时觉得天都塌了，还是孩子宽慰父母，自己会全力配合治疗，别的就交给时间。癌症带来的病痛以及放化疗带来的毒副反应是健康人不能想象的：恶心，呕吐，呕吐到吐出苦涩的胆汁；腹痛腹胀，灌肠通便，饥肠辘辘却不能进食；一阵一阵的喘憋加重，整夜整夜无法安睡……女孩一直自己默默地忍受着，从不喊疼叫苦，也不像有的患者，无缘无故地和周围的人发脾气。有时候实在忍不住了，她会笑着流泪，讲一些让大家开心的故事，这更是让人担心。看着夫妇俩心痛，作为母亲的我也感同身受。作为父母，如果可以，宁愿得病的是自己，最起码也想尽最大努力分担孩子精神或躯体上的痛苦。但女孩从不与父母谈及，更让父母忧心忡忡。

女孩的生命力还是很顽强的，经过几天的治疗，她的精神好多了。她说我的医术是"宇宙流"，并甜甜地感谢了我的帮助，让她有机会继续上网课。她说难受得厉害的时候，就不得不放下手中的电脑，甚至连手机也拿不动。她特别怀念和同学在一起的生活，很渴望再次回到课堂，哪怕是网课，也让她流连忘返。她说她知道自己的病情，可能生命的航程不会太远了。她的诉说一时间竟让我无言以对，气氛一下子坠入尴尬。紧接着，她腼腆地笑了笑，仿佛是看穿了我的窘境，自己也颇不好意思。我借势问，关于病情她是否和父母聊过。她说她一直不敢和父母谈及这个问题。她经常因为一些小事或是莫名其妙地就心烦气躁，想发脾气，可看到父母的疲惫与焦虑，只能强忍着，独自一个人时流泪，难受起来也想过一走了之。和父母谈病情，他们也帮不上忙，重复痛苦，徒增烦恼，就像往伤口上撒盐。真害怕那天的到来，怕父母受不了。得了这么晚期的癌症，很多想做的事都还没做，父母的养育之恩也无以为报，不知道怎么面对父母。病痛已经很难熬，要是全家人整天泪水涟涟……这个话题无异于烈火焚心。她小小年纪，却顽强地承受了生命的沉重，懂事得让人心痛。我湿了眼眶，默默地点头，并轻抚她冰凉的小手。她也含泪轻轻地回应。之后每次查房我都有意识地和女孩一家聊聊天。我们安宁疗护团队里的护士、社工、志愿者听说了她的情况，也会在理发、抚触按摩、芳香呵护的过程中和他们一家互动。

一次闲聊时，我对她说："你有没有听说过，如果幸福是一分，有人分享，就是双倍；如果困苦是一分，有人分担，就是半分。别害怕，我们共同面对，也算三足鼎立。"她说："还有护理、社工、志愿者的哥哥姐姐们，四平八稳，一定站得住。"说完我们都笑了。

又过了些日子，女孩的父母对我说，女孩终于在他们面前痛痛快快地哭了一场。尽管以一家人抱头痛哭结束，但大家心里都轻松了不少。女孩偶尔还能像以前一样发个脾气，撒个娇了，这也让他们悬着的心不那么忐忑了。女孩则偷偷告诉我，这样数着日子混混沌沌地度过每一天不好过。现在身体感觉好些了，想多学点，充实一下自己。原来准备考研，由于各种原因几度放弃，她想再捡起来试一试，不知道行不行。我立刻举了举自己紧握的拳头，表示全力支持。看到她父母一掠而过的蹙眉，我马上"严厉"规定了治疗的注意事项与休息规则。在我们俩"讨价还价"的时候，她的父母也加入了进来。就这样你一言我一语，最终商定，我负责治疗指导，父母负责后勤照料，女孩负责平衡调养与学习。各司其职，随时联系，密切配合。

这期间，她进出了几次医院，能明显感到肿瘤在疯狂侵蚀着她的身体。她愈加消瘦，疼痛、喘憋、腹胀、水肿恢复得也没有原来快。她的精神时有萎靡，只要一谈到考研，就能看见她眼里的光。我总觉得自己的能力不够，不能让她更舒服一些，就请了中医、消化科、外科、营养科等多学科查房，时时监测她的身体变化，并根据这些变化，对她的治疗方案反复推敲调整。我们祈祷，让死神来得慢一些。最后一次住院时，她似乎预感到了什么，安安静静地安排了许多事情，说我们在一起真好。女孩的父母已经做好了两手准备，要像女儿一样坦然面对一切。她开玩笑地命令我快让她恢复得更好一些，不然我们大家所有努力都白费了。我看着她坚定的眼神，好像看到了一株逆风成长的小草，尽管娇弱渺小，也为大地增添了一抹生机勃勃的绿色。好在考研近在咫尺，我回以必胜的手势，祝愿我们的盟约得以实现。

生命逐渐从身体中流逝时，常常伴随着苦楚，人生这最后一段路程想来应该是凄苦、灰暗的。哀怨慨叹，或者每天浑浑噩噩地煎熬，是再正常不过的了。然而，这个坚强的女孩没有轻言放弃，自己活成了一道光，照亮了生命的最后一段时光，与死神翩翩起舞，并舞出了精彩。

不眠不休与不离不弃

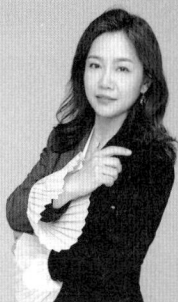

康琳，北京协和医院老年医学科主任，首届国家优秀青年医师。主要从事营养不良、衰弱、肌少症、认知障碍等老年综合征的综合评估和干预，多重用药调整。擅长老年共病尤其是老年心血管疾病的诊治。兼任国家级继续教育项目"协和—霍普金斯老年医学论坛"执行主席、"协和老年综合评估进阶培训"主席，承担并参与多项科技部、北京市科委科研项目及协和医学院教学改革项目，参与CGA行业标准制定。

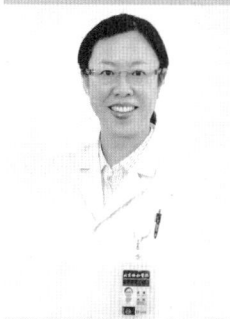

姜珊，北京协和医学院老年医学专业博士，师从刘晓红教授。2020—2022年在北京医院、国家老年医学中心完成博士后研究。目前担任北京协和医院老年医学科主治医师，专注于老年慢性病管理、老年综合评估、老年综合征干预及老年缓和医疗实践。发表研究论文30余篇，参编中英文专著及译著19部。现为中国老年保健医学研究会缓和医疗分会成员。

不眠不休的曹奶奶

曹奶奶88岁，2023年5月她得新冠肺炎时我们结识。奶奶高龄，有多种基础疾病，比如高血压、糖尿病、慢性肾功能不全、认知功能下降等，老年综合评估是衰弱状态。得新冠肺炎时奶奶病情很重，肺部病变进展很快，出现呼吸衰竭，需要气管插管辅助通气。幸好经过俯卧位通气和一系列精心的治疗，奶奶顺利拔管，脱离了呼吸机。记得奶奶转出重症监护室时，知道我们是曾经照顾她的医生，还说："我呀，要多与你们亲近。"我握着她的手说："你好吗？"她笑着说："我好，你好，大家都好！"奶奶是虔诚的基督教信徒，她喜欢唱歌，是唱诗班的成员，会唱很多教会歌曲和英文歌曲。她在病房会经常唱歌。照护她的时间里，奶奶的乐观、豁达给我们留下了深刻印象。

2023年7月，她因为双下肢水肿、肌酐升高再次入住肾内科。经过药物治疗，奶奶的肾功能逐渐恢复至基线水平，电解质恢复正常，出入量稳定。但是她住院期间出现坐卧不安，昼夜节律紊乱的情况。夜间仅能维持睡眠1—2小时，不能在床上静卧，白天在轮椅上打盹。易激惹（一种情绪障碍，指很容易因一点小事立刻产生强烈的情绪反应），时常喊叫，表述不清自己的想法，有时说要回家，家人劝说无效，坐轮椅上推着走时才可以安静片刻，情绪低落。她能回答自己的名字，认得家人，但不能配合吃饭和饮水。

面对曹奶奶的烦躁不安，医生们尝试了多种助眠和镇静药物，包括佐匹克隆、劳拉西泮片、喹硫平、丙戊酸钠，但效果都不好。为了让奶奶能维持夜间睡眠，医生们也尝试夜间静脉泵入镇静药物，如咪达唑仑、吗啡、芬太尼等，但是奶奶的症状波动明显。有时睡1—2小时，有时连续睡眠10小时，且白天困倦明显，清醒时仍有烦躁和激越行为，并出现药物相关的副作用，如幻觉、尿潴留（指尿液排出产生障碍，滞留在膀胱中，是疾病、外伤、手术等引起的临床综合征）。

奶奶的身体状态每况愈下，主管医生请缓和医疗团队协助召开了家庭会议。家庭会议上，大儿子表示："妈妈从感染新冠至今，经历了3个月的病痛折磨，目前已处于肺脏、心脏、肾脏难以平衡的阶段，血液透析估计也难以承受。妈妈经过了协和医院这么多医生的救治，已经很幸运了。我们希望她今后的日子不遭罪、不痛苦就好。"二儿子表示："妈妈信奉基督教，有信仰，她对死亡不恐惧，比我们都勇敢。我们希望她最后的日子不难受，不要再透析或气管插管，让她好好地、平平安安地走。"小女儿表示："我陪妈妈的时间比较多，我看到她的状况越来越不好，身体逐渐走下坡路，现在已经站不起来了。最痛苦的是，她不眠不休，坐卧不安，这对她体能消耗特别大。作为女儿，我希望她能陪我的时间越长越好，但是看着她太痛苦了，我也非常焦虑，我就想减轻她的痛苦。"

在这次家庭会议之后，医患双方经过商议，决定将曹奶奶转入老年医学科。因为她高龄，有多种基础疾病，并且处于躯体—精神心理疾病共存的状态，这在老年医学中称为"共病"（Comorbidity），是复杂老年问题的叠加，涉及困难的医疗决策、治疗目标、老年安宁疗护等问题。协和医院老年医学科有固定的多学科团队，包括心理师、康复师、药剂师、缓和医疗医师、社工等。这个团队在一起合作已经十余年，团队成员在对高龄患者身体、心灵、社会等全人照护方面经验丰富。

非药物治疗见效了

曹奶奶转入老年医学科后，虽然没有之前的大喊大叫，但情绪烦躁，反复要求变换体位，在床上躺几分钟就要坐起来，坐一会儿又要躺下。这样反反复复，看上去她已经很疲惫了，但一分钟都无法安静下来，家属和医护团队看着都很揪心。我们团队对奶奶进行了老年综合评估，认为她存在痴呆（dementia）、谵妄（delirium）、药物反应（drug reactions），这是典型的"3D"重叠现象。过去这三种情况常被分别讨论，然而，近年来越来越多的证据表明在老年患者中常彼此共存。"3D"重叠现象进一步加重了老年患者的认知及躯体功能损害，增加了诊断和治疗的复杂性。团队经讨论后调整了奶奶的治疗方案：加强非药物治疗，尽快减停静脉镇静药物，优化口服药物。

在非药物治疗方面，我们首先加强了环境的改善。让她单独住一个房间，白天尽量保持屋内明亮和光线充足，夜间关灯保持安静，减少医护的打扰。加强家属的陪伴，强化奶奶的时间定向力、地点定向力、人物定向力。每日查房时避免大批医护人员进入病房，我和住院医平时看奶奶都尽量不穿白衣，减少陌生人对她的激惹。

白天我们坚持推奶奶去晒太阳，在上午10点和下午3点左右，这时候已完成常规护理，也是外面阳光最好的时候。老年医学科离协和医院老楼最近，北京8月的阳光格外明媚，倾泻在朱甍碧瓦的古老建筑上，显得格外静谧。沐浴在暖融融的阳光下，奶奶总会很安静，有时和我们闲聊几句，有时会在轮椅上打盹。有些家属对我们的做法觉得很奇怪，别的病房都是不让患者外出，最怕出事，你们倒好，总把患者往外带。我会打趣地回应：阳光是有魔力的。的确是这样，研究显示，阳光有助于大脑分泌血清素（5-羟色胺），能够改善情绪，促进夜间分泌更多的褪黑素，提高睡眠质量。感谢护士姐姐们的理解，我们也很珍惜陪奶奶外出的时光。

我从家里拿了一个毛绒玩具带给奶奶，女儿问："妈妈，你拿这个小猫去给谁啊？"我说给一位奶奶，她抚摸柔软的东西会感到安慰和舒缓。我们知道奶奶爱唱歌，会弹钢琴，就请来了中央音乐学院的聂巧乐老师。她是中国音乐治疗师行业委员，那天她带着各种乐器来到了奶奶的房间。我记得聂老师刚摆放好电子琴，奶奶的眼睛就亮了。聂老师轻轻弹奏起《军港之夜》，这时奶奶情不自禁地跟着一起弹奏。虽然她手指显得不那么灵活，但一直跟着节奏在弹。聂老师轻轻唱起《草原上升起不落的太阳》《莫斯科郊外的晚上》，奶奶也跟着一起哼唱。有时老师唱上一句，她默契地接下一句。奶奶还指出聂老师少弹了一个音，聂老师偷偷告诉我们，她是故意这么弹的。聂老师还带着奶奶边唱边做手指操，还进行有节奏的抬腿锻炼。最后，在悠扬舒缓的古琴声中，奶奶安静地睡着了，还响起了轻轻的鼾声。通过几次音乐治疗，奶奶的情绪和睡眠都得到了改善。看着奶奶婴儿般的睡眠，我们心里也甜甜的。

音乐治疗是非药物疗法的一种，在全球范围内已被广泛应用于老年认知症的治疗和护理中。白天，在奶奶安静的状态下，我们给她听《南泥湾》《草原上升起不落的太阳》等她喜欢的歌曲。耳熟能详的老歌唤起了她对年轻时代的生活记忆。当奶奶情不自禁地跟唱时，既锻炼了记忆力，也锻炼了语言功能，因为歌词本身对语言功能的恢复也有帮助。奶奶状态好的时候，我们也挑选比较欢快的《采蘑菇的小姑娘》《让我们荡起双桨》，请治疗师演奏简单的乐器，带领奶奶坐在轮椅上适当律动。这样不仅锻炼了手眼协调能力，也有利于奶奶的下肢康复和运动功能的恢复。晚上，睡前给奶奶播放安静、放松的音乐。音乐能够激活与调节大脑的皮层和边缘系统，这些区域与情感和记忆有关，有利于减少躁动情绪，促进睡眠。

经过一系列非药物治疗后，也达到了预期的目标，停用了奶奶所有的静脉镇静药物，情绪相关药物简化为喹硫平和美金刚。奶奶每天晚上可以睡6—7个小时，白天不再有烦躁和焦虑行为，可以正常交流，也能配合照护者。家属不禁感叹，真是"学术协和，品质协和，人文协和"，还赋诗一首："三月不舍不弃，五科众亲救助，八八奇迹生还，十全十美协和。"

2023年9月，奶奶顺利出院回家了。出院后，我们为她制订了家庭音乐疗法以及康复锻炼方案。出院后不久，家属给我们发来2023年9月带奶奶去公园游玩的照片。看到她和老朋友们在一起的场景，我们团队都很欣慰，觉得这么长时间的努力没有白费，奶奶获得了有质量的生活。

安详离世

2023年11月，奶奶因为身体逐渐衰弱，出现吞咽功能下降，心力衰竭，肾功能衰竭，再次入院，只能通过鼻饲营养制剂满足营养所需，同时控制出入量。为了提高奶奶的生活质量，团队中的康复师定期指导奶奶进行吞咽功能锻炼，奶奶逐渐可以配合吃一些流食，如米汤、鸡蛋羹。尽管奶奶体力越来越差，我们还是尽量扶她到椅子上坐一坐，经常跟她握手，试试她的力气。后来奶奶体力越来越弱，意识也越来越模糊，无论什么时候去看她，奶奶口中念叨最多的就是"圣父""阿门"和"我爱老师"，还会怕耽误医生太多时间，跟我们说"你去忙吧"。在2023年感恩节那天，她为我们唱了《感恩的心》。大家和奶奶一起哼唱，满满的正能量包围着每一个人。

2024年5月4日，奶奶在家人的陪伴下安然离世。追悼会上，奶奶的怀里还抱着那只毛绒小猫。在照护奶奶的过程中，我们在治疗她，也一直在被她感动，奶奶的乐观，对信仰的虔诚，对生命的豁达，也在治愈着我们!

大道至简，医学人文。

无痛，尊严，无憾，心安

——对特鲁多墓志铭的解读

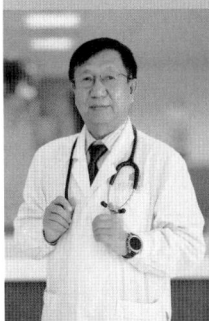

王仲，清华大学全科医学学术临床中心主任，清华大学附属北京清华长庚医院全科与健康医学部部长、全科医学科主任。《中国全科医学》《中国毕业后医学教育》杂志编委。从事教学工作30余年。曾获北京市科学技术进步二等奖、北京市五四青年奖章。发表论文150余篇，其中SCI论文30余篇。

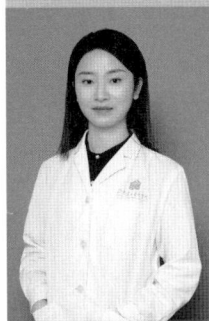

严楠，清华大学附属北京清华长庚医院全科医学科主治医师。从事慢性病长期管理和未分化症状诊治等。作品《让我听听你心声》被收入2023年度"百篇优秀平行病历"。作为编者、译者参与出版《协和全科医师手册》、《行为医学：临床实践指南》（第5版）。

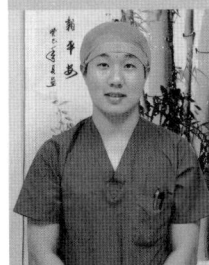

王境一，北京协和医院麻醉科住院医师。在麻醉科疼痛亚专业组轮转期间参与多位患者癌痛治疗，包括门诊癌痛药物调整、盆腔恶性疼痛椎管内镇痛及其他介入治疗等。

艰难的治疗过程

她是我之前一个病人的女儿。因为年近九旬的母亲股骨颈骨折，我初次见她。虽然那时她已经63岁，但身材高挑，相貌端庄，气质儒雅，装束精致，行为干练，开着一个有一定规模的公司，是一个成功人士。看得出来，她也是家里面的决策者，因为在老人看病期间，大事小事，都需要她来拍板。因为老人家手术的成功，我成了她全家的家庭医生，他们遇事常常向我咨询，征求我的意见。正是这样的咨询，使她成了我的病人。

2023年初，在一次随意聊天时，她说她近期没胃口，进食后还出现腹胀。"对于她这样要强的人，能够表达出自己的不适，其程度一定不轻。"我想。更引起我注意的是，她说自己的体重有明显下降。她按照我的建议，完善了相关检查，特别是腹部的影像学检查。虽然已经有预感，但在看到结果时，我还是不愿意相信。腹部CT提示："双侧卵巢囊实性占位（双侧附件区见囊实性肿块，大者位于左侧，大小31毫米×41毫米），考虑恶性；胃壁弥漫性增厚，考虑皮革胃；腹盆腔大量积液，大网膜及肠系膜结节及密度增高，考虑腹膜转移；肝多发低密度强化灶，建议除外转移。"

她得到结果时却很平静，也许这是强人共有的特质——处事不惊。她开始和我讨论疾病的现状、进展、预后，以及接下来的处置方案。在讨论过程中，她是如此淡定、开朗，似乎讨论的主体不是她，而是一个不相关的人。但是，在言语间我还是可以体会到她对生活的热爱和对未来的担忧。她担心，如果化疗，她那一头秀发是不是会脱落；她担心，随着疾病的进展，未来她的容颜会变成什么样子；她担心，体力下降，公司每天大量的工作，如何去应对……

我无法揣测这种冷静是面对重大疾病时的无助、掩饰，还是无惧生死的潇洒。但多次交谈后，我突然悟出来，她的淡定是源于对我——一个医生的信任。她相信，她也会像她妈妈一样，重新恢复健康。然而，我知道，两个病人是完全不同的，我小心地挑开了隔在医患之间的一层薄纱，把疾病的现实摆在她面前：恶性肿瘤，已经转移，治疗手段有限。

规范化的诊疗工作启动了。做了胃镜检查、病理活检，不出意料，诊断结果是广泛转移，这意味着没有手术机会，生存期不会长。"下面怎么治疗？"这是她向我提出来的问题，是给一个家庭医生提出来的问题。

对家庭医生的理解每个人都不同，有人认为是基层医生，有人认为是上门医生，也有人认为是全科医生。我认为，家庭医生是患者健康和就医的参谋，是"熟人医生"。但是，面对这样一个关乎生死的问题，面对这样一个刚过花甲之年，活力十足，事业有成，却不得不面对生死的活生生的人，这个参谋实在不好当，决策实在不敢轻易下。多学科会诊是医生实现合理决策的一个重要手段，也是缓解决策压力的一个有效方法。肿瘤科、消化内科、胃肠外科、放疗科，当然也少不了我们全科，所有医生及家属坐在了一起，讨论这样一个病人，这样一种疾病状态的应对措施。"诊断明确，自然病程3—6个月。"这是大家的共识。"无法手术，只能考虑化疗，可以尝试一下靶向治疗或免疫治疗。"这是大家的建议。此时，我们还在向抑制肿瘤、治愈疾病的方向努力，"死亡"还只是在我心中偶尔冒出来的一个气泡。

肿瘤内科的治疗——化疗、免疫治疗开始了。她的担心不是白细胞低，不是恶心呕吐，是会不会脱发。我也开玩笑地说："如果脱发，我给你买假发。"在这个阶段，我虽然不是诊治的主要角色，但是患者和家属的陪伴者、支持者和医疗顾问。间断倾听患者在化疗及免疫治疗过程中的感受和痛苦，理解家属在面对巨变时的崩溃并提供支持，期待着出现转机，等待他们对未来结果的接受。内科治疗不会立竿见影，疾病也不会迅速恶化，在这样的迁延、波动中，我们陪伴患者和家属度过了一年的时光。"死亡"是我们没有正视的话题，家属偶尔会和我谈起，但也只是轻描淡写。

她腹胀越来越严重，甚至出现消化道梗阻的表现，身体明显消瘦，体力下降，抗肿瘤治疗也不得不终止。她再次住进了我们科。腹腔内转移导致的小肠梗阻成为主要问题。肠梗阻，顾名思义，即所有经口的食物无法正常下行，在肠道内累积，越来越多，使原本就长着肿瘤、没有空间的胃肠越来越满，严重时可以导致胃肠穿孔破裂，整个腹腔就会被胃肠道的秽物污染，造成严重的感染，直接威胁她的生命。从口腔放一根管子至胃部（下胃管），外面连接一个负压吸引的装置，引流出胃肠道的累积物，成为必需的治疗手段。她半认真半开玩笑地表达她的看法："那多难看呀，我不成了废人了吗？！"我心里知道，胃管一经安置，就永远撤不下来了，但我还是调侃地说："这是真的别人帮你吃饭了，多幸福呀！"肠梗阻最终还是解除了，胃管的功能从往外吸引，变为往里注入营养液。我们再次多学科会诊，想办法恢复她的胃肠功能，但事与愿违，评估的结果是，大家一致认为，她的胃肠多发肿瘤已经无法耐受经口进食，包括鼻饲。这就意味着她此生胃肠道功能的丧失，对医生来说，她的病情又进入了一个新阶段，离生命的终点又逼近了一步。她越来越消瘦，并发症越来越多。向家属交代死亡的可能，进行生死观的教育已经提到我的议事日程。

进入安宁程序

她的病情和我的判断必须让家属知道，以便大家做好各方面的准备。这次，我们安排了另外一个"多学科会诊"，参加者是她的爱人、女儿、妹妹、妹夫、医生。我既坦诚又遗憾地向大家说明了她目前的状况，以及难以逆转的不良结局。由于前期良好的医患信任关系和沟通基础，他们对我陈述的内容并没有表现出惊讶或异议。相反，他们平静地询问我她可能的生存时限。这是无法准确回答的问题，但作为病人的责任医生，我必须有个交代。我用最简单的语言说道："以月来记。"可能从她确认罹患晚期胃癌开始，她的家庭内部已经无数次预想过这个时刻的到来。在长久的沉默后，他们不约而同表达了一个愿望，希望让她不那么痛苦地离开。

她本人呢？和肿瘤相处了一年多的她，早已意识到问题的严重性，只是从来不对我们表达罢了。她有时以调侃的语气对我们说："我应该是不能再吃东西了，对吧，医生？"或者说："我把户口也迁过来吧，估计回不去家了。"每当这时，我也只是以玩笑应对。作为医生，我们总愿意给病人保留一丝希望，一方面是害怕磨灭患者和疾病斗争的意志，另一方面也确实没有经过缜密判断，难以做出定论。"我们禁食看看。""我们再想想办法。""等你胃肠功能恢复了，就可以回家了。"但是，这样的话说得太多了，连我们自己都不信自己的话了。这期间我们采用很多方法去评估和治疗，她也见了很多不同的会诊医生。她的病情总在波动，时好时坏，但总体走向是恶化，哪怕是喝一口水也要吐。这些微妙的改变，她捕捉得非常灵敏，她比其他人都更早地嗅到了死亡的气息。当医生去查房，询问她症状的时候，她会很泄气地说："不胀不吐了，但还是喝不了，一喝就吐。""我离不开这个输液了，回不了家了。""肿瘤也没法治了，我的身体受不了，也没有意义。""不可能治好了，别受罪就行了。"她开始拒绝任何人的探望，只允许她爱人在场。医生去看她的时候，她多是沉默的。她躺在那儿，手里离不开手机，但看的内容是单一的——外孙的视频。她对我们的唯一要求是无痛。

我们开始进入接受死亡的安宁程序，治疗也只是"姑息"了。事实上治疗并没有大的调整，仍旧维持着胃肠减压、肠外营养支持、灌肠通便，因为不管目前的治疗有效无效，医生是不能主动撤掉已有的治疗的。她每天困在病房的方寸之间，逐渐连下床的能力都没有了，床垫对她已经骨瘦如柴的躯体的压力，导致她周身疼痛。此时，她唯一的想法是求速死。她常常问我："人怎么'走'也这么难呀？"住院医劝她看看电视，做一些以前喜欢做的事，或者见一见想见的人。她无奈甚至有些反感地说："做什么呀，都快死了。我现在这个样子还能做什么？还能见谁呀？"渐渐地，她进入一种拒绝沟通的状态，问她今天怎么样，她不冷不热地说："不怎么样，这些液能不能别输了（指的是她的营养液）？没有意义了，我想早点结束这个过程。"更多的时间，她会沉默。我在猜她内心的感受和想法，想如何找一个不伤她，也不让她感觉是无话找话的话题。她把自己的内心包住，不做表达，极其强烈的要求就是快速死去。偶尔，她也会关心她的治疗，比如她因为痛苦，夜不能寐，口服助眠药物无效，我们想给她使用静脉的镇静药物，她却一反常态地询问药物名称和作用、副作用，关心是否有危险。最终她还是拒绝了。此时，我们又感受到她对生的渴望和对死的恐惧。

在这样撕扯的挣扎中，她如此清醒，却如此痛苦。恨生惧死，不知如何自处，专业术语称之为"存在性痛苦"。终末期患者会因为对生命本质问题的关心和担忧，产生焦虑、抑郁、烦躁不安等痛苦症状，这些问题可归纳为自由、孤独、无意义、死亡。这些本质问题被称为存在性问题，由这些问题引发的痛苦被称为存在性痛苦，包括现在生活的无意义感，过去生活的无意义感，由于失去社会角色的功能而感觉成为无关紧要的人，后悔、害怕成为别人的负担，绝望感，对即将到来的分离感到悲伤，因未竟的事业感到遗憾，恐惧死后的未知，以及关于信仰的痛苦。

对于她这样一个要强、美丽、自尊、成功且聪明的女性而言，疾病让她失去对生活的掌控感。从健康意义上而言，她不再是自己生活的主人，生活的一切秩序不再按照她设定的轨道运行。她穿着因消瘦显得过大的病号服，穿着纸尿裤，"邋遢"的样子，让她觉得无地自容。曾经精彩的事业人生、亲密的家人朋友、荣耀的光环地位，在危如累卵的生命面前，都将化为泡影。这不单单是她会出现的问题，是绝大多数将死之人自然产生的反应。正如她的住院医生所说："面对这种情况，我觉得她说的完全正确。如果我像她一样马上就要死了，什么治疗也没用，每天只能在房间里，我也会觉得多活一天少活一天没什么差别，这是一种客观存在。"包括我在内的所有的医生都有一种医疗以外的压力，不知道该如何面对她。"我真不知道该说什么，我每次在她床前都像是在演戏，但剧情她已经完全明晰了。更何况，我都觉得自己是一个拙劣的演员，只是观众不好意思为你喝倒彩。"主管医生感慨地说。显而易见，我们医生在帮助她时，也会不同程度地陷入这种对生存意义的哲学思考里。如何抵抗这种死亡带来的虚无感呢？是不是一定无解呢？

诀别

每一天，对医患来说都是艰难的。每一次查房，都像是做一次诀别，只是我们还得强作平静，强装笑脸。医生们出来可以感慨一番，但患者呢……在这段时间里，与其说我们在治疗患者，不如说我们把治疗方案的选择权交给了患者：哪天抽血，做几次雾化，利尿药物的使用时间等，她都有决策权。之所以这样做，只是想让她感受到她仍然拥有对自己健康的自主权，拥有生活的掌控感。在她询问与死亡相关的问题时，我们也不再遮遮掩掩，而是告知她整个过程可能面对的医疗选择。她和丈夫及家人都担心在生命结束的过程中有痛苦，也担心如果不采取有创抢救措施，医生会有法律风险。我们跟她们探讨了死亡的生理过程，告诉她脑循环衰竭时意识会消失，甚至有欣快感，理论推测应当感受不到过多的痛苦。此外，不接受抢救措施是患者的权利，医生也不会因此受到影响。当她了解上述情况后，坚决地表示："不接受任何有创的抢救治疗措施，也坚决不去任何监护病房。"这也算是她为自己下的医嘱，为自己最后有尊严地离开做出了安排。她慢慢地开始跟家属交代身后事，也会试探地询问我们会不会忘记她。她开始每天刷新短视频，看她最爱的美食，实在想吃雪糕，也会尝试一两口。丈夫每天说一说小外孙，完成她交代的一件件财产分配的事务。她不再说拒绝输液、拒绝治疗的话，开始平静地接受将要到来的一切。

她的消耗症状越来越严重，死神的身影已经隐约可见。胸腹水越来越多，抵抗力越来越差，腹腔、肺部轮番开始感染，越来越重的癌痛侵袭着她的肉体，折磨着我们所有人的灵魂。终于，有一天她要求晚上在抗癌痛药物的基础上再用一些安眠镇静的药物。我们推测她可能预感到了即将到来的结局，也做好了准备。我们也终于下定决心，不再做任何支持治疗，而是顺其自然。

夜里，她走了，很平静、安详。这一天终于到来了，不知道是应该为她的离世而悲伤，还是为所有人的"解脱"而叹息。按照她的意愿，没有举办大规模的告别仪式和追悼会，她要把最美好的记忆留给所有认识她的人。我被允许参加了她的送行，只有七个人。除了我，其他都是她的至亲。

病人走了，我收到了患者妹妹和爱人的微信：

"王医生好，×××走了，感谢这期间你的关怀和帮助。她把我们从医患关系变成了朋友关系，随时联系。提前祝中秋快乐！"

"王医生好！真心谢谢您在×××得病治疗的整个过程中所给予的关心、关照和关爱，让我们在面对疾病的痛苦中得到丝丝温暖。让我代表×××及我们全家向您及您的团队表示衷心感谢。待我忙完×××丧后之事，平复悲伤后，我会当面致谢！！！再次谢谢！！！"

这是一个"折磨人"的故事。整个历程让我对特鲁多的墓志铭理解得更加深刻。医生是做什么的？我们能治好多少人？我们真正能做到的是帮助和安慰。对所有患者，我们要争取他们的无痛和尊严；对所有患者家属，我们要争取他们的无憾和心安。假若我们能做到，就可以成为一名合格的医生。

"尘封"妈妈的爱

——叙事疗法与安宁疗护

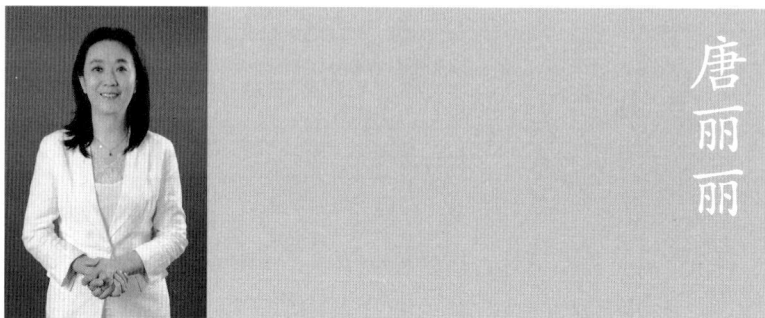

唐丽丽

当一个年轻的妈妈患上晚期癌症

作为肿瘤医院的医生，我在门诊诊疗中遇见过很多年轻的妈妈、爸爸。这些年轻的癌症患者内心最难过的关不是病痛、治疗或者死亡对自己的威胁，而是对亲情的难以割舍，尤其是当家里的孩子尚在幼小时。

那天门诊，一位年轻的女性患者走进我的诊室，门诊病历显示她是一位37岁乳腺癌伴全身多发转移的患者。身体瘦弱的她还没有坐稳就哭了起来，我为她递去纸巾的同时问她是什么让她的情绪如此崩溃。她尽力停止哭泣，并抽泣着说："唐大夫，我已经是癌症晚期了。"说完又哭了起来。我一边安抚她一边说："我斗胆问你一下，你是因为知道自己是乳腺癌晚期，就觉得死亡离你很近，非常害怕死亡的来临，对吗？"她却回答我说："唐大夫，没有这么简单。我知道自己已经是乳腺癌晚期，可能真的活不了多久了，我也知道死亡不能避免。与其说我害怕死亡，不如说我更害怕面对即将失去我的女儿，我实在放不下我的女儿。她才7岁，每一次她叫我妈妈，每一次她跑过来搂着我，甚至每一次想到她我都泪奔，无法抑制自己的情绪。我不停地在心里问自己：'怎么办？怎么办？我7岁的女儿就要没妈了，没有妈妈她该怎么生活下去呀？'我现在白天尽量在女儿面前表现得坚强，可孩子睡着以后眼泪就控制不住，大脑中不断想的都是我女儿将来悲苦的生活，以及对自己强烈的自责，是自己将苦难传递给了女儿。每当想到这里，我就没办法控制自己，即使我死了都无法瞑目……每天睡不着，眼睁睁看着月亮升起，一直到天际泛白。"她的声音和身体都在颤抖，我拉住了她的双手，引导她深呼吸，她的情绪才渐渐平静下来。我对她说："看得出你十分伤心和无助，我非常理解你，这个时候妈妈太难了。我们接下来是否可以一起想一想，万一我们不在了，我们还能怎样爱孩子，帮助她成长。"她停止了哭泣，用期盼的眼神看着我。

　　我对她说："你今天回家后先准备一包纸巾，因为你还是会忍不住流泪的，但是你一定要同时准备好信纸和笔，从今天就开始给女儿写信。每一封信不需要写得很多，以你不感觉累为好，写下你作为妈妈对女儿的爱、期待、嘱托和对她7年成长的回忆……总之一切你想和自己女儿说的话都可以写在信里。虽然她今天只是一个7岁的小女孩，看不懂你的文字，但是总有一天她会成长为一个大姑娘，可以完全读懂你的信，感受到妈妈对她满满的爱，不管那时你是不是还在这个世界上。"我接着说："记住每写好一封信，就把信封好，放入一个大箱子里面，将来这一大箱子信就是你给女儿最好、最珍贵的礼物。"她若有所思地点了点头。

两周后，当她再次走入我的门诊时，我发现她发生了明显的变化。她是笑着进来的，没有了初见时的难过和慌张，多了一份平静和从容。她说："唐大夫，太感谢您教给我的办法了。我担心以后身体会越来越差，所以这两周以来我几乎每天都坚持给女儿写一封信。信的内容有我跟孩子之间的经历，也有我对她的嘱托，没准儿孩子大了会觉得我太啰唆。后来一想，孩子感受到妈妈的唠叨，不是更真实吗！有时候写着写着，自己也会情绪激动，索性就痛快地哭一场。说来也怪，就这么写着，我慢慢觉得不那么担心死亡的事情了，晚上睡眠也好了很多。"她还主动和我分享了一封信的内容，我用心倾听："亲爱的女儿，当你看到这封信的时候，妈妈可能已经不在你身边了。你可以在夜晚看看天上的星星，最亮的那一颗就是妈妈在努力地跟你打招呼。我希望你长大后是一个勇敢、乐观的姑娘，勇敢地面对生活中的困难，勇敢地追求属于你自己的幸福。当你感到委屈、感到困惑的时候，就站在窗前朝着那颗最亮的星星讲出来，妈妈一定会听得见。愿你常常感受到温暖的阳光，闻到青草的芳香，听到鸟雀的歌唱，你一定要多停驻片刻，那是妈妈托它们给你捎去的祝福。妈妈永远爱你，一定要让妈妈看到你幸福的笑容！"

　　后来她再来复诊的时候，欣喜地把一张与女儿的合影和我分享：阳光下，母女两人手里拿着冰激凌坐在广场的台阶上，女儿头靠在她的身上，多温馨的画面啊！她说，感觉自己的生活似乎再次忙碌充盈了起来，要陪女儿去画画，买漂亮的衣服，吃美食，去公园溜达，坐在床边跟她聊天……

　　信让她把对女儿的担忧化作了延续生命之外的爱，忙碌让她忘掉了死亡带来的痛苦。活在当下，让每一刻的存在都变得有意义，这是对有限生命最大的敬畏。

关于叙事疗法

作为医生，为我的患者消除或减轻内心的各种痛苦，是我这么多年来一直努力的方向。解读他们的心灵，打开他们的心结，善待每一个生命，是医生的另外一种责任。医学本来就是"有时去治愈，常常去帮助，总是去安慰"。

针对这个病例，我将心理社会肿瘤学中的一个心理治疗方法——叙事疗法应用到这位年轻晚期癌症妈妈身上。叙事疗法是叙事医学中衍生出来的心理治疗方法。叙事医学（Narrative Medicine）主要是通过文学叙事来丰富医学，认识生命、疾苦和死亡的意义，聆听被科学话语所排斥的患者的声音。通过自传、心理分析、创伤研究、美学等训练，来增强医生关照、倾听、诉说疾病的能力，让医生学习如何见证病患的苦难，并有能力将疾病娓娓道来。早在1995年，加拿大卡尔加里大学社会学系教授亚瑟·W.弗兰克（Arthur W. Frank）就提出："病人需要成为讲故事者，这样才能挽救让疾病和治疗摧毁了的声音。"美国哥伦比亚大学内外科医学院的普通内科医师和临床医学教授丽塔·卡伦（Rita Charon）于20世纪90年代开始了这方面的研究。她发现文学与医学实践存在着某种关系，或者更确切地说，文学能帮助她做一个更好的医生。2001年，卡伦教授在美国医学协会期刊提出了"叙事医学"这一新名词，随后在这一领域发表了一系列论文，将这一概念理论化，正式创建了叙事医学这门学科。之后还衍生出了"叙事疗法"。叙事医学推动医学人文走向临床，进一步弥合技术与人性之间的鸿沟，丰富人类对生死、疾苦的理解和认知，将生物医学提升到有趣、有情、有灵的层面，促进医患关系的和谐，最终实现从医患之间的小沟通到公众理解医学的大沟通。叙事疗法则运用叙事医学的理论和方法，来帮助解决临床中的一些问题。

叙事疗法的例子很多，阿瑟·克莱曼在《疾痛的故事——苦难、治愈与人的境况》一书中讲过一个故事。当他只是一名实习医生时，他的第一位患者是一个可怜的7岁小女孩，全身大面积烫伤，需要每天做冲洗体表腐肉的"漩流澡"治疗。这是一项极其痛苦的治疗术，孩子完全无法忍受，每一次都会高声尖叫，并尽力反抗治疗。克莱曼被指派去安抚这位小病人，他几乎使尽了全部招数也无法缓解孩子的痛苦，让孩子安静下来。最后，他只好让孩子将每一次水枪喷射到皮肤的感受述说出来。于是，这个小女孩努力去捕捉痛苦起落的每一丝感受，寻找恰当的词句表述出来，与这位年轻的实习大夫悉心对话。这一招比其他办法都管用，孩子安静了，似乎被驯服了，这就是"叙事"的力量。他讲的第二个故事的主人公是一位老妇，一战期间，她从一名军人那里染上了梅毒，并导致了心血管损害。在长达几个月的随诊中，克莱曼通过老妇的叙述明白了污名笼罩下的病人如何遭受躯体痛苦、心理屈辱、社会歧视的多重压迫，叙述本身也帮助病人逐渐解脱出来。这令他回味起医圣希波克拉底的教导："医生有三大法宝：语言、药物、手术刀。"无疑，良好的沟通、充分的叙述是最佳的治疗。所有这些故事都说明"叙事"对病患的疗愈作用是如此神奇而强大，为之后上升到理论的叙事医学的创建和发展奠定了良好的基础。

晚期癌症患者的痛苦普遍存在，痛苦有四个维度：身体的痛、心理的痛、社会的痛和灵性的痛。对于我的这位患者来说，她的痛苦属于灵性的痛苦。这种痛无药可医，不可能有一种药妈妈吃了就不再担心幼小的孩子，只有心理治疗才有可能缓解她的痛苦。她这个阶段最有意义的事情莫过于能够活在当下，在有限的日子里将自己对女儿的爱、期待、嘱托等毫无保留地表达出来。写信作为一种叙事的方法，很容易成为母爱最温柔的表达。虽然7岁的孩子现在还无法读懂妈妈的文字，但是尘封的母爱在孩子长大后的某一天打开，将会成为妈妈给孩子最温馨、最伟大的礼物。癌症这种疾病不同于其他疾病的一个本质特征，就是它在出现的那一刻会让很多患者想到死亡，特别是疾病已经进入晚期时，对死亡的思考和担忧将占据患者心理更大的空间。对这位妈妈来说，对死亡的预期以及她对女儿的将来感到束手无策是显而易见的，也是折磨心灵的主要问题。这样的痛苦和担忧如果没有得到及时的心理社会支持，就会给她有限的生命带来更大的痛苦，让她感到痛不欲生，却又不能死。对于这个阶段的患者来说，生命有着双重觉察：一方面感到生命有限且死亡逼近，另一方面感到生命仍然存在。而叙事疗法的切入正是可以让患者在仍然存在的生命中关注当下，放下预期，因此放下焦虑和对死亡来临的恐惧，同时给孩子留下珍贵的礼物作为生命的馈赠和延续。

最美的落幕与居家疗护

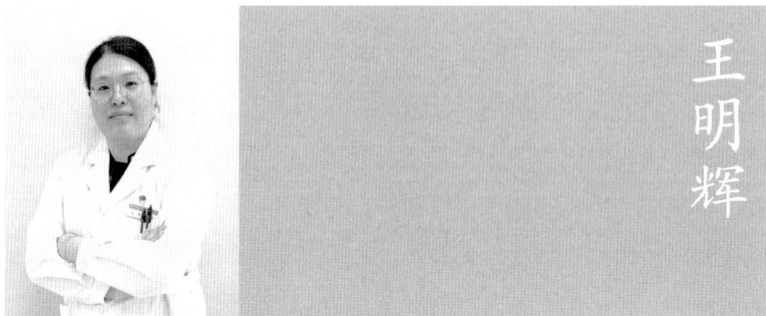

王明辉

王明辉，2004年7月毕业于华北煤炭医学院临床医学专业，毕业后于北京市丰台区蒲黄榆社区卫生服务中心工作至今，扎根社区工作20年，目前为全科主任医师。任中国老年保健医学研究会缓和医疗分会委员、中国老年学和老年医学学会安宁疗护分会委员、国家卫生健康委员会能力提升项目专家组成员、北京生前预嘱推广协会专家委员会委员。

故事的主人公叫刘雪亮（化名），男性，72岁。3个月前因为腹部疼痛去北京市某三级医院检查，结果被告知是胰腺癌晚期，已经出现了肝脏转移。就在医院要给他做进一步的检查时，老人拒绝了。既然出现了转移，又是胰腺癌——癌中之王，何必受这罪呢？于是，刘爷爷回到家中开始做各种安排。

刘爷爷住在北京市丰台区蒲黄榆社区卫生服务中心附近的小区，与中心的家庭医生签约长达7年之久，经常通过手机App"身边医生"查收家庭医生发的信息，其中就包括安宁疗护的一些宣传信息，类似于什么是安宁疗护，安宁疗护都能提供什么服务等。由此，刘爷爷对安宁疗护有一定的了解，但也不是完全清楚，在最无助的时刻，他想到了蒲黄榆社区卫生服务中心的安宁疗护服务。

北京市丰台区蒲黄榆社区卫生服务中心安宁疗护服务是从2019年底开始的，根据患者及家属的迫切需求，在协和医院缓和医疗专家团队的帮助下，从无到有，为附近居民提供从居家到门诊、从远程到住院的服务。5年间，共服务居家患者400余位，其中有多一半老人能够做到居家离世。2023年，成为北京市首家由社区卫生服务中心转型的安宁疗护中心，拥有50张床位、6名医生、20名护士、4名医务社工及30余名志愿者。两年间，服务住院患者320人，能够做到患者安心、家属放心，也能实现"门诊—居家—住院"全程服务。

初见：签订居家安宁疗护服务协议

2024年7月3日上午，蒲黄榆社区卫生服务中心安宁疗护门诊来了一位特殊的患者，他就是刘爷爷。当时他手拄拐杖，身体非常虚弱，没有家属陪伴。一般来门诊的70%为患者家属，剩下的30%也基本是家属带着患者前来就诊或咨询。像身体这么虚弱的患者自己来就诊的确实很少，因此我们的安宁疗护医护团队对这位刘爷爷印象特别深刻。刘爷爷开门见山："我得了胰腺癌，而且是晚期。我对你们的安宁疗护有一定的了解，今天来就是想咨询一下最后我实在不行的话怎么联系你们，怎么办理住院。但是我想好了，但凡能在家，我还是想在家待到最后。我不想麻烦孩子，所以我动不了了，就想来住院。"在刘爷爷介绍完自己的病情后，医护团队对刘爷爷的身体、心理、社会支持、精神状况做了简单的评估。

刘爷爷对自己的病情非常了解，而且已经为身后事做了一些准备，将一些重要的事情交代给了自己唯一的儿子。他老伴是3年前因直肠癌去世的，刘爷爷整整陪老伴治疗了3年，放疗、化疗次数都不计其数。老伴所有的罪都受了，最后还是走了，所以刘爷爷想得特别明白，在人生最后一程接受安宁疗护这种方式，有尊严，不受罪。

刘爷爷的儿子住在昌平区，工作单位距离刘爷爷家比较远，开车也得一个多小时。儿子只能在每周末来一次，刘爷爷不想让儿子由于自己耽误工作，也希望儿子将更多的时间留给他们的小家。孙女刚12岁，学习压力大，小孙子只有6个月，儿媳妇为了照顾孩子已经成为全职妈妈。刘爷爷不想再给儿子增加负担，于是便有了今日的独自前来就诊。

按照刘爷爷的身体情况以及想在家尽可能多一些时间的愿望，安宁疗护团队与刘爷爷商量先建立一份居家安宁疗护服务计划。如果之后病情加重，无法独自在家，就再考虑住院治疗。刘爷爷特别高兴，露出久违的笑容，一个劲儿地说："我真的没想到，真的没想到你们还能去家里。我家住三楼，没有电梯，我现在确实上下楼很费劲了。"

根据刘爷爷的情况，安宁疗护医护团队联系了刘爷爷的儿子，并签订了居家安宁疗护服务协议，制订了定期上门巡诊的服务计划。上门的安宁疗护医护团队包括医生、护士、社工和志愿者。

依靠：每周一次的上门巡诊

第一次上门巡诊是2024年7月8日，去之前给刘爷爷打了电话，简单询问了一下这几天的身体情况，并告诉刘爷爷下午我们团队会到家里，让他别担心。上门后护士为刘爷爷测了血糖，随机血糖是8.6mmol/L。自从查出胰腺癌，刘爷爷的血糖一直偏高，而且已经吃上了口服降糖药。现在刘爷爷不能下楼去社区医院测血糖，所以这个血糖的高低一直是刘爷爷的一块心病。本次还为刘爷爷调整了止疼药、睡眠药，这两件事情是相互影响的，其实晚上睡眠不好多数是因为疼痛，因此调整了止疼药物。睡不好觉也与焦虑有关，所以把睡眠药也进行了调整。告诉刘爷爷，调整后的药要按时吃，有什么不舒服一定要第一时间打电话告诉我们。向刘爷爷介绍了两名来自首都医科大学护理系的学生，之后上门给刘爷爷送药由这两名学生志愿者来完成，并建立了刘爷爷专属的微信群，有问题随时可以在群里沟通。也正是这次入户，让刘爷爷感受到"这下有依靠了，你们就是我的依靠"。

一周后上门巡诊时，发现刘爷爷腹胀、恶心，吃东西明显减少，只能吃少量的面条、馄饨，吃完自己感觉不能消化。我们医护团队为刘爷爷增加了有助于消化的口服药，并请中医适宜技术的医师上门为刘爷爷做了针灸和耳穴压丸。针灸后刘爷爷感觉到腹胀明显减轻，并且能痛快排气。刘爷爷告诉我们，还能继续在家一段时间，因此我们团队还是按照每周上门一次的频次定期提供居家服务。

医务社工在带领志愿者上门送药的过程中，尽可能增加陪伴刘爷爷的时间。在聊天过程中发现刘爷爷特别喜欢旅游和摄影，也看到刘爷爷之前拍摄的一些很美的照片，便问刘爷爷愿不愿意做一本时光相册来回顾这美好的一生。刘爷爷听后十分高兴，便与社工、志愿者一起开始了时光相册的制作，相册的题目就是刘爷爷最喜欢的微信名字"行者·远山"。

坦然：在安宁病房离世

居家的日子固然是美好的，但是刘爷爷的病情依然在加重。由于出现的腹水及下肢水肿等症状在家中无法得到缓解，而且下地活动越来越费劲，刘爷爷决定住进安宁疗护病房。

儿子说，刘爷爷在住院前一天整理好了自己所有的东西。哪些是需要带到医院，到时候自己用得上的，包括最后穿的衣服，哪些是留给儿子的，最后怎么处理，都交代得很清楚。他还跟家里人做了最后的告别，尤其是拉着6个月大的孙子的小手，深情地说："园园，你这是最后一次看爷爷了。"说完，家里人都哽咽了。

8月5日早晨，也就是入院的当天，刘爷爷让儿子为他买了炒肝和包子当早餐，吃了一个包子、几口炒肝。儿子在跟医生说到这顿早餐时，还问："我爸爸这是不是回光返照啊？为什么能吃炒肝呢？""这应该是老爷子一直想吃但怕在家吃了不舒服，就一直没敢吃的东西。这次来住院的时候吃，一是不怕了，二是他感觉应该是他最后一次吃了。"医生回答说。

入院后管床医生给刘爷爷开了一些入院常规检查，并做了疼痛、营养、心理等一系列评估。评估后发现，刘爷爷严重营养不良，并且白蛋白低，根据身体综合情况判断，生存期应该是以周计。

刘爷爷的腹水及下肢水肿问题都是由白蛋白过低引起的。安宁疗护的患者到底需不需要补白蛋白呢？这个问题在不同的机构应该有争议，但是安宁疗护主要是为了减轻患者的不适症状，现在出现的腹水和下肢水肿让刘爷爷不舒服，因此我们在征得家属同意后是给予补充白蛋白的。

在补充白蛋白3天后，刘爷爷的下肢水肿明显减轻。而腹水依然让刘爷爷有些呼吸困难，且几乎不能吃东西，于是跟刘爷爷商量能否为他抽一次腹水，一是能减轻他这种喘憋的症状，二是减轻腹部压力后他能吃进点儿东西。刘爷爷同意抽，说："我不怕疼，你们就放心治吧，我都听你们的。"于是，第一次抽了800毫升的腹水，刘爷爷觉得轻松多了，肚子也软了一些，第二天一早刘爷爷也能喝点儿稀粥了。

就这样下肢水肿和腹水的问题都得到了相应的缓解，但是刘爷爷说："这两天疼痛加重了，而且每天早、晚吃这止疼药也费劲，还有别的方法止疼吗？""您放心，办法是有的。咱们把口服的止疼药给您换成贴在皮肤上的，止疼效果是一样的。贴上后您要是还疼就随时跟我们说，也可以通过打针缓解当时的疼痛。"刘爷爷说："那太好了，你们有这么多办法，有这么好的药，我也就不忍了，该说说！"就这样，把口服的止疼药换为芬太尼透皮贴，如果出现爆发痛就皮下给予吗啡注射液。

虽然几乎所有的不适症状在安宁疗护病房都能得到相应的解决，但是刘爷爷感觉自己越来越没劲儿，身体一天不如一天。一天下午，刘爷爷跟社工说："你们给我做的那个时光相册我很满意，但是我还想让咱们所有的医护团队成员陪我照一张大合影，放在相册的最后一页。"于是，社工就组织当天在的所有医护，包括社工、志愿者和刘爷爷一起照了一张大合影，放在了时光相册的最后一页。就这样时光相册"行者·远山"完美收官，第二天就打印成册。

8月30日下午2点多，刘爷爷突然出现喘憋加重，而且意识不清。值班医生马上打电话通知刘爷爷的儿子。为缓解刘爷爷的呼吸困难，给予小剂量的吗啡注射液皮下注射。注射后刘爷爷由端坐位变得能躺平了，而且呼吸由急促也变得平稳了。儿子到后，坐在刘爷爷身旁，说道："爸，我到了。您放心吧，我会记住您交代我的事情，也会好好地照顾我们的小家……"刘爷爷还睁眼看了一下儿子，虽然无法说话，但是就这一眼让儿子感受到了父亲的所有嘱托，让儿子感觉到了踏实。于是，儿子继续坐在刘爷爷边上，讲起了父亲的一件件趣事。这既是讲给父亲听，更是讲给依然陪伴在父亲身边的志愿者和医护团队听。大家就在这种温馨的氛围中陪伴着刘爷爷度过最后的时光。

刘爷爷在8月31日早晨5点离世了。一切都是按照刘爷爷自己的安排，一切又是那么刚刚好。记得入院没几天，早晨主任查房时，刘爷爷就开玩笑地说，感觉自己过不去这个月（8月），还说自己愿意在秋天走，喜欢秋高气爽的天气，并且说想白天走，如果是夜里走太麻烦了，喜欢天亮的时候，亮亮堂堂的。回想一下，这一切都遂了刘爷爷的愿。因此，团队里的医护人员都在微信群里表达了对刘爷爷最好的祝福……

上午9点多，刘爷爷的儿子在微信群里告诉大家，已经在八宝山安顿好了父亲，让大家放心，并且说："我父亲这种人生经历在普通人里就算比较丰富多彩了，人生态度也很乐观。最后阶段遇到咱们这个暖心的医疗团队，你们陪老人走完最后的历程，是很圆满的结局。正是因为有大家的陪伴，我父亲才会安详地度过最后的时光，祝大家以后一直幸福下去。"

"从居家照护到住进安宁疗护病房，每一位在这里辛勤工作的医护人员，都用自己的专业、耐心和关爱，给我们患者的心里留下一缕温暖的阳光……"这是刘爷爷在时光相册中为安宁疗护团队所有的医生、护士、社工、志愿者留下的在生命最后时光的真实感受。他在住院期间也曾多次表达对大家的感谢，表示："这就是我家门口的家，能够在大家这般照护下坦然且了无遗憾地走，这辈子值了！"

随着老龄化、少子化的日益加剧，像刘爷爷这样的独居老人在辖区内比比皆是，加上失能、失智、高龄老人也不少，要实现99%的老人在社区居家养老确实有一定的难度，也需要政府部门尽快建立居家上门服务的相关制度流程及保障措施。

她在安宁疗护病房过了最后一个生日

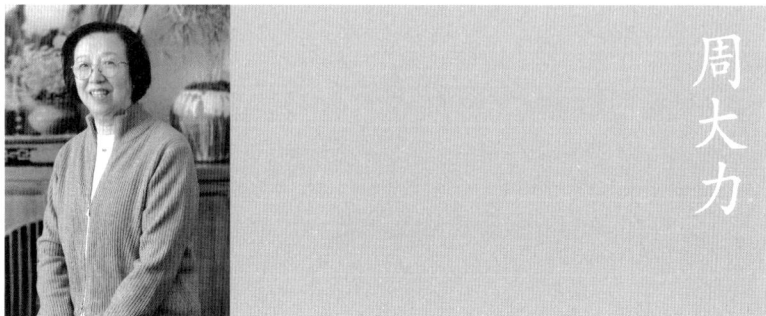

周大力

周大力，19年前开始致力于推广生前预嘱与安宁缓和医疗，以帮助人们尊严离世，实现善终。任北京生前预嘱推广协会副理事长。曾去台湾地区和日本进行缓和医疗的考察。深入医院和病房，了解进入生命末期病人在身、心、社、灵等方面的疗护需求。前往广州、深圳等地，与当地医院和志愿者合作开展调研，推动相关试点和立法工作，为建立安宁缓和医疗的法律保障贡献力量。此外，积极参与生命教育活动，帮助公众更好地理解生命的意义与价值，提升社会对安宁缓和医疗的认知。近期在商业保险进入安宁缓和医疗方面提出了很好的建议，并与有关部门一起推动试点。

填写了生前预嘱的兰校长

那天，海淀医院安宁疗护病房的秦苑主任给我打来了电话，她说："兰校长快过生日了，这可能是她最后一个生日。如果能够联系她的学生一起给她过这个生日就太好了。"

我知道，这是秦主任在安宁疗护病房中了解到兰校长的情况后，想为她安排好生命最后阶段的每一件事，才给我打了这个电话。兰校长是我中学的校长，也就是以前女十三中的校长。我无法拒绝秦主任的要求，尽管我认识的兰校长的学生有限，因为她从20世纪50年代初就留校任教，不少学生都80多岁了，但我还是要尽量去联系，让更多的同学、校友来为老校长过这最后一个生日。

这次为兰校长过生日是安宁疗护中一个很重要的内容。安宁疗护病房在接收病人时一个重要前提就是本人填写过"生前预嘱"，或明确表示在生命末期时选择尊严离世，不接受创伤性的治疗，不使用延缓死亡的生命维持系统。在这样的前提下进入生命末期的病人进入安宁疗护病房，并接受对症实施的解除各种不适症状的姑息治疗。同时由主治医师、心理咨询师、营养师、社会工作者组成团队开展身、心、社、灵全方位的疗护。兰校长早在10年前就做好了尊严离世的选择。当她知道我在推广生前预嘱时就立刻告诉我说，她接受这种尊严死的理念和形式，并且对我说："今后一旦我进入生命末期，请你帮助我实现我的这一选择，实现尊严离世。"我当时立刻答应了兰校长的请求。她还说："我知道你们推广的生前预嘱仅仅是开始，即便我填写了一份生前预嘱，但到时候如何实现也不知道去找谁，所以只好求你，到那时你来帮我实现。"兰校长对我讲这些话的情景至今还历历在目。她讲话时那样轻松、自然，笑眯眯的，像在和她的学生做一次亲切的谈话。她觉得人生就应该这样，安详地、无痛苦地、有尊严地离世。人总有一死，到了生命末期，就没必要去延缓死亡，不需要全身插满管子去遭罪，能够无痛苦、舒适清洁、心情平静、有人陪伴地安详离世就是幸福。

其实兰校长在72岁时就患了乳腺癌，确诊时已经是晚期，医生说距生命末期也就3个月。而兰校长坚强、乐观，硬是与病魔抗争了15年。不是躺在病床上的15年，是积极配合医生治疗，不停地参加一些社会活动，乐观向上的15年。直到86岁之后，全身骨转移，非常疼痛。当时兰校长在疼痛之中给我打来电话，说真的有些受不了了。她想知道是否已经到了生命末期，所以到301医院找到李晓梅主任，表示自己不想治了。没想到晓梅主任很严肃地，甚至有些严厉地说："为什么不想治？！"兰校长惊住了，她从晓梅主任的态度中感受到对于病痛不应是惧怕、丧气，随随便便放弃治疗。晓梅主任耐心地给她讲解如何面对癌痛，并且帮她制订解决方案，完全不像医生对待病人，而像一个晚辈在给奶奶讲故事。兰校长一下子放松了，没有那么紧张、纠结了。实际上晓梅主任已经开始给她实施缓和医疗了。当时李晓梅知道她不想治疗，所以在她们谈话的过程当中已经开始对兰校长进行心理上的抚慰，并且通过药物帮助她解除了疼痛的症状。这时候兰校长精神状态就不一样了，她又笑了，能回家休息了。缓和医疗对癌症晚期病人除了尽量解除其身体上各种不适的症状以外，还在心理和精神上给予其舒缓和疗愈，使病人即便到了生命最后阶段，也能舒适地走完最后一程。

在家中休息了数月之后，兰校长以住院的方式进入海淀医院的安宁疗护病房。秦苑主任接待了她，并安排她在安宁疗护病房中接受身、心、社、灵全方位的疗护。从兰校长跟我的通话中，我感觉到她很喜欢那里，喜欢秦主任带领的那支团队。在为兰校长服务的不仅有医生、护士，还有心理咨询师和志愿者。兰校长一直都很清醒，所以她可以很顺畅地与秦主任沟通。很显然，秦主任事先就了解了兰校长的病情和兰校长从事了一辈子的教育工作。秦主任首先是想办法解除了兰校长身体上的疼痛。对于癌症病人来说，如果没有疼痛，整个身体状态一下子就好了很多。这样一来，兰校长又有了往日的笑容，开始接受医生对她进行的心理上的疗护。那些年轻的志愿者叫她兰奶奶，和她聊天，帮她放松，兰校长很喜欢这些孩子。兰校长没有结过婚，更没有子女，所以当她面对这些孩子的时候，仿佛又回到了她工作一辈子的教育战线，回到了她热爱的中学。由于心情舒畅了，兰校长向秦主任和志愿者讲述自己的过去和学生们。她一辈子都在从事教育工作，所以她心心念念的都是学校和学生，这也正是秦主任让我联系我们中学校友的原因。尽管按照安宁疗护病房的要求还要组织病人的家庭会议，但兰校长更希望见到她的学生们。

为兰校长的生日做准备

按照秦主任的要求，我开始去联系原来女十三中的同学们。由于兰校长从50年代初就留校任教，所以她的学生真的很多很多。而我只是一个60年代入学的学生，尽管我从初中到高中都在女十三中，但我的同学也都是60年代以后入校的。幸好有林莲卿师姐的帮助，她是50年代兰校长的学生，她称兰校长为老师。当年在她高中毕业前夕兰校长作为她的入党介绍人，使她成为预备党员，她还在兰校长的鼓励下，考上了北京大学技术物理系。几十年间林师姐从未与兰校长断了联系，兰校长将她视为家人，大事小事都会和林师姐说说，所以我第一个就找到林师姐，请她帮助联系她们那个年代的同学。她们基本上都是"文革"前的老大学生，对兰校长和女十三中都有很深的感情。这些老师姐都已年过80，听到兰校长已经住进安宁疗护病房的消息都非常关心，有些师姐要到我的电话后立刻和我联系，了解兰校长的病情。我告诉她们，医院希望我们能够在她生命的最后时期，在安宁疗护病房中给她过最后一个生日。师姐们立刻表示，需要她们做什么一定会尽力。我被她们感动着。第一个给我发来信息的是一位叫刘羽的老师姐，她的信息是从养老院发来的。她说："大约70年前的1955年，刚满17岁的我被批准为中国共产党预备党员，我的入党介绍人就是兰佩云老师。她在师生中有很高的威望，她对我既是严厉的老师，又是嘘寒问暖的大姐姐。她常告诫我，你现在是共产党的一员，是党的人了，你一生都要永远把党和人民的利益摆在第一位。她就是这样做的。"同时，刘羽师姐还唱了一首歌，也请我转给兰校长。紧跟着韩菊元师姐也发来了祝福的信息，她是当年全运会的标枪冠军。

这些50年代高中毕业的老师姐们对她们敬爱的兰老师由衷地爱戴，与我们这些老三届毕业生相比的确大不一样。毕竟我们经历了"文革"时期的动荡年代，特别是兰校长当时作为一校之长成了第一个被打倒的"走资派"。学校中铺天盖地的大字报是批判她的，批斗会也是针对她的。所以我在联系我在校时的一批老三届的同学时，大家的心情十分复杂：一方面是对兰校长的尊敬和关心，另一方面也有对当时批判兰校长的愧疚。我深知大家的心情，所以将兰校长多年前对我说的一段话告诉了大家。那是我从农村插队回来见到兰校长，我为当年写大字报批判她的事向兰校长道歉。没想到兰校长笑了，对我说："那些事我都不记得了，那时你们都是孩子，不到18岁，我都原谅了。"我当时震惊、感动、敬佩……百感交集。当我把兰校长这些话告诉我的同学时，大家的感受和我是一样的，所以一部分同学专门组织起来去看望了兰校长。

这次为了给兰校长过生日，大家开始奔走相告，准备生日礼物。只要能联系到的同学，都通过电话、微信通知到。令我感动的

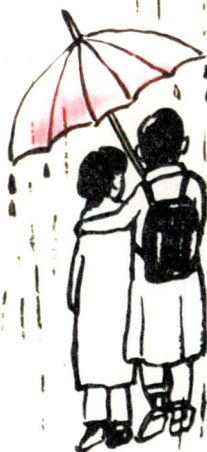

孤独悲伤的日子
请你悄悄念一念我的名字
并且说：有人在思念我
在世间我活在一个人的心里

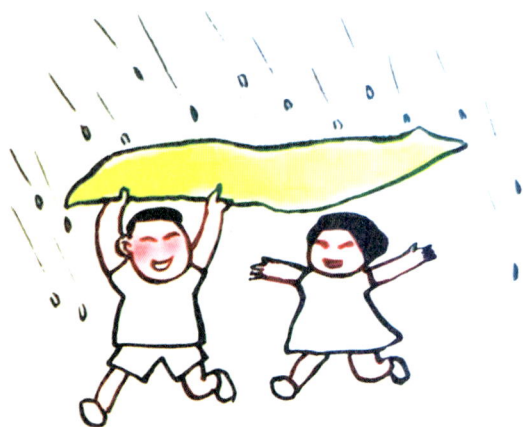

愿我们
都有能力爱自己
有余力爱别人

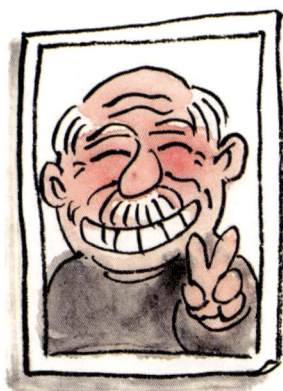

拍了遗照
但因为笑得太用力
没有被采用

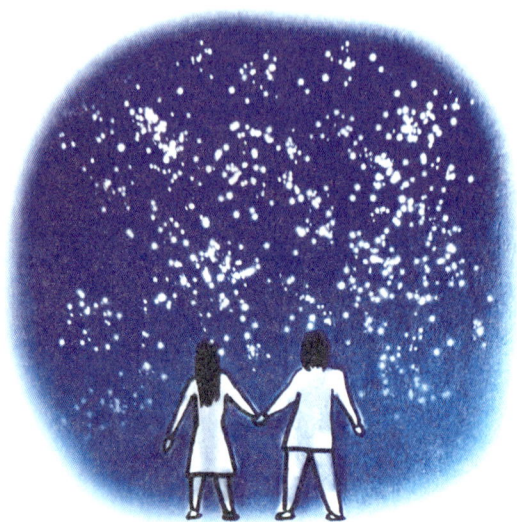

就算我们都很平凡
也要一起努力
给彼此漫天星光

是，无论是我熟悉的还是不熟悉的同学，一听到这个消息马上行动起来，通过微信的方式发来了送给兰校长的文字和照片，真的非常非常好。大家都在关心着老校长的情况，因为兰校长一直是大家尊敬的好校长。

由于安宁疗护病房不可以有很多外面的人同时进去看望病人，特别是在疫情期间，为了保证病房的医疗卫生安全，只能由我代表大家到病房中给兰校长过生日。我们把同学们写给兰校长的信、送给兰校长的照片和礼物，还有唱给兰校长的歌，都做成视频，在病房当中放给兰老师看，讲给兰老师听。

我联系的都是一直关心和想念兰校长的同学。虽然兰校长对"文革"中的事表现出一笑了之，原谅了不满18岁的学生们，但其实，兰校长心中不可能把这些痛苦完全忘掉，因为当年留下的病痛还带在她的身上。当年有人在看守她劳动的时候，居然往她的头顶上按图钉。这种痛苦任何人听了都会感到毛骨悚然，怎么能这么狠呀？有人让她跪在北操场的台上，嘴里喊着"把她打翻在地，再踏上一只脚"，随即猛地用力将脚重重地踩在她背上，使得兰校长的腰椎严重受伤，很多年里一直都只能穿着钢背心。兰校长就是这样带着这些病痛经过了10年，后来又重新回到教育战线。她到了另外一所中学——北京55中，将这所中学办成了北京市的重点中学。她真的是非常棒的校长，不愧为教育家。她教导出来的学生都会带着热爱、尊重，去工作、学习和生活。兰校长始终关心着学校的每一位老师和学生，尽可能跟他们保持着联系。退休之后把原来的老校友们聚在一起成立了汇慕合唱团，她作为团长，带领大家快乐地歌唱着，同时也会组织一些活动，到外面去演出，受到不少奖励和好评，让大家都能够有快乐的晚年。

在安宁疗护病房为兰校长过生日

了不起的兰校长，可敬的兰校长，今天她要过生日了，这是她的最后一个生日。一簇簇的鲜花送到了海淀医院，摆到了安宁疗护病房。秦主任带着她的团队让兰校长躺在床上，给她选了一个她自己感到最舒服的姿势，使她在生日会的全过程中尽量做到身体没有不适，心情保持舒畅。我们给她播放视频，让她舒服地坐着，看着同学们的照片，听着大家的祝福。她抱着、捧着一束束的鲜花，一直不停地说："这些学生都还想着我，一定要谢谢他们。"当兰校长看到视频中同学们的照片时，仿佛又回到了女十三中……当她看到几位华侨同学的照片时，立刻想到了当年接收从印度尼西亚、缅甸回国的华侨子女，为她们安排学习和生活的事情。更有意思的是一位当年只是初一的同学，兰校长清楚地记得那个淘气得没边儿的小女孩，恰恰是她为兰校长一针一针地钩了一条漂亮的披肩。兰校长发自内心地笑了……

在给兰校长播放视频的过程中，秦主任和她的医护团队一刻也没有放松对兰校长的关注。秦主任在兰校长的耳边轻轻地问着她的感觉，唯恐有不适。志愿者也在关注着兰校长的情况，不停地给她轻轻地按摩，一遍遍地讲述大家都送来了什么样的礼物，什么样的祝福。兰校长始终表现得那样平静，始终保持着令大家感到非常亲切的笑容。切蛋糕的时刻到了，秦主任拿来了兰校长的侄女为兰校长准备好的生日蛋糕，并且让兰校长切了第一刀，随后给在场的每一个人都分了一块。大家和兰校长一起品味着生日蛋糕，为兰校长送去了生日祝福。兰校长87岁的生日就这样在安宁疗护病房度过了。

在兰校长最后的日子里，秦主任和她的团队为兰校长总结了她的一生，听她讲述了自己最后的愿望，还请来了她的侄子和侄女，给他们讲述了兰校长在安宁疗护病房中的情况，以家庭会议的形式听取兰校长和她亲属的意见，听兰校长安排了她最想安排的一些事项。在此之后，当兰校长进入弥留之际，医护人员开始为她播放她最喜欢的音乐，志愿者为她念告别词，兰校长就这样安详地离开了……

　　一路走好，敬爱的兰校长！

谢谢您，张爷爷！

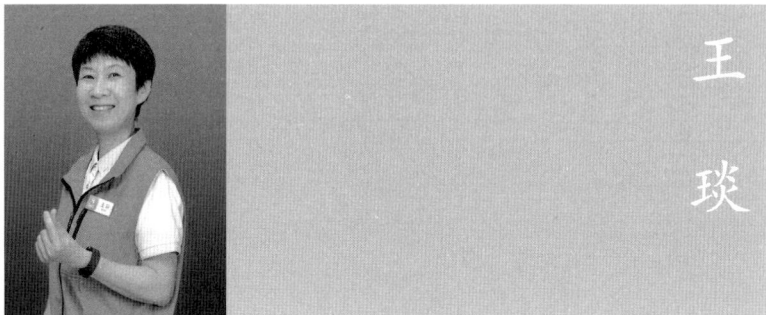

王琰

王琰，生于1964年，本科毕业于中国人民大学新闻学院，在新闻采编岗位工作了20多年。2003—2004年攻读心理咨询与治疗专业，获得香港中文大学硕士学位。2015年接受培训，成为北京生前预嘱推广协会"七彩叶"缓和医疗志愿者，培训后进入北京海淀医院血液肿瘤科病房做服务；2019年加入安宁病房个案团队进行服务。

张爷爷是我进入病房服务的第一位服务对象。

2015年6月，志愿者们拿着手工作品进病房时，他主动与我们交流，我们就这样认识了。

第一次见面，我问："您原来做什么工作？"他笑呵呵地回答："我是农民，种庄稼的。""种什么庄稼？""种小麦。"我们就这么自然地聊起来。接下来我才知道，这位"农民"可不简单——他是20世纪50年代初的大学毕业生，学农学的，一辈子研究小麦育种。

我们的第一次交流很顺畅，有问有答。张爷爷告诉我，他小时候在四川老家，母亲在房前屋后种了许多花，他也很喜欢种花，就这么选择了学农。他还教我："菊花最容易养活了，剪一枝插进土里就能活。如果你看到别人家的菊花好看，就问他要一枝——开完花的也可以，回家栽进土里，第二年就又开花了。"

服务结束志愿者交流时，护士长说，张爷爷有阿尔茨海默病。我当时不太相信，因为我们聊天时他表现得很正常。回家后我开始上网查找关于阿尔茨海默病的资料，因为尽管知道有这么个病，但我对它的了解并不多。阿尔茨海默病俗称老年痴呆，它的一个明显症状是对近期事件的记忆力下降，对久远的事情的记忆却可能保持完好。

第二次服务时，我有意多聊些过去的事。我问他："您和老伴是怎么认识的？那时候年轻人约会都做什么呀？"他兴致勃勃地回忆起当年谈恋爱的情节，眼睛眯成了细细的两道弯。

我渐渐发现，他对两个话题特别有兴趣，一个是老伴，一个是他的专业。

在征得护士长同意后，我种了一些麦苗，装在用饮料瓶做的简易花瓶里带去。我问张爷爷："您猜猜这是什么？"他看着麦苗，开心得哈哈大笑："你问我这是什么？你还问我这是什么？！这是麦苗嘛！"然后他回头就考护工："你认得这是什么吗？"护士进来分药，他又举着麦苗考问护士："你认得这是什么吗？"他还毫不客气地从专业角度点评："这麦苗长得不好，水浇多了，叶子徒长，还缺氮……"谈起育种专业的事，他双眼放光，条理清晰，一点都不糊涂。

说起老伴，很多时候他的情绪就低落了。他与老伴感情很深，但老伴也得了阿尔茨海默病。他告诉我，已经给老伴找了一家很好的护理院，他自己住院之前，已经把老伴安置好了。现在每个周末，儿女都会来接他出院，去看望老伴，全家人一起吃午饭。我问："她还认识您吗？""怎么会不认识？她当然认得！"但每次说起老伴，最后他总免不了伤心落泪。一次，我们陪患者编中国结，我帮着张爷爷编了一个红色的中国结，他开心地举着作品向大家展示。护工问："你准备把它送给谁呀？"他毫不犹豫地回答："送给老伴。"说着他的嘴一撇，眼泪就掉下来了。我问："您想老伴了，是吗？""是啊，上次见到她……"他一边絮絮叨叨地跟我说，一边像孩子一样用手抹着眼泪。因为怕老人伤心，多数人不愿意跟他谈这个话题，老人心中对老伴的思念无处诉说。所以每次他主动提起时，我都不会打岔回避，而是静静地听他说。在不能见面的日子里，这样的回忆与诉说，是他表达对老伴的思念的方式。

我们开始服务的前半年，张爷爷的身体状况还不错，可以下床，可以坐着轮椅到楼道里参加手工制作活动，后来渐渐地就不太出来了，但我们还能在病房里一起玩简单的拼图。再往后他的状况明显变差，最后半年只能卧床，鼻子上还插着两根管子，一根鼻饲管，一根氧气管。为了防止他拔下管子，他的双手也被束缚了。他早就认不出我们了，但陪他的时间长了，他大概能感觉到我们是关心他的，所以有时会委屈地向我"告状"："他们不讲理呀，动不动就扎针，痛呀！"或者央求："我不想在这里，你去跟他们说说，让我回家吧，我要回家……"

多数时候，他的意识可能停留在过去的某一时刻。他会说："要检查卫生了，赶紧收拾，不能这样乱。""快回去，别让孩子乱跑。"这时我就试着去共情并回应他的情绪："您担心这里太乱了，卫生不合格，是吗？我们马上收拾。""孩子们都在家里，很安全，您放心吧。"志愿者们每次去陪伴他时，还会解开束缚手套，帮他按摩一下僵硬的手指。每次我离开前,再帮他戴上束缚手套时,他总是百般不情愿,有时甚至发脾气。这时我心里也是百般的不忍,那一刻真让人心痛。

最后的两三个月,很多时候他只是在昏睡,但常常躁动不安,不停地嘟囔着谁也听不懂的话。尽管如此,志愿者们每次服务时都会去陪他一会儿,为他做手部按摩。12月初,协会一位四川志愿者来京,去病房看他,用四川话和他交流,据说张爷爷那天很开心。

肿瘤病房的患者流动较大,有的患者是病情缓解出院了,更多的是被疾病带走了。张爷爷是我们迄今为止陪伴时间最长的服务对象。从第一次服务时相识,我们的缘分持续了整整一年半。其实,在这里与每一位服务对象的相遇,都可能是彼此生命中唯一的交集,而每一次告别,也都可能成为永别。唯其如此,每一次相见就更值得珍惜,因为不知道还有没有下一次为他们服务的机会。

2016年的最后一次服务,也是我和张爷爷的最后一次相见。那天去陪他时,他闭着眼睛侧身躺着,已经没有力气拔管子了,所以双手不再被束缚。也许是因为病痛,他依然是躁动不安地嘟囔着,但听不清说的是什么。我轻轻地抚触他的手背、额头,像哄孩子一样轻柔地和他说话,这时他会稍稍安静一些。我准备离开时,他好像有感觉,睁开眼睛用力地抬起头,含糊地说着什么。于是我又握住他的手,轻轻安抚。

服务结束的时间到了,同伴来招呼集合。张爷爷突然又睁开眼睛,用清楚一些的声音说:"那个任务还没完成……"我在他耳边轻声说:"我这就去完成,您放心。我先走了,下一次再来看您。"但是,没有下一次了。新年之前,张爷爷走了。

一年半的相处,也是相互的陪伴。张爷爷陪着我走过了进病房服务的最初阶段。他的笑声，他的眼泪，他对专业的热爱，对老伴的深情，都成为我抹不去的记忆。他是我近距离接触的第一位有阿尔茨海默病的长者，促使我去学习、了解这一老年常见疾病，并有机会把学到的照护知识运用到服务中。

谢谢您，张爷爷，和您的相识相伴，是我得到的一份珍贵的生命馈赠。您就像冬天覆盖着麦苗的厚厚积雪，积雪消融时，并没有消失，它滋养着麦苗拔节、抽穗、成熟……

我还有一个心愿：找一株喜欢的菊花，按照您说的方法，剪下一枝插进土里，等着它来年开花。张爷爷，您会看见的，是吧？

一次不寻常的会诊

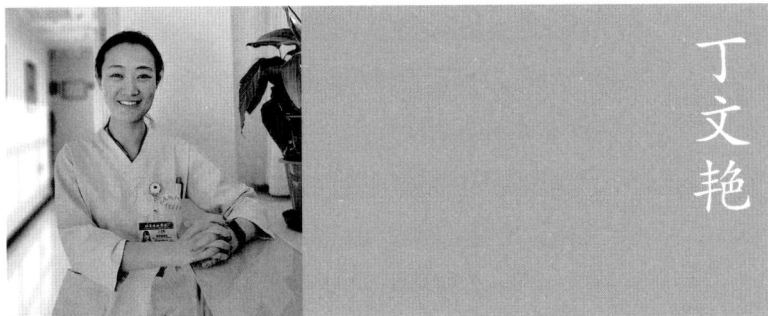

丁文艳，1993年生，2023级北京协和医院重症医学科临床博士后。2018年硕士轮转期间在妇科肿瘤病房首次接触缓和医学，2019年转入重症医学科读博期间选修缓和医学课程，系统学习了安宁疗护知识。学习心得发表在北京协和医院公众号"协和医生说"，收获很多好评。

初识缓和医疗

我很感谢能有一个宝贵的机会认识缓和医疗。那是一个冬天，我第二次轮转到妇科肿瘤病房。

一到科室报到，我就接管了一位50岁正在接受规律化疗的卵巢癌患者张阿姨。张阿姨于三年前被确诊为卵巢癌，治疗后多次复发，伴间断肠梗阻、腹水、肝功能损伤等一系列肿瘤带来的并发症。

主管教授多次为她调整化疗方案，积极施治。她和丈夫也一直坚持配合治疗，很不容易。医护人员对张阿姨的印象都非常好，她安静内向，瘦削的小身板，性格坚强。她的爱人是一位身姿挺拔、高瘦且绅士的叔叔，精心照顾张阿姨，令旁观者动容。

我的苦恼在于：张阿姨的病情并不乐观。我反复查看了张阿姨的各项检查结果，她这次入院，是为了治疗卵巢癌复发导致的严重肠梗阻。

我忽然意识到，同事们看我的眼神不仅仅是同情我，可能还带着期许，希望我能好好地送走她。

但是，不能这么早下结论。我们要努力抓紧时间，尽快找到逆转病情的办法，让张阿姨像之前几次肠梗阻一样，从困境中走出来，恢复到过去三年那种带病生活的状态——虽艰辛但尚可忍受的小日子。

接下来一个月的故事，就没有慷慨激昂的英雄主义了。寻求外科手术机会——NO。寻求中医学方法缓解肠梗阻——失败。寻求化疗和靶向药缓解肿瘤——NO。寻求介入手段放置肠梗阻导管——失败三次。

这一连串的重大打击，让我不得不面对一个沉痛的现实：我可能真的要送走张阿姨了。

我还没有送走患者的经验，有些焦虑。教授查房时说："请个缓和医疗会诊吧。"我听出这是最后的办法了，但我当时并不知道这个决定会产生多大的意义。

请缓和医疗会诊的过程很特别，这让我对缓和医疗从一开始就产生了兴趣。

先是给一位叫宁晓红的大夫发会诊单，接着就被告知要加入一个缓和医疗会诊的微信群，然后需要在群里介绍患者的基本情况，重点是介绍存在何种困难。

说实话，我当时并不知道怎么去介绍"存在何种困难"，因为我完全不知道缓和医学可以解决哪些困难。幸好群里有其他患者请求会诊的模板，参考后我写了："患者目前还不知道自己的病情危重，不知下一步怎么处理。"宁大夫在群里和我约了会诊时间。

等待会诊的两天里，我在每日查房时都安慰张阿姨说："我们为您请了缓和医疗会诊，相信宁大夫可以帮助您。"患者和家属又进入了有所期待的状态。出于好奇，我也很期待，但我并没有信心可以为患者提供什么帮助，毕竟病情的发展终究只有一个结局。

这两天，我也"潜伏"在微信群里旁观其他患者的会诊请求。我看到宁大夫的回复："这位患者我看过了，失眠的问题，请芳疗小组对接一下，看能不能帮帮患者。""这个患者情况特殊，有两个年幼的孩子，请有儿童沟通经验的某某大夫对接一下。"也看到其他大夫在群里向宁大夫表达感谢："某某患者昨日过世了，走的时候很安静，几乎没有痛苦。家属向宁大夫表示感谢，特别感谢最后这段时间的沟通，对于患者和家属都有莫大的帮助。"我感受到一股正向且温暖的气流，但还是很好奇，缓和医疗会如何提供实质性的帮助呢？

令人震惊的诊疗过程

周四中午，宁大夫如约到来。了解基本病情后，她直奔张阿姨的病房，我紧随其后。进入病房后，气氛发生了微妙的变化，安静的病房在宁大夫满含笑意的注视下开始升温。她先绽开灿烂的笑颜，注视着张阿姨几秒钟，并没有讲话。张阿姨也被这笑容吸引，开始专注了起来。宁大夫做了自我介绍，随后问有没有凳子可以坐着说。

我立刻觉得很特别，因为大夫们常常来去匆匆，这微笑已经消耗了一些时间，谁还会想要坐下来聊天？我立刻醒悟，这明显不是宁大夫累了需要坐着说，而是她接下来要在这间屋子里耐心地待上一段时间。

张阿姨半卧在床上，输着营养液，很虚弱的样子。宁大夫坐在她床旁，躬身迎上去，用双手握住她的右手。不是随意地握一下，而是用自己的力度去感受阿姨的手，去感知和探索她，去传递她的温度。我很震惊！一个大夫竟可以和患者这样亲近。接下来的聊天我更加震惊，她不问病情，就是聊天的语气。张阿姨明显是个话少内向的人，回应都非常简短，但很认真。从聊天中我得知，张阿姨几个月前还在跳舞，说自己想回到那种日子。说实话，我低估了张阿姨的生活质量。一个患卵巢癌三年，看起来非常瘦弱的阿姨，手术后持续化疗加靶向药物治疗，不间断还要穿刺引流腹水，住院治疗肠梗阻，且不提身体需要忍受治疗带来的痛苦，光是这来来回回的就医过程就已经很磨人了，竟然还可以去跳舞。无论是精神上还是体力上都让人觉得不可思议。

张阿姨的回答也暗示，她觉得眼前的状态太糟了。无法进食，腹胀，鼻孔里一边是胃管，另一边是肠梗阻导管，一天中的大部分时间都在输液，常常感到腰痛。

宁大夫陪张阿姨聊天，长达一个多小时。我忽然发现她的聊天是很有逻辑的。她不动声色地获取到一些重要信息：

1. 患者自己对病情的了解程度。

2. 患者是否想了解自己的病情。张阿姨表示知道自己的情况，并且不希望我们过多讨论，这个信息很重要。这意味着接下来有两个关键的步骤，张阿姨是可以参与的。

3. 患者了解到自己预后不好时，提出了一些需求。张阿姨表达了希望自己的整个过程不要痛苦。

4. 是否立遗嘱。

5. 有哪些症状需要干预，例如张阿姨说自己觉得口干、腰痛等。

6. 患者还有什么遗憾，还有哪些事情放心不下。

7. 患者对自己患病还有哪些困惑，即生病对患者心态的影响如何，患者是否在心理层面接受和认可自己生病，是否有不甘和埋怨。张阿姨生性好强，认为生病是件丢人的事，不希望亲朋好友都知道自己患病，三年来减少了许多亲友之间的走动。

多么真实的流露啊！通过这短短的一小时，张阿姨让宁大夫接近了自己的内心。而我作为管床大夫，一个多月的陪伴都不及宁大夫开头的笑容来得直击内心，我开始在心里自我反省。谈话接近尾声，宁大夫简要地总结了具有针对性的解决方案，并认真告诉张阿姨我们目前能够做到的事情有哪些。

接下来进入第二个环节，我们邀请张阿姨的家属来到医生办公室。宁大夫的目标很明确：了解家属有哪些方面的困难，看看医生可以提供哪些帮助。张阿姨的丈夫对张阿姨的照料是尽心尽力、无微不至的。面对接下来的告别，家属也比较理性，表示能够接受张阿姨即将离世的事实。家属除了认同帮助张阿姨达成心愿外，也提出了希望张阿姨离别时不痛苦的要求。

梳理完与患者和家属的谈话内容，宁大夫总结出明确的缓和医学疗护目标：

1. 请芳香治疗小组来会诊，提供舒缓腰痛的精油和按摩方法供家属学习，帮助缓解张阿姨的腰痛。

2. 建议在病房播放张阿姨最喜欢的小提琴曲，舒缓情绪。

3. 针对张阿姨口干、燥热的症状，让家属试着制作水果口味的小冰块，难受时可以含一小块。（胃肠减压的情况下，不会加重张阿姨肠梗阻的病情。）

4. 家属协助完成张阿姨提到的心愿，如将自己收藏的旗袍赠予最好的闺蜜，向产生过误解的亲戚当面表达谅解。

5. 请麻醉科会诊，协助镇痛。

6. 和家属沟通，让张阿姨在律师的见证下立下遗嘱。

我是全程震惊的。原来可以直接跟患者谈论死亡，不必避讳。谈论死亡，意味着有准备地面对，意味着其实已经做到了"最好的告别"。

启示

我从心底里佩服宁大夫的亲和力和沟通方式。这次会诊不仅让张阿姨有机会体面地离世，也让我感受到了生命尽头的温暖，死亡不再是冰冷、慌乱和无奈的样子。

之所以有如此多的震惊，也因为我是一个非常不善于沟通和表达的人。我不知道与患者沟通的度在哪里。太多时刻，我都觉得患者和家属心里想什么是他们的私事，我不该过问，做好专业诊疗就好。

偶然有一次，在诊疗过程中，为了缓解凝固的气氛，我和患者寒暄了两句，患者就打开了话匣子，倾泻出许多故事。

那是一位宫颈癌术后定期化疗的阿姨，为她上监护的过程中，我问候了一句"您精神不错"，她就开始跟我讲她在家期间是如何保养的，两个女儿如何精心照顾她，两个女儿如何优秀，她是如何发现自己得了宫颈癌，一开始如何无法面对，后来又如何面对复发的坏消息，进而聊到她对今后的期望，对生命的不舍。我站在她床旁，静静地听着，一晃就是30多分钟。我几乎知道了她生命中每个重要的节点。她的叙述包含了很多细节，可想而知，她是多么愿意分享自己的生命故事。

目　录

生前预嘱确立与使用指南

生前预嘱推广协会

（一）生前预嘱文本《我的五个愿望》

我们可以看到，通过填写生前预嘱（living will），使人们根据个人意愿，决定在临终时是否放弃心肺复苏，放弃使用呼吸机等人工生命支持系统的做法，正在世界上许多国家和地区，帮助人们以接近自然的死亡方式，最大限度地追求生命和死亡的尊严。

在中国，随着社会和经济发展，越来越多的人关注生命质量。而有尊严的临终和去世，也就是有质量的死亡，是生命质量很重要的一部分，尊严死已经日益深入人心。

2006年，我们将世界上目前使用最广泛的一版生前预嘱文本《五个愿望》（*Five Wishes*）带到中国，在保留了容易理解和表达意愿的框架的同时，在法律、临床、心理专家的共同建议下形成了供中国大陆居民使用的文本，也是中国第一份生前预嘱的文本。它更适合我国的法律环境和公民文化心理，为了彰显个人意愿的重要我们把它取名叫《我的五个愿望》。注册者不必懂得太多法律或医学词汇，通过对每个愿望下的项目选择"是"或"不是"，就能根据自己的意愿和医疗偏好对临终诸事项做出比较清晰的安排；其正式注册和加密的数据库保存、修改和查询功能，则可最大限度保障其真实可靠。生前预嘱给了人们机会表达出自己对生命质量、对尊严、对死亡的意愿，从而能帮助人们获得尊严死，享受到应有的死亡和生命质量。

（二）《我的五个愿望》的具体内容

1. 我要或不要什么医疗服务。这里的医疗服务包括一些常规的治疗和检查，以及个人护理等服务。在这些医疗服务中，某些治疗及检查方式，例如放疗、化疗、手术探查等，会给患者带来一定程度的痛苦，您可以根据自身情况选择要或者不要这些治疗。同时，为了能减轻疾病带来的疼痛、呕吐、抽搐等痛苦，您可以让医生

1

和护士在这方面尽可能帮助您。

2. 我希望使用或不使用生命支持系统。生命支持系统包括心肺复苏术、呼吸机、喂食管及抗生素等，这些生命支持治疗可能会延长患者的生命，但同时也会给患者带来不同程度的创伤和副作用，您可以选择是否需要。

3. 我希望别人怎么对待我。表达自己在临终时希望完成的愿望，对于家人和朋友的陪伴、最终离世的地点、自己最后的心愿等做出安排。

4. 我想让我的家人和朋友知道什么。表达自己对家人和朋友想说的话和情感，请家人和朋友平静对待自己的死亡，这是每个人都必须经过的生命过程，并为去世后的葬礼等事情根据自己的心愿做出安排。

5. 我希望谁帮助我。请您慎重在您最亲近的家人或朋友中至少选择出一位，在他或者他们的见证下签署这份预嘱，并在您不能为自己做决定的时候帮助您实现您的愿望。

（三）签署方式

目前签署生前预嘱有两个途径，一是直接登录生前预嘱注册中心（www.livingwill.org.cn）进行注册填写，二是关注协会的微信公众号shengqianyuzhu2013，通过菜单栏注册中心进入填写。签署者可以寻求家人的帮助，或者申请协会的志愿者上门进行协助填写。

在填写生前预嘱时，请签署者一定要与其家人和选择的见证人，以及签署者的主治医生做好沟通，详细告知他们自己的愿望，希望他们了解签署者的选择并最终帮助签署者实现愿望。

（四）签署前注意事项

1. 签署者在这份表格中表达的愿望只有在以下两种情况同时发生时才被引用：签署者的主治医生判断其无法再为签署者做医疗决定；且另一位医学专家也认为这是事实。

2. 无论签署者如何选择都是"对"的，没人能在伦理道德上批评签署者。

3. 签署者可以随时修改已填写的生前预嘱的内容。

4. 填写和使用这份文件是签署者本人意愿。

5. 填写和履行这份文件与"安乐死"无关。

6. 填写和履行这份文件不违反任何中华人民共和国现行法律。

7. 填写和使用这份文件免费。

（五）需要明确的几个问题

1. 拥有和使用生前预嘱与安乐死无关

安乐死（Euthanasia）源于希腊文，意思是"幸福的死亡"，在全球的传播和使用中产生过多种现象和歧义，第二次世界大战前后在社会达尔文主义泛滥时还扮演过邪恶角色，甚至成为纳粹德国种族灭绝的罪恶工具。由于名声不好，后来者在使用中不得不特别谨慎，将其分为积极或消极，缓或不缓等。

在生前预嘱推广过程中，需要反复强调其指向的死亡方式不是提前结束生命的法律意义上的安乐死，而是世界卫生组织提倡的在缓和医疗照顾下的，既不提前也不拖后的、尽量有尊严的自然死亡。作为缓和医疗重要组成部分的安宁疗护，在已经写进国家基本卫生法的当下，这种强调和努力尤显必要而不可或缺。任何与法律上提前结束患者生命的安乐死的混淆，都会在传播生前预嘱和安宁缓和医疗理念、学科建设和临床服务中造成混乱。

以上这些混淆和混乱的发生发展，都会在生前预嘱推广和国家安宁疗护试点过程中造成难以弥补的损失。

2. 使用生前预嘱不是放弃治疗

生前预嘱为患者在死亡不可避免的生命末期提供放弃徒增痛苦的延命治疗和不使用生命支持系统的选择，并不是要放弃治疗，而是提倡用安宁缓和医疗的跨学科治疗手段和方法，缓解患者所有的临终痛苦。

这些手段和方法，通常可被简略归纳为三项内容，三者相互重叠，缺一不可，见图1。

1）以控制疼痛为核心内容的症状控制与识别。

2）对进行性慢病和衰弱症状的持续管理。

3）心理和灵性照护。

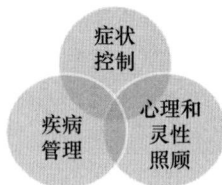

安宁缓和医疗跨学科的治疗方法和手段

3. 不预设立场

何谓自然死亡？何谓过度治疗？是否应该停止或者何时应该停止使用生命支持系统？对不能进食的患者不喂食和放弃水合营养是否人道？生前预嘱中存在着许多伦理上的争议。不同文化和世界观对死亡、死后世界和忍受痛苦有不同理解，一些族群和信仰团体甚至对是否应该控制疼痛都有疑问。显而易见，这些信念也应该作为庄重的个人意愿被充分理解和尊重。生前预嘱虽然提供了适时停止延命治疗，追求尽量无痛苦和有尊严的死亡的机会，但并不等于轻慢或反对其他方式的临终和死亡。无论如何选择都是对的，没人能在道德上对个人的选择做出评判。只要是真实个人意愿，只要在他人的帮助下实现了愿望，就可以被视为有尊严的死亡。与其说生前预嘱建议人们放弃临终过度治疗和抢救，不如说是鼓励人们亲手规划符合自己愿望的临终和死亡。

4. 法律效力

生前预嘱是基于个人的真实意愿，是对个人自主权利的行使，理应被尊重并受到法律的保护。按照法理，并不需要通过特别立法或经行政审批程序来批准。在此根本前提下，如何在操作层面上将患者的个人意愿变成代理人能理解并同意履行的共同意见，如何转化为符合医学伦理和临床规范的医嘱等问题，则是需要认真研究并解决的。这一过程还可能涉及一些法律细节，如在形式要件上如何证明这是"我在意识清醒下真实的、自愿的意愿"，如何确认在委托代理上的有效性等。有专家认为，这些问题的解决通过政府有关部门已颁布的配套政策和法规来实现，可能并不困难，并不一定需要通过专门立法。

儿童疼痛管理手册

郭艳汝

序 "爸爸妈妈，我好疼啊！"面对孩子喊疼，家长应该怎么做？

"爸爸妈妈都是大骗子，每次都骗我来医院，但每次我还是很疼，我再也不相信你们了，我要回家！"

9岁的毛毛几乎是被父母强行拽进医院的，一晃神的工夫，她已经挣开父母的手，头也不回地哭嚷着朝门口跑去。爸爸连忙追了上去，妈妈一脸焦急地站在我面前："郭医生，求求你帮帮我们吧……"

从妈妈的讲述中，我了解到，孩子得了肿瘤，治疗其实很顺利，但是肿瘤带来的疼痛一直在生理和精神上折磨着孩子。家长盼着随着治疗的进行，肿瘤能控制住，孩子的疼痛能得到减轻，但孩子已经不愿意再配合下去。之前每次都骗毛毛说去医院就不疼了，反复多次之后，现在已经失去了孩子的信任。

这时候，孩子已经被爸爸连拖带拽拉到我面前，脸上还挂着泪珠。我蹲下身拉住她的手，从口袋里掏出疼痛评分卡，指着评分卡说道："毛毛，阿姨看你特别聪明，你告诉阿姨哪里疼，阿姨帮你想办法，好不好？"

毛毛看到我手上的脸谱评分卡，毫不犹豫地指着最右边带着泪水的脸："我就是这个最疼的孩子！爸爸妈妈都不相信我！"

我点点头，抱住了毛毛，表示我相信她，一定会帮助她。经过沟通，我给孩子

疼痛指数级别

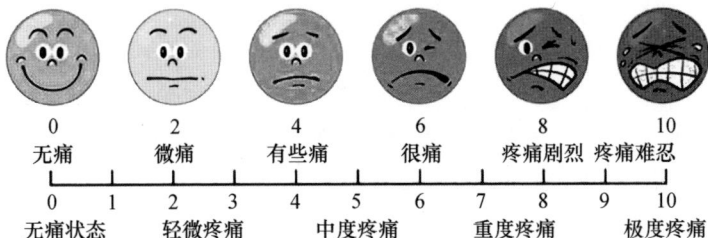

0	2	4	6	8	10
无痛	微痛	有些痛	很痛	疼痛剧烈	疼痛难忍

0	1	2	3	4	5	6	7	8	9	10
无痛状态		轻微疼痛		中度疼痛		重度疼痛		极度疼痛		

疼痛评分示意卡

使用了一个皮下镇痛泵，孩子的疼痛很快控制住了，脸上出现了久违的笑容，非常听话地跟着妈妈到肿瘤科继续治疗了。

在疼痛科，这样的孩子不是个例。对于血液病、实体肿瘤患儿及其家属而言，伴随的治疗相关性疼痛及中晚期阶段的疼痛问题是最大的困扰。加上低龄患儿表达能力受限，这个群体的疼痛问题尤其需要我们关注。

孩子接受各种治疗时，引起疼痛的常见原因可分为三类：

一是治疗尚未起效时，原发疾病导致的疼痛，如骨痛。

二是治疗产生的副作用或并发症所导致的疼痛，如：使用抗肿瘤药物治疗时，会出现口腔内溃疡痛、肛门周围的脓肿痛；药物出现损害胃肠的副作用时，会出现胃痛；一些激素类药物会引起缺钙性骨痛；药物从静脉输入的时候可能引起静脉炎，出现疼痛。

三是有创操作导致的疼痛，如手术治疗引起的伤口疼痛，以及骨髓穿刺检查、腰椎穿刺检查、打针、抽血、放置引流管等，都会引起疼痛。

肿瘤患儿的疼痛，有以下特点。

一、难以及时发现

疼痛程度是主观的，但疼痛却是客观存在的。即使孩子不能表述（尤其是低龄儿童），也不能说他们没有疼痛。

如果孩子太小或无法交谈，家长可以通过观察孩子的FLACC（面部表情、下肢、活动状态、哭声、能否用平时常用的物品或者方式安慰），来判断孩子是否身处疼痛之中。

比较常见的疼痛表现有：哭闹、抽搐、畏缩、咬紧牙关、身体僵硬或紧皱前额。需要注意的是，有时孩子偶尔会发出呻吟，也可能是因为呼吸变化而无意识发出的，不一定是由于疼痛。

二、难以辨别

疼痛具有身体上和精神上的双重表现特性。比如有的孩子第一次打针是身体上的疼痛反应，第二次见到护士就会跑，这就是精神上的疼痛记忆。一般家长会用"真痛"和"假痛"来评判孩子，其实精神上的疼痛更需要我们关注，以免引起孩子胆小、失眠、害怕医院和医护人员等反应。

三、难以准确评估

这是由于干扰因素较多，疼痛原因难以辨识，非癌性疼痛同时存在。而且儿童

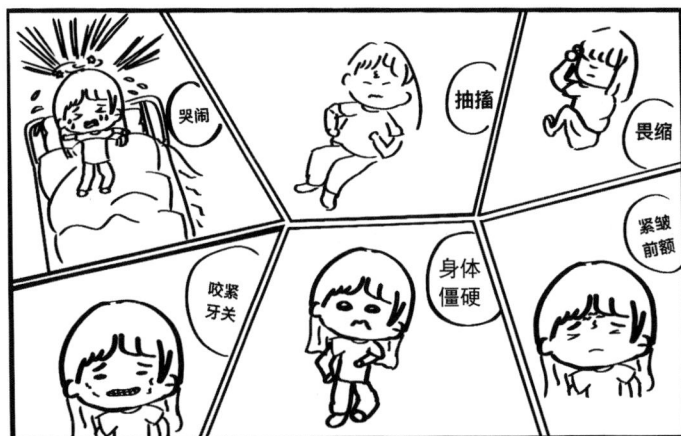

癌痛常见临床表现

心智有的就停留在生病的年龄，伴有教育中断和社交断层。

疼痛给孩子带来的影响是多方面的，不仅会影响日常的睡眠、食欲、起居等，也可能会带来情绪的改变，常见的情绪反应是抑郁和愤怒，这些不良的情绪反过来又会进一步加重身体的不舒服感，形成恶性循环。

因此，一旦察觉到孩子正在经受疼痛，家长可以尽快向医生寻求帮助，采取适合且有效的止痛手段。在此之前，需要先帮助医护人员了解：

（1）孩子疼痛的位置，让孩子指出疼痛的确切部位。

（2）孩子疼痛的时间规律，比如是持续的还是阵发的疼痛，发作的频率如何，总共疼了多久等。

（3）是什么样的疼痛，比如是锐痛还是钝痛，是像放电一样的疼痛还是有些麻麻的疼痛等。

（4）疼痛的程度，让孩子描述疼痛。对疼痛程度的评估，既可以参考孩子的主诉和父母的观察，也可以借助一些专业的工具来帮助判断，以便医护人员更了解患儿的疼痛程度。

（5）可能减轻或加重的因素，比如转移注意力是否有助于减轻疼痛，是否曾经使用药物治疗，效果如何等。

所幸的是，随着止痛手段的不断完善，肿瘤早中期的轻中度疼痛都可以通过药物控制，中晚期及治疗期间中重度的疼痛也可以通过镇痛泵、局部治疗得到很好控制。

这本手册将会带您一起来了解如何正确帮助孩子处理疼痛、哪些药物能用、哪些药物不能用、如何评估孩子疼痛程度等。其实儿童疼痛控制已不再是技术难题，更重要的还是患儿的心理抚慰。希望家长们首先要改变的，是要尊重并了解孩子的疼痛感受，不要一味劝孩子"忍忍就好了"，而应该和医生一起来帮助孩子。孩子的世界很单纯，先控制症状（疼痛、咳嗽等），之后的治疗孩子才更加配合。希望这本手册能够帮助更多的孩子在治疗中少些痛苦，多些笑容！

一、疼痛无小事，"长痛""短痛"都不要！

我们常常讲的"长痛不如短痛"，大概意思就是一件令人非常痛苦的事，与其拖拖拉拉长时间忍受折磨，不如速战速决。其实，在肿瘤患儿治疗过程中，既有可能经历"长痛"，也有可能经历"短痛"，这二者都会给孩子带来很大影响。

什么是"长痛"？

对于实体瘤、血液病患儿，当疾病发展到了一定阶段，尤其是到了晚期，由于原发病的进展以及抗肿瘤治疗等因素，患儿会出现一种长期的、持续性加重的疼痛，同时疼痛部位和疼痛性质、疼痛程度都相对固定，这种疼痛在医学上叫作"背景痛"，我们可以通俗理解为一种长期存在的疼痛，也就是"长痛"。

这种疼痛和我们日常经历的腰酸背痛或者跌打损伤引发的疼痛完全不一样，最主要的区别就在于这种癌性的"长痛"无法通过休养或者随着伤口愈合而逐步减轻或消失。因此，"长痛"可能会越拖越痛，必须及时就诊和治疗，否则会严重影响患儿的生活质量，时间长了还会给孩子带来难以弥合的心理创伤。

什么是"短痛"？

在照顾孩子的过程中，家长有时候会发现孩子有这样的异常表现：害怕咳嗽、上厕所，或者喜欢一直保持某个姿势（比如右侧卧位），家长哪怕稍微挪动了一下孩子的肢体，他就会皱眉，甚至哭闹，而且平时一用就灵的"哄娃神器"奶嘴、棒棒糖、玩具等都无济于事。但是过大约半小时，即使没有哄，孩子自己也就停止皱眉或哭闹了。如果发现有这种情况，那孩子可能是出现了"事件相关性爆发痛"，也可以通俗地理解为一种检查治疗、日常活动等事件导致的"短痛"。

这种"短痛"的特点是大部分和活动性事件相关、24小时内反复多次频繁发作、疼痛程度大多非常剧烈、疼痛部位和疼痛性质相对固定等。

家长可以通过提前用药、避免或减少相关部位的活动来让孩子免受这种疼痛，比如尽量让孩子保持舒服的姿势、提前使用镇咳药减少咳嗽频率、在医生指导下使用通便药来避免孩子排便过于用力等。

"短痛"虽"短"，但疼痛不减，所以家长也不要让孩子忍。只要家长和医生打好配合，做好相关预处理，就能让孩子少遭罪。

"长痛""短痛"都要止！

无论哪种疼痛，给孩子带来的身心伤害都是很大的。"长痛"和"短痛"，也都有药可止。根据前面介绍的"长痛"的特点，既然"长痛"持续存在，那就应该定时定量给药，并且让药物在体内持续、缓慢、稳定地释放，保证体内稳定的血药浓度，才能很好地控制这种疼痛。目前常用药物包括阿片类药物缓释剂型、芬太尼透皮贴等，是不是有点类似我们一日三餐定时定量补充能量？

而治疗"短痛"的药物则应该是随时随地可以临时给药，并且能在体内快速起效，让体内血药浓度快速升高，在短时间内控制住突然出现的"短痛"。目前常用药物包括阿片类药物速释剂型、吗啡口服液等，是不是有些类似我们运动后的加餐？

所以，如果孩子遭遇"长短夹击"型的疼痛，希望家长不要焦虑和慌张。只要孩子可以口服药物，医生就能想到办法，通过长短效剂型止痛药联合应用，就可以很好地控制孩子的疼痛，整体药物费用也不会很高。

二、基础用药，可解决80%患儿疼痛！

"郭医生，我们家孩子疼得吃不下睡不着，天天都在哭，我们当地的医生很为难，但也开不出来什么有效的药物，说医院只有吗啡这类基础药物，这可怎么办呢？"

除了镇痛药物，还有一个让家长特别头疼的情况。很多家长常常向我提到："我家孩子根本不肯住院，一进病房就又哭又闹，闹得同病房的人根本没法休息。"

作为一名疼痛科医生，我常常收到这样的求助。家长的焦虑，当地医护的顾虑，我完全可以理解，但其实，儿童镇痛无须如此为难。

肿瘤患儿的疼痛一般分为两种情况：一种是与肿瘤本身相关的、长期存在的、不因为体位或者睡眠等而改变的持续性疼痛，这种疼痛使用吗啡缓释片、盐酸羟考酮缓释片这种长效制剂，按时给药即可（相当于定时定量给孩子一日三餐，维持体内稳定的血药浓度）；另一种疼痛就是因为疾病治疗、突发的高热、出血、消化道功能障碍等问题导致的急性、短暂性的中重度疼痛，这种疼痛使用吗啡口服液、吗啡片，甚至吗啡针剂即可，按需给药——疼了就用，不疼就停药（相当于看到零散的敌人，随时加一枪消灭掉即可）。这种急性疼痛不需要持续给药，一般随着治疗结束或者急症得到处理，疼痛也随之缓解或者消失。

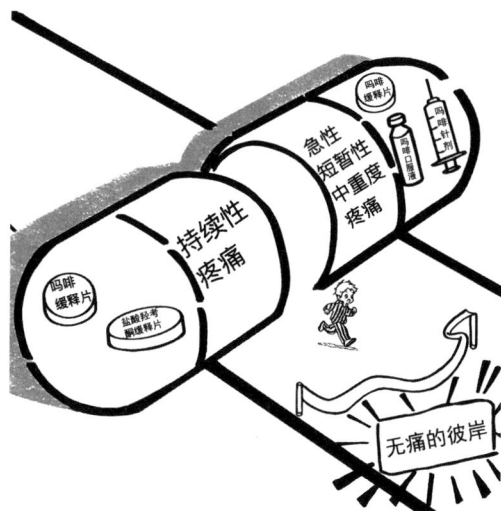

持续性疼痛与短暂疼痛用药

儿童的疼痛其实还有一层心理因素，就是环境改变带给孩子的恐惧。特别小的孩子可能无法用语言表达，但是家长如果发现孩子在使用镇痛药物后依然持续不断地哭闹，那么极有可能是对病房环境、"白大褂"、监护仪报警声等外在刺激的一种恐惧和逃避。对于孩子而言，最有安全感的地方肯定还是家里。大部分癌痛患儿都是可以放心地居家镇痛的（特殊感染、出血，或者严重并发症、濒死期除外）。因为儿童疼痛症状相对简单，用药也比较单一，所以即使孩子出现重度疼痛，也可以先在疼痛门诊进行咨询，在专业医生指导下使用最基础的吗啡片、吗啡口服液、吗啡缓释片等长短效药物进行镇痛，大部分情况都可以完全控制好。

最后再次强调，儿童疼痛大部分不需要高端的镇痛药物和镇痛技术，往往只需要采用最朴素的用药方式。只要有以上最基础的长短效阿片类药物，就可以解决80%以上的癌痛患儿的疼痛问题。

作为父母，当然是想把最好的给孩子，但是作为医者，我想告诉大家，在镇痛药物方面，真的只需要最简单、最基础的药物就可以了。况且，孩子最熟悉的家也是一味强力"镇痛剂"！因为家里有孩子最爱的父母和家人，最熟悉的游戏和玩具，最心心念念的食物和床。所以，对于癌痛患儿，如果只是单纯的疼痛，大部分情况下是不需要住院的，门诊就诊并和专业医护人员保持联系，动态调整药物即可。

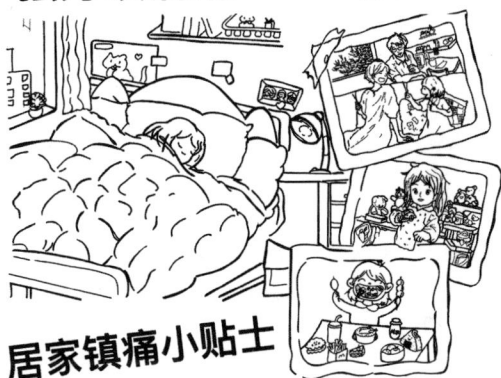

居家镇痛小贴士

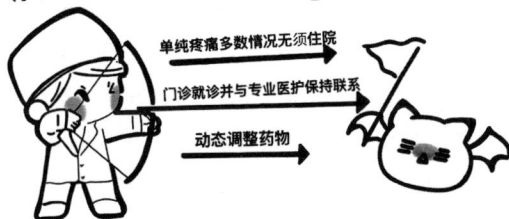

三、儿童止痛"两阶梯"方案

以往血液肿瘤患儿镇痛药物使用相对滞后，大部分都是孩子疼得受不了才引起关注，甚至一些低龄或者表达能力欠佳的患儿的疼痛控制是完全被忽视的，这导致很多孩子在治疗过程中承受了长期的疼痛折磨，带来身体和心理的双重痛苦。

现在的儿童综合治疗理念更强调抗肿瘤治疗与镇痛治疗同步进行，让孩子可以全程无痛地接受抗肿瘤治疗，降低对治疗的恐惧和心理负担，最重要的是可以争取更多治疗机会。在早期进行疼痛控制能够帮助患儿及家长更有信心地接受抗肿瘤治疗；在晚期充分的疼痛控制能够保持患儿较高的生活质量，减少身心不适。

药物止痛治疗是帮助患儿减轻痛苦的重要选择。这一选择一定是患儿、家长、医护人员共赢的方案。

肿瘤患儿的止痛用药与成人有较大的不同，适用的是"两阶梯"方案：轻度疼痛的患儿首选布洛芬等非甾体类抗炎药或对乙酰氨基酚；中重度疼痛的患儿应考虑应用强阿片类药物。

表1 "两阶梯"用药及代表性药物

第一阶梯：非阿片类	第二阶梯：阿片类
对乙酰氨基酚（扑热息痛）、阿司匹林、布洛芬、吲哚美辛（消炎痛）、双氯芬酸钠/扶他林、尼美舒利、萘普生、萘普酮、塞来昔布、罗非昔布等	强阿片类药物：口服片剂/液体类、速释/缓释剂型、针剂类、贴剂类 弱阿片类药物：杜冷丁禁用，可待因、曲马多、复方制剂谨慎应用

儿童止痛跟成人最明显的差别就是儿童患者不推荐应用弱阿片类药物。大家可能会觉得奇怪，为什么在孩子身上，反而还要用"强"药呢？

原因很简单，弱阿片类药物在儿童身上并不好用。

比如，常用的弱阿片类药物可待因是吗啡的前体药物，在体内同工酶的作用下可以转化为吗啡，但转化程度依赖于患者的药物遗传特征，在儿童身上会更明显，也就是说不同孩子对这种药物的转化和利用能力是存在较大差异的。如果转化活性过强，就可能导致血药浓度过高，进而增加不良反应的发生，而转化不足时则导致达不到有效镇痛浓度，继而造成镇痛不充分。而且，可待因在5岁以下儿童体内的活性不到成人的25%，镇痛效应在婴幼儿中很弱。

又比如，曲马多也是常规的弱阿片类药物，但在儿童体内的有效性和安全性缺乏相关资料，说明书中也提示12岁以下的儿童禁用。

四、轻度疼痛患儿首选非阿片类药物

接下来重点讲一讲"第一阶梯"——非阿片类药物的使用。对乙酰氨基酚和非

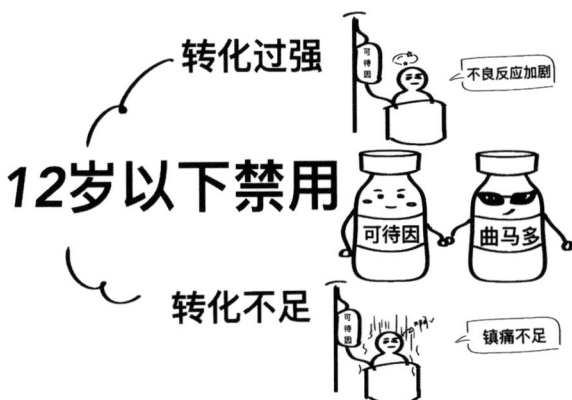

转化过强

12岁以下禁用

转化不足

不良反应加剧

可待因 曲马多

镇痛不足

弱阿片类药物儿童不推荐应用

甾体类是第一阶梯的主要药物,其中布洛芬和消炎痛在儿童中用得较多。

对乙酰氨基酚(扑热息痛)是目前临床上应用最广的非处方药类解热镇痛药,常用于上呼吸道感染引起的发热以及缓解轻中度疼痛。可作为首选药物治疗轻度癌痛的患儿,尤其是对伴有骨转移疼痛的患儿效果较好。但它的中间代谢产物有肝毒性,所以临床用药时都会控制剂量。

非甾体类镇痛药是患儿癌痛治疗的基本药物,有解热、镇痛、消炎等作用,尤其对伴有骨转移的癌痛有较好的镇痛作用。经典的有萘普生、布洛芬,但不良反应较多。新一代产品如塞来昔布、依托昔布可减少对胃肠道的刺激,不抑制血小板,减少肾损伤的风险。

另外,非甾体类镇痛药物和阿片类药物对肾功能都有影响,联合用药时应监测肾功能。儿童用药剂量需根据体重、肝肾功能、凝血功能而定,具体需咨询主管医师。

值得家长们注意的是,虽然对乙酰氨基酚也是常用抗感冒药的成分之一(比如儿童常用的对乙酰氨基酚口服混悬液、氨酚麻美干混悬液、小儿氨酚黄那敏颗粒、感冒灵颗粒、维C银翘片等),但这并不代表它就绝对安全,"想用就用"。

家长们要重视对乙酰氨基酚及其复方制剂的毒副作用,在专科医生指导下用药,切勿擅自加量或者联合好几种药一起给孩子服用,以免导致严重副作用。尤其是对于肝脏原发或者转移肿瘤、肾功能不全或衰竭的患儿,用药一定要注意减量或者及时调整用药。

另外,很多非甾体类药物如阿司匹林、布洛芬等也是家中常备药,家长们在给孩子使用时应特别注意以下几个方面：

（1）尽量避免长时间大剂量服用，严格按照说明书的使用剂量和疗程用药。必须要长期用药时，应咨询专科医师，并注意复查肝肾功能。

（2）患儿存在活动性、消化性溃疡和近期胃肠道出血，对阿司匹林或其他非甾体类药物过敏，肝肾功能不全，血细胞减少，有出血倾向等情况时切不可擅自用药，必须咨询专科医生。

（3）用药过程中患儿出现可疑不良反应时应立即停药，咨询医生后再决定是否继续用药。将不良反应反馈给医生，并咨询是否需要进一步处理。

（4）用药期间注意避免辛辣刺激等饮食，否则会加重对胃肠道的刺激。不宜与抗凝药如华法林合用，以免增加患儿出血危险。

（5）不宜同时使用两种或两种以上同类药物。特别注意"一药多名"，即同一种化学成分的药物可能以不同的商品名出现，如对乙酰氨基酚又名扑热息痛，双氯芬酸钠又称双氯灭痛，商品名有英太青、扶他林等，切记避免重复用药。

（6）非甾体类药物中新药、进口药、价格高的品种同样有安全隐患。药物没有好坏之分，只有适宜与否之别。非甾体类镇痛药的使用应因人而异，患儿如合并肝肾疾病、胃肠疾病、血小板减少症或其他出血性疾病，应在专科医生指导下谨慎应用。

（7）儿童镇痛药物和用药方式的选择应遵循以下原则：首选口服、性价比高、获取方便、副作用少的药物，不提倡肌肉注射。

对于轻度疼痛，除了用药，积极的心理干预对缓解患儿的身体疼痛和降低对治疗的心理恐惧都有非常大的帮助。

专业治疗交给医生，而心理干预是家长们自己就可以为孩子做的。3岁以下患儿建议家长通过玩具、音乐及亲切的抚摸或按摩等辅助镇痛治疗；3岁以上患儿建议家长通过做游戏、讲故事及行为锻炼等来辅助。

五、阿片类药物的使用与注意事项

什么是阿片类药物？

据世界卫生组织的定义，阿片类药物是指罂粟衍生的精神活性物质或人工合成的具有类似效果的物质，它是从罂粟蒴果中提取的树脂类渗出物。

阿片类药物是作用于人体内阿片受体的化学物质，用于癌痛治疗的阿片类镇痛药物主要包括可待因、双氢可待因、曲马多、吗啡、羟考酮、美沙酮、氢吗啡酮、芬太尼类物质等。阿片类镇痛药物又分为弱阿片类药物和强阿片类药物，其中吗啡、芬太尼、羟考酮、氢吗啡酮等属于强阿片类，曲马多和可待因属于弱阿片类。目前临床中应用较多的是以羟考酮、吗啡和芬太尼类为代表的强阿片类药物。

用上止痛药，就会"停不下来"？

很多家长认为阿片类止痛药只要一用上，即使不成瘾也会产生依赖，停不了药，而且剂量会越用越大，其实这种认识是错误的。

阿片类药物耐受性的临床表现包括随用药时间延长患儿对药物不良反应的逐步耐受，以及可能需要增大用药剂量。但耐受性是一种普遍现象，不等于成瘾性，也不影响继续用药。在需长期用药治疗的过程中，用药量逐渐增大多是病情进展导致疼痛加重所致，而非成瘾的表现，可继续安全用药。

如果引起癌痛的原因被控制了，疼痛逐渐减弱或消失，阿片类止痛药也可以根据使用时间和具体情况停药或逐渐减量直至停用；如果疼痛控制达到稳定状态，那阿片类药物可维持一个稳定剂量长期使用；如果患儿要求加大剂量，多数是假性耐受或假性成瘾，根本原因可能是起始治疗剂量就偏低，无法充分镇痛，或是肿瘤进展导致疼痛加重，这种情况下本身就应该增加剂量以保证患儿无痛。

孩子用药期间，家长应该注意什么？

基于阿片类镇痛药物的特殊性，重点提示家长应注意以下几个细节：

1. 阿片类药物比非阿片类药物更安全

对于血液肿瘤患儿，如果疼痛长期持续存在，且疼痛随肿瘤进展不断加重，此时规范使用阿片类药物比非阿片类药物更合适。

2. 用药目标是无痛睡眠—无痛休息—无痛活动

有的家长总是担心孩子吃药"过量"，疼痛稍有缓解就要求减量甚至停药。其实我们镇痛的目标应该是让孩子至少达到无痛睡眠，再进一步可以达到无痛休息和无痛活动。只要患儿没有出现难以耐受的不良反应，就可以规范增加药物剂量，尽量达到无痛生活。

表2 阿片类药物分类表

分类	纯激动剂	激动—拮抗剂	混合机制药物	拮抗剂
药物	吗啡 氢吗啡酮 芬太尼 舒芬太尼 氢可酮 羟考酮 美沙酮 哌替啶 可待因 双氢可待因 （属弱阿片类，尤其不推荐用于<12岁患儿）	丁丙诺啡 纳布啡 地佐辛 布托啡诺 喷他佐辛	曲马多	纳洛酮
备注	1. 此类药物通过模仿神经递质并激活受体发挥镇痛作用，镇痛镇痛疼痛，用于中重度癌痛，一般不用于非癌性疼痛。有呼吸抑制、成瘾等风险，滥用风险最高。对存在危险因素的患者（肝肾功能减退、上呼吸道受损、肺感染、呼吸睡眠暂停、一般状态较差等），用药需慎重。 2. 此类药物无封顶剂量，只要疼痛未缓解，都可在专业指导下增加剂量，直至达到满意镇痛效果或出现严重副作用。 3. 由于快速成瘾、毒性作用强、注射部位硬结、肾和中枢神经系统毒性，注射哌替啶被总结"四大罪状"，哌替啶不推荐用于癌痛和慢性疼痛。 4. 美沙酮半衰期长，但半衰期个体差异大，不易耐受，产生成瘾依赖，成瘾性低，常被作为吸毒者的依赖脱毒和替代维持治疗药物使用	1. 激动—拮抗剂包括部分激动剂和有作用的混合激动拮抗剂。不应与阿片类激动剂合用。对阿片受体激动剂，从阿片类激动剂转换为激动—拮抗剂可能会引起戒断症状 2. 丁丙诺啡有透皮贴剂和口腔制剂两种剂型。对呼吸抑制有天花板效应，但镇痛作用无天花板效应。该类药品 3. 大部分激动—拮抗剂有镇痛天花板效应，不推荐用于癌痛，成瘾性较小 4. 对存在吗啡依赖者，联合该药会引起戒断反应 5. 喷他佐辛和布托啡诺具有较高精神层面的风险	属弱阿片类，12周岁及以下的患儿不建议使用	与阿片类受体结合以防止激活它们，用于解除数阿片类药物过量及中毒引起的呼吸抑制等

特别提醒：一面是药物，一面是毒品。阿片类药物无好坏之分，只有适宜与否之别。

临床研究显示，未得到良好控制的癌痛会增加患儿死亡率，重度疼痛持续24小时就可使死亡风险增加至少20%。及时有效的镇痛可以让患儿活得更长，活得更好。

3. 初次用药出现副作用时不要急于停药

阿片类药物的不良反应大多可以随着用药时间延长而适应，用药初期出现不良反应，只要疼痛能明显缓解且不良反应可以耐受，就可以继续用药观察，不要急于停药或者换药。

4. 阿片类药物切忌擅自掰开、碾碎、剪开使用或挪作他用

由于部分患儿体重较轻，医生会让家长把吗啡速释片掰开服用，这是可以的。但是阿片类缓释剂切忌掰开、碾碎给孩子服用，芬太尼透皮贴也不要擅自剪开使用。我们每年都会遇到很多例此种用法导致药物过量释放，出现呼吸抑制的案例，各位家长一定要引以为戒。

当患儿不再需要用药时，所有剩余的药物一定要交还取药的医院，不要给患儿之外的任何人使用。擅自给家里其他疼痛的人吃，可能会出现重度呼吸抑制等不良反应，导致严重后果。

5. 警惕不同药物之间的相互作用

使用阿片类药物期间，患儿家长应注意不要擅自加量或增加其他药物，避免药物之间相互作用，增加过度镇静、意识障碍、昏迷、呼吸抑制等风险。

使用芬太尼透皮贴期间一定注意：不是哪痛贴哪（粘贴部位应选前胸、后背、上臂、大腿内侧或腹部无毛发平坦区域），首次使用时建议由主管医生评估安全的贴剂位置。贴剂部位不要与放疗部位重叠；贴剂部位不要热敷、烤电等；患儿如果出现发热，应取下贴剂，并咨询医生下一步如何治疗。因为贴剂在高温或发热情况下会加速释放，短时间可以达到一个很危险的浓度，导致严重不良反应。

6. 按照医嘱用药

如需调整剂量或改变给药途径，请咨询医生，尤其是中性粒细胞减少的孩子应避免擅自直肠给药。如果忘记按时给药，错过用药时间，家长可在记起时立刻给孩子补服，然后以这个时间点为准，在12小时后方可再用。如果对用药剂量或时间有困惑，及时咨询主管医生。

7. 阿片类药物也可以用来缓解呼吸困难

阿片类药物不仅可以镇痛，还可以缓解晚期患儿的呼吸困难。如果患儿的主管

医生建议使用吗啡缓解疼痛和呼吸困难，家长一定不要极力阻挠，而应该在医生指导下规范用药。保证患儿有一个好的生活质量，安宁平静地度过人生最后一段旅程，是所有医护人员和父母的心愿。

阿片类药物的获取及保存

二级及以上医院门诊常开具且可带回家使用的强效阿片镇痛药是指口服或外用的阿片类药物，代表性药物为硫酸吗啡缓释片、盐酸羟考酮缓释片及芬太尼透皮贴。短效的有盐酸吗啡片、硫酸吗啡口服液，以及注射类吗啡针剂。以上药品门诊是否配备需咨询当地医疗机构。

1. 开具阿片类药物需准备哪些资料？

阿片类药物为国家特殊管理药品，根据《处方管理办法》规定，门（急）诊癌痛患者需长期使用麻醉药品和第一类精神药品的，首诊医师必须亲自诊查患者，建立专用病历，并签署《麻醉药品和第一类精神药品使用知情同意书》。

门诊专用病历中还应留存下列材料的复印件：

（1）二级及以上医院开具的诊断证明（诊断证明的关键构成要素：关于血液肿瘤原发疾病的诊断，关于癌性疼痛及中重度疼痛程度的诊断，关于建议使用的阿片类药物的具体名称、剂型、用法、用量等，需要盖章）；

家长在拿到诊断证明时也可以参考以上要素进行核对，避免诊断证明不符合取药条件导致多次往返。有的医疗机构还要求提供初始诊断病历资料及最近半年内相关住院病历资料的盖章复印件；

（2）患者户口本、身份证或其他相关有效身份证明文件（初次办理提供原件及复印件）；

（3）代办人（即家长）身份证原件及复印件；

（4）门诊专用麻醉药品病历使用有效期为三个月，到期后需带着患者及以上相关资料到门诊复诊或重新进行登记办理；

（5）有的地方还要求外地户籍患者提供在本地的暂住或居住证明。

办理好专用病历后家长可凭病历及上述资料按规定在专科门诊为患儿开具相关药品，但每三个月患儿本人须复诊一次，医生要将复诊情况记录在病历中。

2. 阿片类药物如何存放？

（1）一定要将本品放在儿童接触不到的安全地方；

（2）应置于<25℃处存放；

（3）剩余的药品、废贴、药液一定保存在安全的地方。如孩子不再需要该类药品，剩余药品不可随意丢弃，应及时交还开药的医疗机构处理；特别提醒家长的是，芬太尼透皮贴使用3天后仍有一定剂量的残留药物，一旦误用会引起生命危险，使用完毕后应将废贴沿粘贴面对折放回原包装，保存在安全的地方，定期复诊时交还医院；

（4）阿片类药物在我国按照麻醉药品管理，禁止私下买卖。

居家用药注意事项

开具好药品后，居家用药过程中家长需要密切关注孩子状况，必要时及时向主管医护人员进行咨询。

1. 家长需要观察孩子哪些方面？

（1）孩子初次服用阿片类药物后，家长需观察患儿疼痛有无缓解，比如不再哭闹，可安静入睡，或通过食物、玩具可以安抚等。按照医生的交代记录好孩子的疼痛日记卡。

（2）一般医生给初次用药的孩子开具的起始阿片类药物剂量较小，发生呼吸抑制的概率非常非常低。但由于个体差异，家长在孩子首次用药直至一周内，仍要密切观察孩子的呼吸情况，如发现孩子出现爱睡觉或不易叫醒、进行性嗜睡、口唇青紫，或者观察呼吸频率明显变慢（<10次/分钟），应给予孩子一定的疼痛刺激（可适当掐孩子上臂或大腿内侧对疼痛比较敏感的部位），使其侧身并使头颈部适度后仰以保持呼吸道通畅，擦拭口鼻分泌物，马上拨打120并告知医生可能发生了阿片类药物过量相关性呼吸抑制的紧急情况。但也请家长不要过度担心，因为阿片类药物相关呼吸抑制的发生一般有个过程，不会特别突然，而且进行性镇静一般发生在呼吸抑制之前，这个时间段一般是足够我们观察并做出反应的。

（3）如果孩子在使用阿片类药物充分有效镇痛之前，因疼痛有严重的睡眠不足/剥夺，这时用药达到有效镇痛后，就可能出现持续2—3天的"补觉行为"，类似于成年人在经历数日的极度疲劳后会出现连续几天的嗜睡。这是疼痛控制有效的表现，是好现象。家长只需多留意孩子的呼吸，如呼吸平稳规律，就无须过度紧张。

这种"补觉行为"和阿片类药物诱导的进行性镇静可以通过一个细节区分：如果孩子的嗜睡与之前的睡眠不足有关，通常可以完全唤醒，但阿片类药物诱发的嗜睡很难通过单纯的声音刺激唤醒。

2. 何时需咨询主管医生？

- 孩子有新出现的疼痛，或者原有疼痛加重，或现有药物镇痛效果不理想时。
- 孩子用药后出现持续性、进行性加重的恶心、呕吐，甚至无法进食。
- 与孩子原有排便频次相比，排便间隔时间明显延长，且超过3天。
- 孩子出现白天进行性嗜睡且不易唤醒。
- 精神状态出现不正常，如过度兴奋、胡言乱语，或过度抑制。
- 其他任何感到疑惑或担忧时。

阿片类药物的副作用

1. 消化系统常见不良反应

消化系统就是吃进食物直到最后排出体内的整个通道，药物在其中可能引起的不良反应包括恶心、呕吐、便秘、腹胀、腹痛。

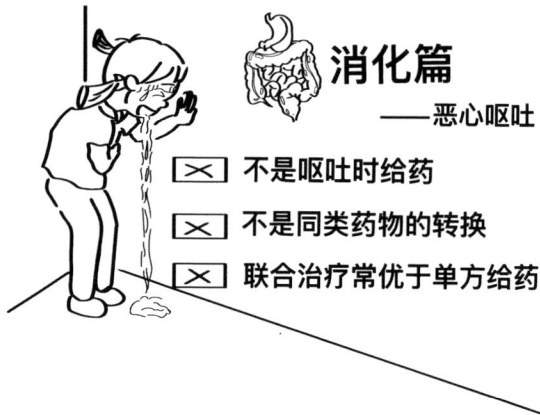

使用阿片类药物的消化系统不良反应

恶心、呕吐

恶心、呕吐是阿片类镇痛药物常见的短期副作用，约三分之一的孩子会出现。对于医生而言，在处理时应遵循以下原则：

- 一旦出现，应按时给予止吐药，而不是呕吐时再给药。
- 先选择一种止吐药，效果不理想时再联合另一种药物，而不是同类药物之间转换。

- 联合治疗常优于单方给药，是有效的止吐策略，比如添加 5 HT 受体拮抗剂、东莨菪碱等药物来治疗恶心，或糖皮质激素与甲氧氯普胺、昂丹司琼联合使用。

注意：所有药物的具体使用方案和剂量需根据孩子体重、疾病情况等具体因素咨询专科医生，不建议自行用药。

除了药物治疗，家长们可以做的就是给孩子清淡饮食、少量多餐，避免孩子不喜欢的食物或者味道，房间内保持通风，放置孩子喜欢的空气清新剂等。

便秘

便秘是阿片类药物唯一不随时间耐受的不良反应，一般会在用药过程中持续出现，临床表现为排便习惯或排便模式的改变，凡是长期使用阿片类药物的患者都需要使用通便药物。

对于便秘，也有很多非药物的干预措施，例如家长可以指导孩子适度增加活动，增加液体和纤维类食物的摄入量等，这些都可以起到一定的缓解作用。如果实在便秘严重，也可以在医生指导下联合使用泻药。需要注意的是，阿片类药物剂量增加后，也要根据便秘程度适度增加泻药的剂量，但必须先由专科医生排除肠梗阻等原因。以上方法均无效时，可考虑使用阿片受体拮抗剂如甲基纳曲酮等。

腹胀、腹痛

有些孩子在使用阿片类药物后会出现腹胀加重，甚至腹痛的现象。这时家长应首先摸一摸孩子腹部，看是否有比较严重的腹胀、停止排气排便等情况。如果有以上情况，必须找专科医生来确认是不是肠梗阻。在排除肠梗阻之后，家长可以给孩子顺时针按摩腹部，应用通便类药物，以及必要时适度减少食物摄入量并增加饮水量，待孩子恢复正常排便后再逐步恢复足量饮食。

2. 神经系统不良反应

神经系统不良反应主要包括嗜睡、幻觉、谵妄、肌阵挛等。尤其接近临终期的孩子，由于进食减少、代谢降低，使用同等剂量的药物发生神经毒性的概率会增加。所以一旦出现神经系统不良反应，首先考虑减少甚至停用阿片类药物。

嗜睡和过度镇静

嗜睡和过度镇静是阿片类药物常见的短期副作用，常见于首次使用或快速增量时，孩子会有注意力下降、思维能力下降、表情淡漠等表现，一般在给药一周后逐渐减轻。如果用药期间还同时服用镇静剂，或者孩子本身有高钙血症或脑转移等，会增加其发生率。还有一部分孩子出现嗜睡，是由于之前的疼痛较严重难以入睡，使用阿片类药物后，疼痛得到控制，因此出现了"补觉行为"。

嗜睡和过度镇静重在预防。如果孩子体质特别虚弱，使用阿片类药物时应避免快速增加剂量，出现后应观察呼吸频率，防止发生呼吸抑制。部分孩子还会出现幻觉和肌阵挛，程度较轻时可先采取减量或停药措施，严重时需寻求专科医生帮助。

谵妄

谵妄的临床核心症状是认知功能异常。阿片类药物所致的谵妄发生率<5%，多见于首次使用或快速增加剂量时。终末期肿瘤患者谵妄的发生率高达20%—90%。

谵妄的治疗包括调节水电解质平衡、纠正脱水等。临终期的谵妄治疗多采取药物对症治疗和非药物对症及安全保护措施。药物治疗即使用抗精神疾病药物，最常用的是氟哌啶醇，氟哌利多、利培酮、奥氮平、喹硫平等也有效。地西泮类药物在谵妄的预防及治疗方面有双重作用，可作为辅助用药；劳拉西泮、咪达唑仑、甲氧异丙嗪也是有效的药物。谵妄的处理需要专业医护人员的介入，如果已经选择居家护理，也要在专业医护人员指导下使用相关药物和采取措施。

呼吸抑制

呼吸抑制是最危险的副作用，也是医护人员最担心的问题。初次使用阿片类药物时，可能因过量导致呼吸抑制，但这属于可耐受的副作用，一般用药5—7天后会产生耐受，并不影响镇痛效果。这也是阿片类药物适合长期治疗的原因之一。

阿片类药物所致的呼吸抑制主要表现为每分钟呼吸次数减少（<8次/分）、针尖样瞳孔、昏迷三联征，多数情况下很容易判断。事实上，疼痛本身也是呼吸抑制的天然拮抗剂，疼痛未得到控制之前，不会出现呼吸抑制。即使发生了呼吸抑制也并

最值得注意的"红黄绿"准则

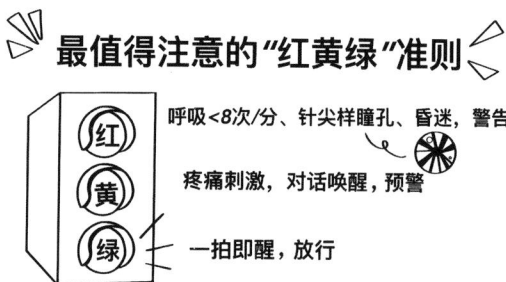

红　呼吸<8次/分、针尖样瞳孔、昏迷，警告

黄　疼痛刺激，对话唤醒，预警

绿　一拍即醒，放行

阿片类药物所致呼吸抑制"红黄绿"准则

不可怕，大多数情况下简单给予疼痛刺激就可以解决，只有疼痛及各种刺激无效时，才需要慎重给予特效拮抗药物纳洛酮（注意应慎重地小剂量逐步给予，以免体内阿片类药物血药浓度快速下降，导致疼痛危象）。

对于家长而言，对呼吸抑制的观察和处理可遵循"红黄绿"准则：

● 绿灯放行：孩子单纯嗜睡，一拍即醒，呼吸均匀，观察即可。

● 黄灯预警：孩子过度镇静，需要适度（疼痛）刺激、拍打、对话等方可唤醒，但是呼吸还是比较均匀，瞳孔没有明显缩小，这时需密切观察，家里有条件的也可以把氧气吸上。

● 红灯警告：孩子出现明确的三联征（呼吸次数<8次/分、针尖样瞳孔、昏迷），必须立刻停药，给予适度疼痛刺激，有氧气设备的马上吸氧，并及时与医护人员联系。

3. 泌尿系统不良反应

尿潴留是阿片类药物的中度可耐受不良反应，男孩发生率高于女孩，发生率<5%。如果同时使用镇静剂，会增加尿潴留发生的危险。临终治疗时可先采取非药物治疗手段，诱导自行排尿，上述治疗无效时可考虑短期导尿。

4. 皮肤瘙痒

10%—50%的患者在首次使用阿片类药物后会出现皮肤瘙痒症状，但通常服用稳定剂量约2周后症状会减退。皮肤干燥者可使用凡士林、羊毛脂等润肤剂，或局部使用止痒剂，必要时可咨询医生考虑使用苯海拉明。如果孩子皮肤瘙痒症状严重或持续存在，建议更换阿片类药物。

5. 耐受≠成瘾

阿片类药物成瘾是家长最担心的问题。事实上，癌痛患者长期使用阿片类镇痛药物治疗，尤其是按时口服，发生成瘾（精神依赖性）的可能性极低。

对阿片类药物产生耐受性或生理依赖性，并不意味已成瘾。耐受性是指随着阿片类药物用药时间的延长，患者对药物的不良反应产生耐受，并且可能需要增加用药剂量。如果在长期服用阿片类药物的过程中突然中断用药，就会出现戒断症状，但这些不影响继续安全使用。

人们常说的成瘾性其实指的是精神依赖性，而医源性成瘾基本上是用药不合理导致的。例如静脉直接注射药物会使血药浓度突然升高，出现欣快感及毒性反应，容易导致成瘾。而规范的方法是口服给药、按时给药，血药浓度较为稳定，基本可以避免成瘾。

成瘾的特征性行为包括以下至少一种：用药失控，强迫性用药，即使带来伤害也继续用药和对药物的强烈渴望。

对癌痛患者而言，使用麻醉性镇痛药物，只要在专业医疗人员指导下规范使用，其成瘾性微乎其微。但有药物滥用史的患者有较高风险，且一般常见于成年患者。强效镇痛药的作用是阻滞病人体内疼痛信号的传递，之所以有健康人群滥用药物成瘾，就是因为他们体内没有疼痛信息，所以药物在其大脑中造成情绪变化，容易引发精神依赖。所以说，疼痛是阿片类药物成瘾的"天然拮抗剂"。

世界范围内的数据也显示，随着疼痛治疗及合理用药的普及，全世界阿片类药物医疗消耗量在增加，但并未增加药物滥用的风险。

6. 特别提醒

阿片类药物的代谢产物一般由肾脏排泄，如果孩子有肾功能异常，可能会导致代谢产物的蓄积，在使用吗啡和可待因时尤其要注意。因为吗啡的代谢产物在体内蓄积可能引起中枢神经系统抑制而导致过度镇静，甚至呼吸抑制，所以肾功能异常的孩子应避免使用吗啡和可待因，尽量选择不会产生有害代谢产物的药物，如芬太尼系列药品。

阿片类药物的不良反应，除便秘外，大多是暂时性的，或可耐受的。呕吐、过度镇静等不良反应一般只出现在用药的最初几天，数日后症状多自行消失。

预防性治疗可以减轻或者避免阿片类药物的不良反应。按时给药、口服用药也是防止发生严重不良反应的重要措施。

不良反应发生率：便秘（48%）＞呕吐（18%）＞嗜睡（8%）＞排尿困难（4%）＞谵妄（2%）。便秘、恶心、呕吐、头晕、嗜睡是阿片类药物最常见的不良反应。过度镇静、呼吸抑制、尿潴留三种副反应发生率很低，而且多发生在联合镇静、多药联合共用的情况下。

只要在专业医护人员指导下应用阿片类镇痛药物，就极少出现成瘾。比起担心药物成瘾，家长更应该关注的是如何早期识别过度镇静和呼吸抑制、如何求助等知识，医生也应该帮助家长和孩子进行疼痛的自我管理，告诉家长如何合理获得药物、如何居家安全用药等。

阿片类药物——吗啡

吗啡是鸦片类毒品的重要组成部分，是人类发现的第一个生物碱。19世纪初期德国药剂师泽尔蒂纳经研究在鸦片中分离出了纯吗啡。他用分离得到的吗啡在狗和人身上做实验，发现有很强的促进睡眠的功能，于是用希腊神话中的梦神墨菲斯（Morpheus）为其命名，称之为Morphine。在控制疼痛方面，吗啡的效力是鸦片的近10倍。

提取吗啡后，第一个最大的用途就是投入战地医院。吗啡以其强效镇痛作用，在二战中被作为镇痛剂大剂量用在前线受伤的士兵身上。自投入临床使用以来，吗啡已经帮助医护人员从死神手里夺回无数生命，免除了各种原因导致的剧痛折磨，也正因如此，吗啡被称为现代医学史上最伟大的发明之一。

很多家长特别担心止痛药物依赖和成瘾的问题，甚至宁可让孩子忍受疼痛也不愿给孩子及时规范用药，对于吗啡更觉得它如魔鬼般恐怖。

但其实，药品和毒品的区别就在于患者是否有止痛需求，以及是正规使用还是滥用。在专业人员指导下，以医学治疗为目的、按规范使用就是救命良药；用药目的不是治病（比如追求欣快感，甚至极端情况下为了攒药自杀）时，用量就会成倍高于治疗剂量，此时如果再脱离专业人员的指导和监管，通过吸食或注射等途径进入人体内，吗啡无疑就是致命的毒品和可怕的魔鬼。

同一般药品相比，阿片类药品的确都是国家规定管制的能够使人形成瘾癖的药品。它在理化属性上能够被作为药品，在规范属性上能够被评价为毒品，但在规范、合理使用时绝对是天使一般的存在，能够将无数正在遭受疼痛折磨的孩子和家庭从噩梦中解救出来。

对于存在持续性癌性疼痛的患儿来说，首选的止痛药就是口服阿片类缓释制剂。缓释制剂是口服阿片类长效、强效镇痛药物，适合中晚期、重度、持续性癌性疼痛。

临床常用的阿片类缓释制剂有盐酸吗啡缓释片、硫酸吗啡缓释片、盐酸羟考酮缓释片。

以下是临床常见规格：盐酸吗啡缓释片：10毫克/片、30毫克/片；硫酸吗啡缓释片：10毫克/片、30毫克/片、60毫克/片；盐酸羟考酮缓释片：10毫克/片、40毫克/片（分别相当于吗啡缓释片20毫克/片、80毫克/片）。

下面我们分别从几个方面了解使用这类缓释制剂的注意事项。

必须整片口服！

很多家长担心孩子太小，咽不下整个药片，或者觉得孩子症状没那么严重，想要给孩子减一点药量，就会把药片掰开或者碾成粉末再给孩子服用。这里要重点提醒的是：缓释片必须整片吞服，不可掰开、碾碎、咀嚼、研磨等！

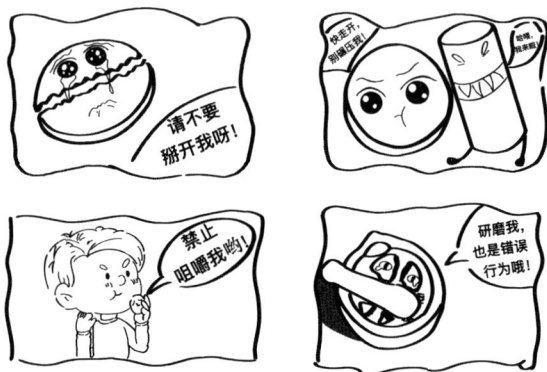

阿片类缓释剂服用禁忌

缓释制剂的制作采用了特殊结构，来保证药物的缓慢稳定释放。如果通过外力破坏了原有结构，可能会导致药物有效成分在孩子体内迅速释放，甚至达到潜在致死剂量，孩子就会面临严重副作用甚至呼吸抑制的风险。这在危及生命健康的同时，也大大增加了成瘾的可能性。

近年来还有某些非专业人士主张给不能口服片剂或者喂药困难的患儿通过直肠给药，笔者强烈建议不要这样做，因为直肠给药有可能导致药物浓度过高而出现严重毒副作用，甚至会有致死风险。

另外，孩子往往对直肠给药极为抵触，非常不配合操作。如果给药时纳入直肠过浅，孩子极有可能将将物很快排出，浪费药品的同时又无法获得镇痛效果；如果给药较深，又会造成较大痛苦，容易引起孩子的恐惧和抵触心理。所以，对于儿童来说，如果无法口服，可以换用贴剂或者皮下镇痛泵，不要将口服类的药物擅自改由肛门纳入。

按时吃，不是疼了再吃！

缓释片应按时服用，每间隔12小时服用一次（如早上8：00、晚上20：00各服用一次）。因为药物在体内浓度达到最佳止痛效果的时间一般为口服后2—3小时，持续时间约12小时，所以每12小时口服一次可以保持体内药物浓度的持续稳定，进而达到稳定的镇痛效果。不是疼了再吃药，而是无论疼痛与否，都要按时吃药。

不要擅自停药，也不要擅自调整剂量！

如果孩子长期用药后突然停药，就很可能出现戒断症状，具体表现为烦躁不安、流泪、打哈欠、打寒战、肌肉和骨骼疼痛等。所以如果孩子确实需要停药，一定要在医生指导下逐渐减量，千万不要擅自突然停药！

一般来说，吗啡用药剂量在30—60毫克/日时，可直接停药。长期大剂量用药者，应逐渐减量停药，同时观察孩子的疼痛和精神状况。如果疼痛控制效果不佳，也要和专科医生联系，在医生指导下调整剂量。

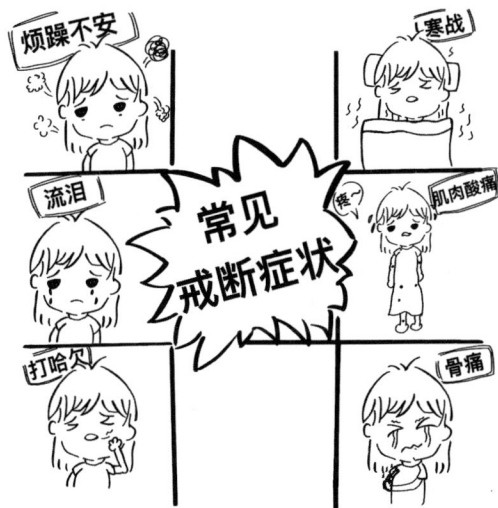

吗啡戒断症状

缓释制剂都有哪些副作用？

服用缓释制剂后可能出现的不良反应包括头晕、头痛、厌食、嗜睡、便秘、恶心、呕吐、皮肤瘙痒等，大部分不良反应一般3—5天孩子就能自主适应了，家长和医生只需观察或者对症处理即可。

便秘是唯一一项大多数孩子都无法耐受的副作用，家长可以鼓励孩子多喝水，多吃蔬菜和水果，适当运动，必要时可同时使用通便类药物，这些方法都可以起到一定的缓解作用。

需要注意的是，缓释制剂过量服用可能导致呼吸抑制，这是非常危险的副作用，家长们需要留心观察。

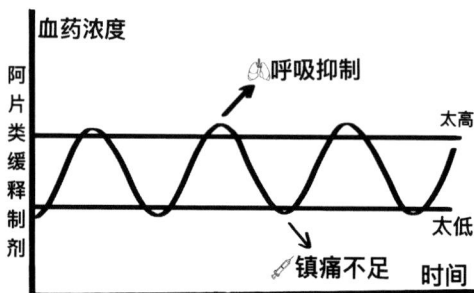

服用阿片类缓释制剂时血药浓度与呼吸抑制的关系

如果家长在孩子服药期间观察到上述任何一项不良反应，都请及时联系专科医生进行对症处理。

缓释片会成瘾吗？

如果严格遵循专科医生的用药建议，按时按剂量地正确服用，成瘾概率极低。如果家长仍有疑虑，请在用药前咨询专科医师。

哪些患儿不适合服用缓释制剂？

- 非癌性疼痛；
- 患儿为短暂治疗期疼痛，或者为早期癌性疼痛，应慎用；
- 进食困难的；
- 存在严重呼吸困难的；
- 严重颅高压，有喷射状呕吐的；
- 用药前就存在严重排尿困难的，且未做好准备留置尿管的；
- 存在重度腹水、各种原因导致的严重腹胀、麻痹性肠梗阻等。

怎么"打吗啡"才安全有效？

在癌痛治疗中，最被大家熟知的针剂就是吗啡注射液，而民间常说的杜冷丁其实一般是禁用于癌痛患者的，临床使用的吗啡注射液包括硫酸吗啡注射液和盐酸吗啡注射液两种。对于肿瘤患儿，合理使用吗啡注射液，可以达到非常好的镇痛效果，最大限度降低孩子的疼痛，一般很少引起依赖，成瘾就更为少见。

<- 药品说明书　　**硫酸吗啡注射液**
请仔细阅读说明书并在医生的指导下使用

【用法用量】

本品可 肌肉注射、皮下注射。常用量：10—30 mg，每日 3—4次。但病人所需有效剂量及耐受性很不一致，故需逐渐调整使病人不痛为止。一般病人每日用量应不超过100 mg。如长期使用剂量可增高。

对身体虚弱或体重轻于标准的患者，初始剂量应适当减少。患者如由使用本品改为其他吗啡制剂时，必须重新调整剂量。

⌀不同人群用药方案

⌀配伍禁忌相关信息

【适应症】

镇痛药。

适用于急性锐痛，如严重创伤、战伤、烧伤等疼痛可得到缓解，心肌梗塞和左心室衰竭病员出现心源性肺水肿，用吗啡后情况可暂时有所缓解，用于麻醉和手术前可保持病人宁静进入嗜睡。

用于癌症患者的第三阶梯止痛。

<- 药品说明书　　**盐酸吗啡注射液**
请仔细阅读说明书并在医生的指导下使用

【用法用量】

皮下注射。成人常用量：一次 5—15 mg，一日10—40 mg；极量：一次20 mg，一日60 mg。

静脉注射。成人镇痛时常用量 5—10 mg；用作静脉全麻按体重不得超过 1 mg/kg，不够时加用作用时效短的本类镇痛药，以免苏醒迟延，术后发生血压下降和长时间呼吸抑制。

手术后镇痛 注入硬膜外间隙，成人自腰脊部位注入，一次极限 5 mg，胸脊部位应减为2—3 mg。按一定的间隔可重复给药多次。注入蛛网膜下腔，一次0.1—0.3 mg。原则上不再重复给药。

对于重度癌痛病人，首次剂量范围较大，每日3—6次，以预防癌痛发生及充分缓解癌痛。

⌀不同人群用药方案

⌀配伍禁忌相关信息

【适应症】

本品为强效镇痛药，适用于其他镇痛药无效的

两种药物的说明书

硫酸吗啡注射液有肌肉和皮下注射两种给药途径；盐酸吗啡注射液有皮下、静脉、硬膜外间隙、蛛网膜下腔注射四种用法，未提及肌肉注射。

其实在临床治疗慢性癌痛时，无论是用于成人还是儿童，都不推荐用肌肉注射的途径。尤其是对孩子而言，打针带来的疼痛会加剧孩子的害怕，导致孩子因为恐惧打针而隐瞒疼痛。因此，我个人强烈推荐皮下持续（注射器/镇痛泵）给药途径。不仅是操作简单，局部注射刺激小，药物吸收稳定，最重要的是起效快，孩子的疼痛感轻，可以达到非常好的镇痛效果。

在不同的给药途径下，吗啡注射液的起效时间也不同。一般来说，静脉注射的起效速度大于皮下注射，但差别并不大，在镇痛作用维持时间方面也没有太大差异。所以整体来说，皮下注射可以作为静脉给药途径非常好的替代。

皮下注射吗啡成人常用量是5—15毫克/次，儿童一般按照0.1—0.2毫克/公斤/次。如果是持续泵入吗啡，需要由专科医师根据患儿的具体情况评估计算滴定得出具体用量。

儿童使用，有这些特别注意事项

（1）儿童原则上不推荐肌肉/肌内注射途径使用吗啡注射液。

（2）短期或临时治疗性疼痛、事件相关性爆发痛的患儿，如果无法口服镇痛药物，可以通过静脉、皮下途径给予单次吗啡注射液进行镇痛。

（3）如果确定患儿存在持续性癌痛，且经口服用药困难，可以考虑通过皮下留置针持续泵入吗啡注射液（也可以选择芬太尼透皮贴）。

因为从长期镇痛需求来看，皮下途径操作更简单，而且除了最开始放留置针会有点痛，其他时间几乎没有疼痛感觉。可以提高孩子的舒适程度，还能带泵回家，降低护理成本，减少出血和感染等。整体来说，相对于静脉途径，皮下途径是更好的选择。

（4）如果患儿需要进行吗啡用药之前的滴定（这一过程由专业医护人员完成），皮下给药也更具有优势，疼痛感更轻，安全性更高，效果和其他方式也没有区别。

（5）吗啡注射液临床常见的相关副反应有恶心、呕吐、便秘、头晕、嗜睡，严重的会导致呼吸困难、尿潴留、低血压、皮肤瘙痒等。在专科医护人员指导下，一般不会出现严重的不良反应，更很少出现成瘾，常见的消化道不良反应大多数会随着时间逐步适应。唯一需要长期用药处理的就是便秘。

（6）吗啡注射液价格低廉，镇痛效果也非常明显，非常适合临终阶段进食困难的患儿选择。对于一些难治性疼痛，还可以联合适当的镇痛药物进行临终镇痛镇静。

（7）吗啡注射液的获取相对严格，需要按照相关要求准备所在地二级及以上医院的病历资料和户籍信息等，才能在门诊获得药物，或者在住院病房得到相关药物。

（8）特殊说明：硬膜外和鞘内注射吗啡，一般不用于儿童。必须使用时，一定要由专科医护人员评估判断使用，且只推荐使用盐酸吗啡注射液。

硫酸吗啡口服液：可以喝的甜味止痛药

在肿瘤患儿中，除了实体瘤之外，其他患儿出现的疼痛大多是治疗期间的短暂疼痛，短则1周，长则1个月左右。这种情况可能会在整个治疗过程中反复出现，随着原发疾病的控制，疼痛也随之缓解。

除了疾病本身带来的疼痛之外，对于需要进行骨髓穿刺等操作的孩子，也会有操作相关的疼痛，或者检查摆放特殊体位，或者孩子活动、咳嗽、用力大便等行为引起的疼痛。

孩子和成人不同，成人即使知道难受，咬咬牙就挺过去了，而孩子心智发育不完全，这种重度、急性操作性疼痛如果不被重视并及时处理，很容易给孩子留下心理阴影，下次治疗就很难配合，所以这种疼痛不能忽视。

但是，在吃药这件事上，大部分孩子都是非常抗拒的，尤其是年龄小的孩子，药片怎么也吞不下去。当遇到这种情况时，我们应该怎么办呢？

对于需要使用吗啡止痛的肿瘤患儿，如果体重在20公斤以下，尤其是10公斤以下的孩子，按照公斤体重计算服药量，现有的吗啡片就需要掰开才能符合剂量要求。但是掰开后苦味会更加突出，增加了家长喂药的难度，也更难计算准确的药物剂量。

如果不重视孩子的疼痛或者因为孩子不愿吞药导致不能及时有效地控制疼痛，就不仅增加孩子的身体痛苦，而且会给孩子留下心理阴影，严重的还会形成"医院—白大褂哭闹综合征"：一听说去医院就哭，一见白大褂就跑。家长如果"哄"不好孩子，甚至有可能会延误治疗。

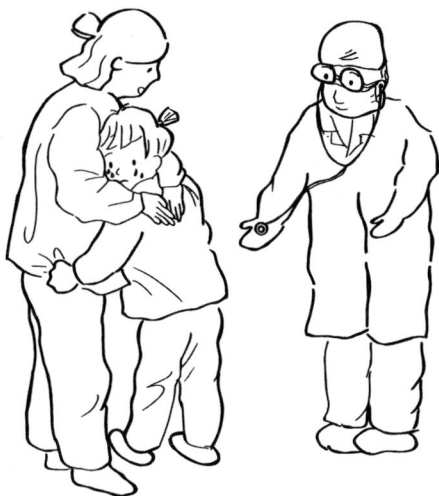

"医院—白大褂哭闹综合征"

针对上面所说的难点，这里给大家介绍一种镇痛药——硫酸吗啡口服液。它是一种液态速释吗啡，服用后快速起效，作用和吗啡片类似，不一样的是，一种是液体制剂，一种是片剂。

据了解，相当一部分医院是配备有硫酸吗啡口服液的，所以从可及性来讲，很多地方可以获得。另外，一支30毫克的硫酸吗啡口服液约10元，可以满足一般患儿24小时的使用量，价格也很低廉。

我们都知道，对于晚期的患儿来说，很多时候进食已经非常困难，哪怕是小药片都难以下咽，所以这种液体形态的止痛药就非常方便服用。尤其是有的孩子还带着胃管，当地又不具备使用皮下镇痛泵的条件，很多医生就给孩子使用芬太尼或者丁丙诺啡透皮贴来镇痛，但是这种镇痛药物对持续性背景疼痛比较合适，如果孩子伴有事件相关性（操作、检查、活动、不自主咳嗽、大便用力等）的爆发痛，就很难处理。

注射吗啡针剂来控制这种短暂性的爆发痛也是一种解决办法，但是注射引起的疼痛也不容忽视，甚至有的孩子会形成条件反射：一旦他摸索出规律，知道说出疼痛后会被打针，后续就有可能会隐藏自己的疼痛不再说出来。

这时候硫酸吗啡口服液作为一种液态、速释、具备居家可及性和安全性的吗啡制剂的优势就体现出来了。更重要的是，硫酸吗啡口服液为液体制剂，还有水果味儿，非常适合不配合吃药的低龄患儿，尤其是用药剂量小于5毫克吗啡的患儿。原液是2—3毫克/毫升，比如对于一个体重低于5公斤的患儿来说，需要服用0.5—1毫克/次，就可以用注射器抽取0.25—0.5毫升/次，也不会出现"掰药"的困难。

结合以上几点，总结硫酸吗啡口服液的适用情况如下：

（1）当医生告诉你孩子需要"吗啡滴定"时，如果孩子可以进食，这个时候可以优先选用吗啡口服液。"吗啡滴定"就是一个用速释吗啡探索24小时最佳镇痛剂量的过程，然后再把这些总量转化为吗啡缓释片等缓控释剂。

（2）肿瘤浸润转移等引起的相关性疼痛，抗肿瘤治疗的同时辅助短效镇痛药物。

（3）骨髓穿刺及其他相关操作引起的疼痛。

（4）相关检查、活动、咳嗽、大便用力等引起的事件相关性疼痛。

（5）使用吗啡缓释片或芬太尼透皮贴等缓控释剂控制背景疼痛，但同时伴有比较难控制的事件相关性爆发痛的患儿，尤其是居家患儿等。

使用注意事项

硫酸吗啡口服液虽然方便，但也存在着局限性。首先，因为它是速释液体制剂，不适用于持续性疼痛的控制。同时，和其他阿片类片剂剂型相似，同样存在恶心、呕吐、便秘、头晕、嗜睡、呼吸抑制、皮肤瘙痒等副作用。由于是液态剂型，消化道的副作用相对要弱一些。最后，还想特别提醒各位家长，在使用硫酸吗啡口服液时，一定要注意以下几点：

（1）首次使用必须在专科医护人员指导下。

（2）患儿，尤其是低龄患儿，必须在父母监护下使用。

（3）不建议患儿使用原药配有的吸管直接吸吮服用，因为孩子自己很难把控吸入量，容易导致剂量不足或者药物过量。家长可以遵照医嘱剂量，用注射器吸出比较准确的剂量后再给孩子服用。

（4）由于其水果口味和液态剂型，父母一定要加强药品的保管，避免家中其他孩子拿到药品后出于好奇心误服，从而产生副作用，甚至严重不良后果。

（5）剩余药液、药品必须按照当地医护人员的要求返还医院药房，或者按照要求销毁，绝对避免外流，或者擅自给其他患者服用。

阿片类药物——杜冷丁

"神药"不神，这类止痛药千万别给孩子用！

很多癌症患者或家属经常找医生要他们心目中的镇痛神药杜冷丁，认为这是镇痛效果最好的一种药物。但真实情况并非如此，在医生眼中，杜冷丁是"好爸爸"，但有一个"坏儿子"，今天我们就来揭秘这对相爱相杀的"父子"。

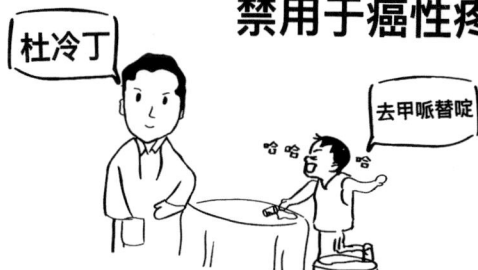

禁用于癌性疼痛的杜冷丁

首先要说的是"好爸爸"盐酸哌替啶，也就是大家常说的杜冷丁，这也是很多家长都熟知的镇痛药物，在我国有长期应用的历史。

很多人不知道的是，这位"父亲"的真面目，其实并不那么慈眉善目。

杜冷丁是一种人工合成的阿片类镇痛剂，镇痛效能是吗啡的1/10。其作用时间较短，无镇咳作用，而且有以下劣势：

（1）杜冷丁本身有刺激性，反复肌肉注射可在局部形成硬结，影响药物的吸收，并且会造成明显的疼痛。

（2）持续注射用药易产生耐药和身体依赖，当镇痛效力下降后仍渴望用药，即出现快速成瘾。

（3）杜冷丁口服吸收不规律，无法达到稳定有效的药物浓度，不利于稳定控制疼痛。

（4）杜冷丁作用时间比较短，大概是2—4小时。

（5）最需要注意的一点是，杜冷丁肌肉注射之后，血液中与脑内浓度都会短时间迅速上升，容易引起飘飘欲仙的感觉。相比吗啡针剂，其实杜冷丁更容易短时间成瘾。

可以看出，杜冷丁用于癌痛治疗时，其作用时间短、血药浓度不稳定、迅速耐药、注射局部疼痛及吸收不确切等缺点十分明显。也正因为如此，国家早已下发文件规定，杜冷丁只可用于短时急性疼痛，禁止用于需要长期、连续应用的慢性疼痛及癌痛。

因此，不论是医务人员还是患儿家长，都应该对此有明确的认识，不能使用这个药物来给肿瘤患儿止痛。

"坏儿子"，很危险！

"坏儿子"即去甲哌替啶，也就是盐酸哌替啶（杜冷丁）的代谢产物。

去甲哌替啶是一种具有中枢神经系统毒性作用的代谢产物，其止痛效能仅为杜冷丁的一半，神经毒性作用却是杜冷丁的两倍，而从体内排出速度比杜冷丁慢了10倍左右。大剂量重复使用或连续输注必然造成去甲哌替啶在患者体内蓄积（尤其是肾功能不全的患者），促使患者出现神经中毒症状，如震颤、抽搐、肌阵挛和癫痫发作。

近些年来，随着对这种药物认识的逐步深入，杜冷丁不规范使用的情况已经得到控制，但是在基层医疗机构或一些非疼痛专科，依然有一部分医生会给癌痛患者使用这种药物，还需要我们共同努力来消除误区。

所以，想借此跟大家再次强调：传统"神药"杜冷丁，容易快速成瘾，会带来中枢神经系统毒性、肾毒性、局部硬结疼痛，禁用于癌性疼痛！

阿片类药物——可待因

国家药监局提出儿童禁用，这种感冒药登上"黑名单"

2018年9月6日，国家药监局发布公告，针对含可待因成分的感冒药药品说明书

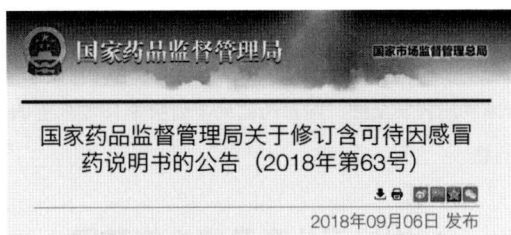

国家药品监督管理局对可待因的公告

提出了修订要求，指出含可待因的药品必须在【禁忌症】或【儿童用药】一栏中明确标注：18岁以下青少年和儿童禁用！

不仅如此，世卫组织、美国食品药品监督管理局等权威机构对于儿童使用可待因药物也在不同程度上有提示，禁止儿童使用含可待因成分的药物。

可待因到底为什么会屡登"黑名单"呢？

磷酸可待因又称甲基吗啡，是阿片类中枢性镇痛药，是一种可导致成瘾的镇咳和镇痛药，可用于比较剧烈频繁的干咳、中重度疼痛。可待因重复给药可产生耐药，长期服用可导致成瘾。儿童作为特殊人群，明确禁用这类药物，所以家长一定要在专科医生指导下用药，不要擅自购买并给孩子服用含有可待因成分的药物。

根据国家药监局网站显示，含可待因的药品有十几种，希望大家在购药用药时都擦亮眼睛。

表3　含可待因的药品

复方磷酸可待因口服溶液	氨酚双氢可待因片
磷酸可待因注射液	磷酸可待因片
复方磷酸可待因口服溶液（Ⅲ）	磷酸可待因
复方磷酸可待因溶液（Ⅱ）	酒石酸双氢可待因
复方可待因口服溶液	可待因桔梗片
复方磷酸可待因溶液	复方磷酸可待因片
复方磷酸可待因糖浆	磷酸可待因缓释片
磷酸可待因糖浆	酒石酸双氢可待因片

"隐形毒品"，甚至危及生命

为什么不能给孩子用可待因呢？首先，含可待因成分的药物有一定的成瘾性，不规范使用可导致出现幻觉，对儿童肝、肾等脏器也会造成损害，使用不当还会出现呼吸抑制，严重的甚至会导致死亡。在某种意义上，可待因已经属于一种"隐形毒品"。也正是考虑到用药安全性，国家药监局才会明令18岁以下的儿童及青少年禁用含该类成分的药物。

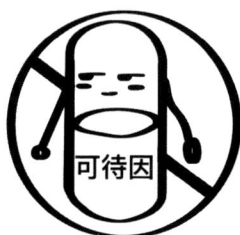

18岁以下儿童及青少年禁用可待因

另外，给孩子使用可待因可能出现吗啡中毒！

可待因在人体内吸收后，约10%在一种叫CYP2D6的肝药酶作用下被代谢为吗啡。在我国大部分人群中，服用推荐剂量可待因后，仅有少量转变为吗啡。但存在某些特殊人群（约占0.9%—1.3%），肝药酶CYP2D6表达量大、活性高，即使服用推荐的安全剂量，也会高效代谢，生成更多吗啡，进而造成吗啡快速积累，在体内"一飞冲天"达到高浓度，甚至导致吗啡中毒。

根据含可待因药品说明书修订要求，在临床给肿瘤中晚期患儿用该类药品时，必须注意如下几点：

（1）12岁以下儿童禁用，已知为CYP2D6超快代谢者禁用（可通过基因型检测确定）。

（2）患有慢性呼吸系统疾病的12—18岁儿童及青少年不建议使用。

（3）对12—18岁儿童及青少年患者，在的确无法获取吗啡类镇痛药物时，仅用于中度癌痛的急性期短暂治疗，且是在疼痛不能经其他非甾体抗炎药缓解时才临时性使用。

哪些药物才是"白名单"？

癌痛患儿推荐遵从二阶梯用药原则，短期轻中度疼痛一般首选对乙酰氨基酚和布洛芬，持续性中重度疼痛推荐强阿片类药物。而可待因属于弱阿片类药物，并不推荐长期用于儿童。

可待因和曲马多这类药物对中度疼痛有很好的效果，这类弱阿片类药物与非甾体类药物有相似之处，由于其长期用药的潜在风险在临床上未被相关医护人员重视，所以在儿童中滥用现象比较突出，其实这两种药尤其不推荐儿童使用。

近些年的相关指南都推荐用低剂量强阿片类药物（如吗啡或羟考酮）来应对癌痛，并界定羟考酮低剂量（≤20毫克/24小时）、吗啡低剂量（≤30毫克/24小时）、氢吗啡酮低剂量（≤4毫克/24小时）使用时等同于第二阶梯阿片类药物，临床镇痛效果确切，且剂量转换方便。也就是说，如果肿瘤中晚期患儿使用非甾体类药物效果不佳时，可以在专业医护人员指导下考虑直接使用吗啡类药物。

阿片类药物——芬太尼透皮贴

提起芬太尼透皮贴，很多家长认为这是一种非常好的"止疼膏药"，省去了给孩子喂药的烦恼，哪疼贴哪，非常方便。那么真实情况是怎样的呢？

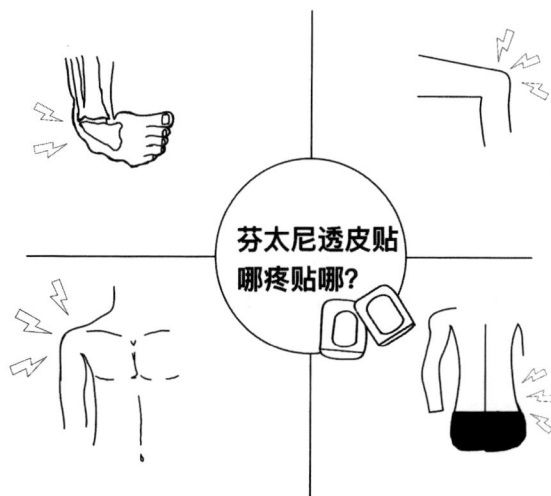

芬太尼透皮贴贴的位置

芬太尼透皮贴属于阿片类药物，很多医生推荐这种药物，如果使用得当，止痛效果是很好的。但在儿童用药上，由于超适应症使用、处方剂量不准确、使用剂量过大或间隔时间不够、使用方法不正确等原因造成严重不良后果的情况也时有发生，下面我们详细了解一下这款不一样的"镇痛膏药"。

"哪疼贴哪"？这种止痛贴不能当"膏药"！

芬太尼透皮贴适合用于治疗耐受患者的持续性、中重度的慢性疼痛，临床上主要用于因严重恶心、呕吐及消化道功能障碍等原因而不能口服阿片类药物的患者。

需要注意的是，芬太尼透皮贴并不适合治疗急性痛、爆发痛和手术后疼痛，这些情况下使用会有呼吸抑制的风险，严重时可危及生命。

以临床常用的4.2毫克芬太尼透皮贴为例，一贴的剂量就相当于口服吗啡60毫克的日剂量了。如果孩子之前从来没有使用过阿片类药物，在这么大的首次剂量下，大概率会出现不同程度的嗜睡、通气不足，甚至呼吸抑制。

正是由于芬太尼透皮贴的不当使用会带来严重后果，了解用药相关的禁忌症就非常重要，主要包括以下几点：

（1）发热禁用。芬太尼透皮贴是通过皮下脂肪层组织吸收的，进入人体循环主要有两个途径，其一是透过角质层和表皮进入到真皮，最终扩散到毛细血管，其二是通过毛囊、皮脂腺和汗腺等附属器官吸收。因此，药物效果会受到温度影响，当皮肤温度升高到40度时，理论上药物浓度可能提高约1/3，在短时间内被快速吸收，进而造成药物过量，所以孩子发热时禁止使用，更严禁局部热疗。这点需要特别提醒，因为按照很多人贴膏药的习惯，经常会用热敷的方式促进药物吸收，这在芬太尼透皮贴的使用中是绝对禁止的，有害无益。

（2）禁用于已知对芬太尼或对本贴剂中粘附剂敏感的患者。

（3）不应用于急性痛和手术后疼痛的治疗。因为芬太尼透皮贴达到最大镇痛效果的时间大于12小时，那就无法及时缓解急性疼痛，并且首次使用剂量过大可能导致严重的通气不足，甚至威胁生命。

（4）禁用于40岁以下非癌性慢性疼痛患者（艾滋病、截瘫患者疼痛治疗不受年龄及疼痛病史的限制）。

给孩子用药时，要注意什么？

（1）使用芬太尼透皮贴之前，使用者需是阿片类药物耐受的患者，也就是说孩子已经按时服用阿片类药物至少1周以上，且每日总量至少为口服吗啡60毫克，或其他等效阿片类药物。

（2）在使用芬太尼透皮贴前尽量使用清水清洗所贴皮肤区域，不能使用肥皂、油

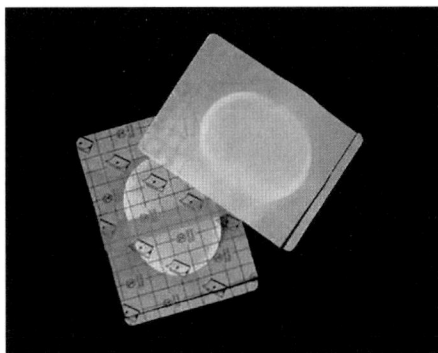

芬太尼透皮贴

剂、洗剂或其他制剂，因为这些东西可能会刺激皮肤或改变皮肤的性质。在使用芬太尼透皮贴前，皮肤应完全干燥，贴药时要避开皮肤褶皱处，也不能贴在皮肤受损处，包括有外伤、放射线治疗过及淋巴水肿处的皮肤。

（3）芬太尼透皮贴应在打开密封袋后立即使用。使用时先用手掌用力按压两分钟，以确保贴剂与皮肤完全接触，尤其注意边缘部分的贴合。贴上药物后注意查看时间，做好用药时间的记录。为方便起见，可以在贴剂背面写下开始使用的时间，例如：2023年8月20日8点。

（4）芬太尼透皮贴可以持续贴敷72小时。在更换贴剂时，应在另一部位使用新的芬太尼透皮贴。几天后才可在相同的部位上重复使用。

（5）初始剂量选择：芬太尼透皮贴的初始剂量应依据患者阿片类药物的应用史、耐受性等来进行选择，也应考虑患者的营养、意识状态和疾病所处的阶段。从未使用过阿片类药物的孩子应咨询专业医生是否适合直接使用芬太尼透皮贴。

（6）剂量的调整及维持治疗：每72小时应更换一次芬太尼透皮贴，剂量应依据个体情况逐渐增加，直至达到止痛效果。若开始时止痛效果不佳，可在3天后增加剂量。此后，每3天可以进行一次剂量调整。孩子如果同时有急性爆发痛，就需要短效的止痛剂来治疗。如果芬太尼透皮贴剂量超过300微克/小时，就需要改变阿片类药物的应用方法。

（7）终止芬太尼透皮贴的治疗：若需停止应用芬太尼透皮贴，用于替代的其他阿片类药物应从低剂量开始缓慢增加剂量。因为芬太尼的血清浓度在除去贴剂后，需要17小时或更长的时间才可以降低到50%。

（8）在与其他药物联合使用时，应注意避免与其他中枢系统抑制剂如镇静剂、催眠药、全身麻醉剂、镇静性抗组胺药、细胞色素 P450 3A4 抑制剂（伊曲康唑、克拉霉素、胺碘酮、红霉素、氟康唑、维拉帕米或西柚汁等）同时使用，否则可能会出现肺部通气不足、低血压或过度镇静等不良反应。严重者甚至会出现呼吸抑制或者昏迷，如果需要同时使用，一定要在有经验的医师指导下进行。

用药期间，家长要注意这些信号！

（1）观察孩子有无便秘、恶心、呕吐、嗜睡、皮肤反应等，部分孩子在贴片周围的皮肤局部出现红点、搔痒，一般在换贴新片后 1 天内，上述症状可消失。如果经常发生，可换贴在较不敏感的部位，比如上手臂外侧。

（2）呼吸抑制：如果透皮贴使用剂量过高，有可能发生呼吸抑制。但不同于针剂的是，使用贴剂从出现呼吸抑制症状到有生命危险一般间隔几个小时到十几个小时。一旦发现孩子呼吸变慢或叫不醒，可以第一时间撕下贴片，立即送医院就诊。

（3）去除贴剂后，应逐渐开始其他阿片类药物的替代治疗，并从低剂量开始缓慢加量。正如前文所说，去除贴剂之后，血清中芬太尼浓度下降还需要很长时间，因此不良反应的监测应该持续至去除贴剂后的 24—72 小时。

芬太尼透皮贴的不良反应

在芬太尼用药过程中，最重要的就是防患于未然，尽可能地保护孩子。芬太尼过量的症状包括呼吸减慢、呼吸困难或者变得很浅、疲乏、嗜睡、头晕、意识混乱，或不能正常思考，说话、行走。一旦孩子在用药期间有这些表现，一定要马上到医院寻求帮助。

芬太尼透皮贴应存放在儿童接触不到的地方。即使是使用过的贴剂，也含有不低的药物剂量，对于儿童十分危险，甚至致命。因此，使用后应该及时将贴剂折叠，使粘合面相互粘附，然后放回原来的包装，交于医院回收。

特别强调，芬太尼透皮贴回收的重要性超过吗啡针剂。所以当孩子不再使用该药时，家长应将剩余的药品无偿交回医院，由医院按照规定销毁，千万不要随意送给他人，避免误用导致中毒或成瘾。

曲马多：是止痛药，也是"软毒品"

1977年，非麻醉性中枢镇痛药曲马多在德国首先上市，主要用于多种急慢性中度疼痛的治疗。对肿瘤患儿家长来说，为孩子找到一种适合居家、方便服用、安全有效的镇痛药物是最迫切的需求，最好还是获取方便的药物。曲马多恰好都符合以上需求，因此近年来在儿童肿瘤中应用较多。

然而，要特别提醒大家的是，曲马多具有药品和毒品双重属性。

曲马多虽不是典型的阿片类药物，但不当或者过量使用依然会引起心动过缓、呼吸抑制，甚至昏迷等严重不良反应。同时，它还具有很强的兴奋性和成瘾性，一旦使用不当就会导致依赖，成瘾后戒除可能比一般阿片类药物更加困难，对人体的作用类似吗啡和海洛因，因而曲马多被称为"软毒品"。

也就是说，曲马多用好了是药品，使用不当就是毒品，绝对不能把它当普通止痛药，用药时一定要高度注意。

曲马多的成瘾和滥用问题也日益引起人们的重视。

2006年，成瘾医学专家何日辉发现青少年滥用曲马多的问题并率先接受媒体采访，引发了新华社、中央电视台对曲马多成瘾事件的集中报道，从而引起了社会对曲马多不当用药的重视，国家层面对曲马多的监管也随之不断加码。

2008年和2015年，国家卫生部先后将曲马多和含可待因的止咳药水列为精神药品进行管理。2021年，国家药监局发布了关于修订曲马多注射液和口服剂说明书的公告，对曲马多的使用增加了多项警示内容，尤其重点关注了可能发生的成瘾、滥用、严重者可能因药物过量死亡等风险。

从国家监管部门的重视程度可以看出，不当使用曲马多带来的危害不容忽视，严重的甚至会危及生命，所以医生在开具曲马多时，必须慎重评估必要性和安全性。

索引号	JGXX-2021-10001		主题分类	监管信息 / 药品注册信息
标题	国家药监局关于修订曲马多注射剂和单方口服剂说明书的公告（2021年第28号）			
发布日期	2021-03-03			

国家药监局关于修订曲马多注射剂和单方口服剂说明书的公告（2021年第28号）

发布时间：2021-03-03

为进一步保障公众用药安全，国家药品监督管理局决定对曲马多注射剂和单方口服剂说明书进行修订。现将有关事项公告如下：

一、本品的上市许可持有人应依据《药品注册管理办法》等有关规定，按照曲马多注射剂和单方口服剂说明书修订要求（见附件），提出修订说明书的补充申请，于2021年5月24日前报国家药品监督管理局药品审评中心或省级药品监管部门备案。

修订内容涉及药品标签的，应当一并进行修订；说明书及标签其他内容应当与previd批准内容一致。在备案之日起生产的药品，不得继续使用原药品说明书。药品上市许可持有人应当在备案后9个月内对所有已出厂的药品说明书和标签予以更换。

二、药品上市许可持有人应当对新增不良反应发生机制开展深入研究，采取有效措施做好合理使用和安全性问题的宣传培训，涉及用药安全的内容变更要立即以适当方式通知药品经营和使用单位，指导医师、药师合理用药。

三、临床医师、药师应当仔细阅读曲马多注射剂和单方口服剂说明书的修订内容，在选择用药时，应当根据新修订说明书进行充分的获益/风险分析。

四、患者用药前应当仔细阅读说明书，应严格遵医嘱用药。

五、各省级药品监督管理部门应当督促行政区域内本品的药品上市许可持有人按要求做好相应说明书修订和标签、说明书更换工作，对违法违规行为依法严厉查处。

特此公告。

国家药监局关于曲马多的公告

曲马多如何用才安全？

正是由于曲马多的双面属性，我们才更需要了解，如何科学合理地使用曲马多，避免让这种止痛药"变了脸"。曲马多属于中度镇痛药物，一般用于短期内中度疼痛的控制，在一些欧洲国家使用已经超过30年，但在慢性癌痛方面的应用极少有文章发表。结合我自己在儿童镇痛方面的经验，给出以下用药建议：

（1）如果孩子是治疗期疼痛，且疾病整体控制较好，并未到临终阶段，不建议选用曲马多，可以使用布洛芬来控制短期疼痛，重度疼痛可咨询专业医生，考虑使用吗啡。如果当地获取吗啡困难，同时孩子已经达到了12岁，且疼痛较重，建议在专科医生指导下短期、不超剂量地服用曲马多，时长最好不超过一周。

（2）如果孩子是临终阶段疼痛，由于病情进展，疼痛持续存在且进行性加重，建议直接使用强阿片类药物。在各地二级及以上的医疗机构，只要符合条件都可以合理获取，可以咨询医院的疼痛科、肿瘤科、安宁疗护科等。

（3）曲马多和可待因都是弱阿片类药物的主要代表。这类药物对中度疼痛有很好的效果，但对于中晚期血液肿瘤患者，疼痛是不断加剧的，而弱阿片类药物受限于剂量增加的相关不良反应、与强阿片类药物之间的剂量转换困难等问题，临床使用已逐渐被弱化，尤其不推荐儿童使用。虽然曲马多和可待因更容易获取，却不被推荐用于慢性癌痛，尤其是12岁以下儿童。

（4）14岁以上中度疼痛的患者，如有必要可短期使用曲马多镇痛，一般单次剂量为50—100毫克，日剂量≤400毫克。

（5）阿片类药物依赖者，有病因不明的意识不清、呼吸功能紊乱、颅内压增高等症状的患者，1岁以下婴幼儿原则上禁止使用曲马多。

六、这种镇痛方式帮孩子轻松实现居家镇痛——皮下镇痛泵技术

一提到肿瘤患儿的镇痛，很多家长就非常紧张，因为传统的口服、打针、输液等途径都会带来很多麻烦。尤其是低龄儿童在吃药、打针方面配合度低，静脉镇痛泵又需要住院，无法实现居家镇痛。但其实这些都可以通过一个办法解决，即皮下镇痛泵技术。

关于皮下镇痛泵，我想从一位晚期肿瘤患儿家长的求助开始说起……

"郭医生，我的孩子欢欢是骨肉瘤晚期，现在疼得厉害。原来一直口服吗啡，效果还可以，但最近几天孩子吃什么吐什么，用了芬太尼透皮贴也还是吐得厉害。打了两次吗啡针，但孩子现在一听要打针就哭，甚至因为害怕打针都不敢说自己疼了……

"我们当地医生让住院用静脉镇痛泵，但是孩子现在根本不肯住院，一到陌生环境，尤其是看见穿白大褂的就哭闹不止。我们心疼孩子，想让她在家度过生命中最后一段时光，可是镇痛泵不能带回家，而且我们也不会护理这个泵。您看有什么其他办法吗？"

我："欢欢妈妈，您好！听您说完孩子的情况，我建议给孩子使用皮下镇痛泵。通过您的叙述，欢欢现在极度虚弱，迫切需要安全有效的镇痛，但对于打针、吃药十分抗拒，又希望能够居家，那就可以采用皮下镇痛技术（患儿自控或者家长帮助控制），也就是皮下镇痛泵。这种技术操作过程非常简单易行，患儿耐受性好，副作用也很少，最重要的一点是，患儿可以带着镇痛泵回家，父母在家就可以完成基本的护理和剂量调整。"

欢欢妈妈："太好了！但这个镇痛泵技术恐怕我们当地的医生不太了解，您能介绍一下具体的操作办法和居家护理方式吗？"

我："首先要找到专科医护人员评估患儿的情况，确定可以使用皮下泵后，办理入院手续，获取药品，再由医护人员安装镇痛泵，选择孩子身上合适的皮肤位置固定好针，连接电子镇痛泵系统，就可以泵入医生为患儿配置好的镇痛药物。常选的

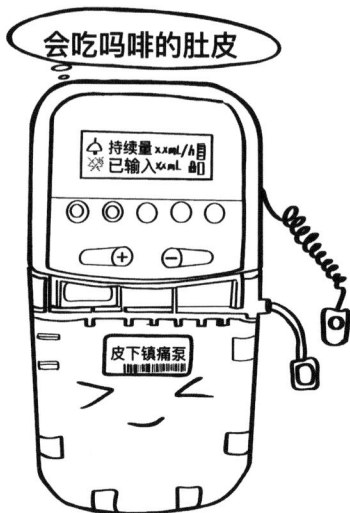

皮下镇痛泵

皮下留置针的部位包括上臂、腹部、腰部、大腿等脂肪层较厚的部位，因此皮下镇痛泵又被称为'会吃吗啡的肚皮'。"

皮下留置针扎在皮下脂肪层，并不需要扎到血管，就可达到和静脉镇痛泵同等的镇痛效果。操作非常简单，很多患儿家长看一次就能学会，之后就能自己在家更换，避免反复带着孩子奔波。

首次使用时，需要在医院观察1—3天，调整到一个既能达到良好镇痛效果，副作用又最小的剂量。患儿父母学会如何进行简单的剂量调整、更换镇痛泵的电池、更换皮下针等以后，就可以带着孩子回家了。

一般一个泵盒的药物可以使用15天，对于临终期的患儿，如果没有明显的不良反应，也可以根据实际情况适当延长使用时间。

在皮下镇痛泵恒速输注下，如果患儿仍感到疼痛，家长或8岁以上的患儿就可以自己按压自控键，加一个镇痛剂量，以满足个体化的镇痛需要。尤其是对于晚期顽固性或难治性疼痛以及爆发痛，皮下泵镇痛的及时性和有效性都有保障。

相比静脉给药，皮下泵给药更加简单、安全，不需要住院，不用担心静脉留置针堵管或局部血栓，能减少感染概率，更安全便捷。

相比肌肉注射，皮下泵给药只需要一次扎针就可使用两周或更长时间，减少反复局部注射给孩子带来的痛苦和恐惧，用量更精准可控，安全可持续。

相比口服给药，对于晚期口服困难或者无法进食，伴有严重恶心、呕吐的孩子来说，皮下泵给药是一种非常好的替代途径。它能将孩子的消化道解放出来，让孩子在最后有限的生命历程中，可以有胃口再品尝一口心心念念的巧克力、橙子汁、奶油蛋糕等，在抚慰孩子的同时，也是对父母最大的安慰。

相比芬太尼透皮贴镇痛，皮下泵给药可以根据患儿疼痛情况随时给药，随时加减量或者停药，更加方便快捷，尤其是对于缓解晚期患儿经常出现的爆发痛非常有优势。

自控镇痛泵体积小，只比手机稍微大一点，携带和操作都比较方便，不影响患儿活动、进食、上厕所、睡眠等，可以轻松实现患儿居家镇痛。

当地医院如果做不了，可以参考一下向日葵儿童小程序上的全国舒缓门诊、安宁疗护病房和提供临终关怀服务的公益组织信息，您可以就近选择，获得帮助。

另外镇痛泵的费用也是很多家长特别关心的。我们在推荐皮下镇痛泵技术时，也充分考虑了它的经济性。一般皮下镇痛泵的费用由以下几部分构成：

泵内药物一般在几毛钱到几十元不等，根据孩子每天阿片类药物用量而定，这部分费用可以报销；一次性留置针和注射器等10—30元，一般半个月更换一次，这部分也可以报销。一次性泵盒约300元，一般15—30天更换一次。泵盒作为耗材目前是自费使用，电子泵头在我们医院是免费提供，用完后妥善保管送还科室即可，但各个医院可能有所不同。

总的算下来，从个人经验看，一般患儿皮下镇痛泵的费用在10—30元/天，大多数家庭都能负担。

最后，想再和各位家长强调，镇痛药物和镇痛方法没有好坏之分，只有适宜之别，儿童镇痛应当采用简单、有效且创伤最小的方法。

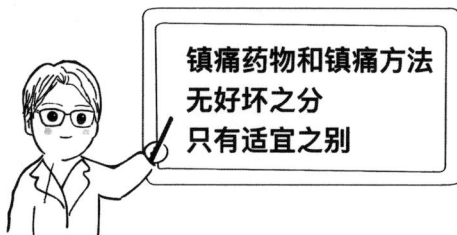

镇痛药物和镇痛方法
无好坏之分
只有适宜之别

儿童镇痛原则

口服剂型是最方便经济的给药途径，但因种种原因无法口服时，其他给药途径如静脉、透皮贴、皮下、直肠给药等，我们都会在临床诊治需要及尊重患儿、家长意愿的基础上进行选择。

肌肉注射带来的痛苦较大，一般不选用。中性粒细胞减少的患儿也应尽量避免直肠给药。

对于上述方式都不适用的患儿，皮下镇痛泵治疗就体现出很多优势，而且可以小剂量自控、自行选择分次或持续给药等，达到个体化给药，减少副作用。

在疾病早期，疼痛控制能够帮助患儿及其家长有信心接受肿瘤治疗；在疾病晚期，疼痛控制能够帮助患儿及其家长保持生活质量。尤其鼓励大家采用合适的方式实现居家镇痛，在节省医疗费用的同时，让患儿在自己熟悉的环境和家人陪伴下度过人生中艰难的旅程，这也是医生和家长共同的心愿。

七、儿童镇痛常见误区

误区1　所有镇痛药都会成瘾吗？

镇痛药分两大类，即阿片类镇痛药物（作用于中枢神经系统，具有成瘾性）和非阿片类镇痛药物（作用于外周系统，没有成瘾性）。前者也只有在不规范使用时才可能成为成瘾的毒品。规范使用阿片类药物治疗癌痛，特别是按时使用缓控剂型时，成瘾的概率约为3/10000，癌痛患儿可在专业指导下放心使用。

吗啡规范使用时成瘾发生率也非常低，且多发生于长时间、大剂量静脉推注的用法下。而临床首选给患儿用的是小剂量、缓释剂型口服途径，血药浓度比较稳定。

正常情况下人体存在源性阿片类物质，当长期服用外来阿片类物质时，内源性阿片类物质就会减少。如果这时突然停药，体内就会出现巨大失调，表现出一系列躯体症状，这些症状叫作戒断反应；为了弥补这个阿片类物质缺口，患儿需要尽快再次服用阿片类药物，这个行为就叫作成瘾。

误区2　非阿片类镇痛药比阿片类镇痛药更安全吗？

常见的儿童非阿片类镇痛药有对乙酰氨基酚、布洛芬等。此类药物止疼效果弱，有天花板效应，也就是有最大剂量限制。长时间大剂量（一般指每天用药超过两克，持续用药超过两周，具体要根据患儿年龄、体重、肝肾功能而定）服用该类药物，可出现严重的消化道出血、溃疡、穿孔甚至梗阻，以及严重肝肾功能损害、凝血障碍等。该类药物为OTC非处方药，几乎家家必备，也是最容易在癌痛患者身上过度使用的，所以说"常用安全药物不安全，长期大剂量应用要谨慎"。反倒是家长们非常抗拒的阿片类药物，长期应用对消化道、骨髓、肝肾等重要器官也无毒性作用，可长期安全使用。

误区3　杜冷丁是镇痛效果最好的药物吗？

杜冷丁又名盐酸哌替啶，很多家属甚至部分非专业医护人员都认为杜冷丁是最好的镇痛药。事实上杜冷丁镇痛作用强度仅约为吗啡的1/10，且维持时间短；其次，杜冷丁是典型的"好爸爸有个坏儿子"，它的代谢产物去甲哌替啶半衰期长，反复使用易引起蓄积，造成严重的神经毒性和肾毒性；另外，杜冷丁在体内易快速达到高峰浓度，从而成瘾；长期、反复局部注射还易引起局部硬结，导致患儿严重疼痛。

正是由于杜冷丁以上"四大罪状"，该药近年来已经逐步被禁止应用于癌痛和慢性疼痛。

误区4　孩子现在疼得不厉害，等到最后疼得受不了时再用吗啡吧！

我国大部分癌痛患者未接受过规范镇痛治疗，尤其是癌痛患儿，主要原因就是家长担心孩子会成瘾，所以不到孩子疼得忍不了，就不愿用药。

其实及时、规范用药和治疗才能安全、快速镇痛，而且规范治疗需要的剂量都较小且稳定，反倒比"按需吃药、疼了吃药"的方式更安全，更不容易成瘾。

长期的疼痛折磨本身就是一种巨大的消耗，重度疼痛本身也是致命伤害，很多癌痛患儿的死因并不是癌症，而是由于癌痛导致的营养不良、多脏器衰竭、睡眠障碍等，非常令人惋惜和心痛。

误区5　服药期间出现不良反应就要马上停药？

阿片类镇痛药物的确存在一些不良反应，但这些不良反应除便秘之外，其他都可以随着用药时间延长而逐渐适应和耐受。建议医生在开具阿片类药物的同时开具常规处方通便药，用于预处理便秘。

初次用药的患儿，只要能缓解疼痛且不良反应可以耐受，就应在寻求专科医生给予对症处理的基础上继续服药并观察，大部分在一周内都可逐步缓解并适应；长期大剂量用药的患儿，突然停药会出现"戒断综合征"，所以切勿擅自停药。如果突然出现不良反应，要及时向主管医生寻求帮助，由医生来判断是否需要停药以及如何停药，并注意观察有无戒断反应出现，如果出现，就需要及时处理。

误区6　医生给孩子开吗啡，是不是意味着孩子已经病情危重？

疼痛不是癌症晚期特有的表现，更不是判断病情危重程度的标准。

因为癌症患儿疼痛除了和肿瘤进展有关，也和治疗期放化疗、外科或微创介入治疗等有关，还可能合并其他情况如压疮等。如果患儿难以忍受，是可以使用吗啡镇痛的。及时镇痛+抗肿瘤治疗的组合是能让孩子活得更长、更好的最佳选择。

误区7　为什么不推荐使用更容易开具的曲马多和可待因？

弱阿片类药物的主要代表是可待因、曲马多。这类药物对中度疼痛有很好的效果，但因为中晚期血液肿瘤的不断进展，疼痛也不断加剧，弱阿片类药物与非甾体类药物都受限于剂量增加的相关不良反应，基因多态性带来的个体代谢差异，以及与强阿片类药物之间的剂量转换困难等问题，在临床逐步被弱化，尤其不推荐儿童使用。

近些年的相关指南都推荐癌痛可选择低剂量强阿片类药物（如吗啡或羟考酮），而非选择可待因或曲马多，并界定羟考酮低剂量（≤20毫克/24小时）、吗啡低剂量（≤30毫克/24小时）、氢吗啡酮低剂量（≤4毫克/24小时）使用时等同于第二阶梯阿片类药物，临床镇痛效果确切，且剂量转换方便。

误区8　长期服用镇痛药会成瘾吗？

随着肿瘤治疗技术的不断发展，肿瘤患儿的存活率和生存期有了非常明显的提升。但与之伴随的，也是当下困扰很多家长的问题之一就是患儿的伴随性疼痛如何控制。晚期癌症患者疼痛发生率大于60%，其中大部分是剧烈且难以忍受的疼痛。吗啡、羟考酮等阿片类药物在癌症治疗方面效果非常明显。

但很多家长由于多种原因担心让孩子长期服用会像毒品一样成瘾，所以宁可让孩子强忍疼痛，鼓励其是"坚强的好宝宝"，也不愿意给孩子使用吗啡。再加上在各地管控政策下医护人员开具难，患者获取难，人们不得已转向使用其他更容易获取的非甾体类药物或者复方制剂等。从这个层面来说，过度使用的其实是非甾体类药物，而吗啡恰恰是使用不足的。

其实，公开资料表明，合理使用阿片类药物治疗癌痛，发生成瘾的概率约为3/10000。只要遵守医生的方案，采取口服缓释剂或透皮方式给药，基本不会出现成瘾问题。

现代医学工艺通过不断提纯、改进，已能做到使吗啡类药物在人体内缓慢、稳定地释放，不会出现即释吗啡制剂所引起的血药浓度如同过山车般忽升忽降（这是产生欣快感和成瘾的重要原因），保持体内稳定的血药浓度是可以避免成瘾的。

另外，疼痛也是成瘾的天然拮抗剂，也就是说存在持续性中重度疼痛的患儿，规范用药一般都不会发生成瘾。如果是因为治疗期间的疼痛而短时间、小剂量（服药时间在1—2周，日剂量≤30—60毫克）服用阿片类镇痛药，一旦致痛因素得到控制，疼痛也会随之消除，随时可以停药。

总而言之，对很多肿瘤患儿来说，阿片类镇痛药物（以吗啡为代表）是安全、有效的长期镇痛药物。

误区9　出现戒断反应，是成瘾了吗？

成瘾是指对药物产生依赖性，其中躯体依赖在停药后的身体反应称为戒断反应，心理依赖在停药后的异常反应才叫成瘾。

以最常用的吗啡为例，躯体依赖是指以镇痛为目的使用一段时间吗啡后，突然停药引发的一系列躯体（戒断）症状（一般在用药两周出现），表现为烦躁、失眠、焦虑、易怒、流泪、出汗、恶心、呕吐、腹泻、打寒战、关节痛、震颤、幻觉等临床症状。躯体依赖是正常的停药反应，不是真正成瘾。当疼痛缓解或消除后逐渐分阶段撤药可以避免出现戒断反应。

心理依赖是指患儿渴求使用药物的目的不是镇痛，而是为了追求一种服药后的欣快感。在生活中可表现为反复的、难以自控的强迫性觅药行为，甚至为了得到药物而不断谎称自己疼痛有多严重等。

也是基于此，在开具强效止痛药时，我们有一条很重要的管控政策：要求患者每隔3个月必须当面到诊室复诊，以便医生观察患者、家属有无异常行为，从而决定是否继续开具此类药品。

总之，包括吗啡在内的阿片类药物是帮助肿瘤患儿减轻疼痛的"良药"，症状控制后也可停药。只要在医生指导下规范使用，就不会变成"毒品"。

　　*特别声明：阿片类药物系列的介绍都是基于患儿需求为出发点，不涉及任何药品推荐，请各位家长及医护人员结合当地药品可及性及患儿的具体情况自行慎重选择。

参 考 文 献

1. 缪建华、束永前主编：《恶性肿瘤相关治疗临床应用解析》，东南大学出版社2016年版。

2. Porter J, Jick H., "Addiction Rare in Patients Treated with Narcotics," Engl J Med. 1980 Jan 10; 302(2): 123.

3. 《镇痛药物不良反应专家共识》（2021版）。

4. 牛津教科书《儿童舒缓疗护》第三版。

5. 国家药典委员会编：《中华人民共和国药典临床用药须知》（2020年版），中国医药科技出版社2022年版。

6. 卫生部合理用药专家委员会组织编写：《中国医师药师临床用药指南》，重庆出版社2009年版。

7. 相关药品说明书。

安宁疗护机构名录

生前预嘱推广协会

序号	省/市	机构名称	联系电话	联系地址
1	北京市	龙潭社区卫生服务中心	010-67187742	北京市东城区光明中街25号
2		北京春苗慈善基金会—归元缓和医疗专项基金	15901443703	北京市东城区南竹杆胡同1号
3		北京市普仁医院	010-87928011	北京市东城区崇外大街100号
4		北京协和医院	010-69156114	北京市东城区帅府园1号
5		北京幸福颐养护理院	010-81921188、13011019957	北京市石景山区人民渠北路6号
6		北京大学首钢医院	010-57830070	北京市石景山区晋元庄路9号
7		北京泰康燕园安宁缓和医疗病区	010-81911144	北京市昌平区南邵镇景荣街2号
8		北京王府中西医结合医院	13371632267、010-81778309	北京市昌平区北七家镇王府街1号
9		北京市隆福医院	010-87947466	北京市东城区美术馆东街18号
10		北京清华长庚医院	13366750816	北京市昌平区立汤路168号
11		德胜社区卫生服务中心	010-62380713	北京市西城区德外大街34号
12		北京绿康源医院	010-80218362、13263184121	北京市大兴区采育镇北京采育经济技术开发区育政街19号院15号
13		北京市海淀医院	010-82693594、010-82693593	北京市海淀区中关村大街29号
14		北京老年医院	13581897372	北京市海淀区温泉路118号
15		孙河社区卫生服务中心	010-84595937	北京市朝阳区孙河乡西甸村中街

序号	省/市	机构名称	联系电话	联系地址
16	北京市	北京和睦家康复医院	010-85581800	北京市朝阳区姚家园西里1号院1号
17		青松康复医院	4006555113	北京市朝阳区小关北里甲2号渔阳置业大厦A座610
18		蒲黄榆社区卫生服务中心	1067616028	北京市丰台区石榴园南里801号
19		北京市顺义区医院	010-69423220转3206	北京市顺义区光明南街3号
20		首都医科大学附属北京潞河医院郎府院区	010-69575758	北京市通州区西集镇郎东村政府路559号
21	上海市	上海市静安区中心医院	021-61578141	上海市静安区西康路259号
22		上海市静安区闸北中心医院	021-56629958转2519	上海市静安区中华新路619号
23		上海市静安区市北医院	021-36538319	上海市静安区共和新路4500号
24		上海市静安区北站医院	021-63539263	上海市静安区南星路29号
25		上海盛德护理院	021-36562699	上海市静安区保德路545号
26		上海爱以德高平护理院	021-62508191	上海市静安区高平路847号
27		上海市交通大学医学院附属新华医院崇明分院宁养院	021-69612057	上海市崇明县城桥镇南门路25号
28		复旦大学附属儿科医院	021-64932953	上海市闵行区万源路399号
29		上海市虹口区江湾医院	021-65429461转2066	上海市虹口区场中路22号
30		上海市普陀区利群医院	021-52780030转6614	上海市普陀区桃浦路910号
31		上海金山区众仁老年护理医院	021-57320834	上海市金山区枫泾镇枫阳路258号
32		上海市浦东新区老年医院	021-58183455转8435	上海市浦东新区宣桥镇张家桥路119号

序号	省/市	机构名称	联系电话	联系地址
33	上海市	上海泰康申园安宁缓和医疗病区	400-8095522-9	上海市松江区辰花路2125弄125号
34		广州市番禺区市桥医院康宁科	020-84879793	广州市番禺区市桥街捷进中路114号
35		登峰园颐福护理院	020-33971980	广州市越秀区横枝岗64号
36		广东祈福医院	13202548836	广州市番禺区鸿福路3号
37		广州泰康粤园医院安宁疗护区	18502099865	广州市黄埔区永顺大道西126号
38		深圳市第二人民医院	15986618989	深圳市福田区笋岗西路3002号
39		香港大学深圳医院	18307556916	深圳市福田区海园一路1号
40		深圳市福田区第二人民医院	15986662709	深圳市福田区梅亭路1号福田区第二人民医院（龙尾院区）
41	广东省	北京大学深圳医院	13823535516	深圳市福田区莲花路1120号
42		深圳市中医院	18664917823	深圳市福田区福华路1号
43		深圳市儿童医院	18938690221	深圳市福田区益田路7019号深圳市儿童医院
44		广州中医药大学深圳医院（福田）	13632730272	深圳市福田区景田北三街6001号
45		深圳市福田区八卦岭社区健康服务中心	15813805075	深圳市福田区八卦路56号
46		深圳市福田区龙尾社区健康服务中心	15986662709	深圳市福田区梅亭路2—8号
47		中山大学附属第八医院（深圳福田）	13688805797	深圳市福田区深南中路3025号
48		深圳市福田区福中社区健康服务中心	13691652386	深圳市福田区北环大道6001号

序号	省/市	机构名称	联系电话	联系地址
49	广东省	中山大学附属第八医院福南社区健康服务中心	13688806708	深圳市福田区福华路222号
50		深圳市人民医院	0755-22942765、1812688215	深圳市罗湖区东门北路1017号
51		深圳市罗湖区医养融合老年病医院	13751017680	深圳市罗湖区太宁路67号
52		深圳市罗湖区中医院	0755-25160866转1921	深圳市罗湖区仙桐路16号
53		深圳市罗湖医院集团黄贝岭社康中心	15986783825	深圳市罗湖区黄贝岭中村89号
54		深圳市罗湖医院集团水贝洪湖苑社康中心	13631638989	深圳市罗湖区水田一街168号
55		深圳市罗湖区人民医院	13266778968	深圳市罗湖区友谊路47号
56		深圳市罗湖医院集团金岭社区健康服务中心	13411853113	深圳市罗湖区金洲路8号
57		深圳市罗湖医院集团东门街道社区健康服务中心	18566200086	深圳市罗湖区立新路1号
58		深圳市盐田区人民医院	15920819377	深圳市盐田区海山街道梧桐路2010号
59		深圳市盐田区人民医院沿港社区健康服务中心	13723792610	深圳市盐田区北山道149号
60		深圳大学总医院	13670231121	深圳市南山区西丽学苑大道1098号
61		深圳华侨城医院	13923892307	深圳市南山区香山东街10号
62		深圳沙河医院	13602604036	深圳市南山区白石洲沙河街32号
63		华中科技大学协和深圳医院	15217769981	深圳市南山区桃园路89号
64		深圳市南山区医疗集团总部马家龙社区健康服务中心	13662210914	深圳市南山区艺园路133号
65		深圳市南山区医疗集团总部深圳湾社区健康服务中心	0755-86532691	深圳市南山区中心路2268号

序号	省/市	机构名称	联系电话	联系地址
66	广东省	深圳市南山区医疗集团总部东角头社康服务中心	19806500306	深圳市南山区蛇口工业七路广博星海华庭104-107号
67		深圳市南山区医疗集团总部南山社区健康服务中心	13728607936	深圳市南山区南新路南山村内正巷8号
68		中国医学科学院肿瘤医院深圳医院	18038018506	深圳市龙岗区宝荷大道112号
69		深圳慈海医院	0755-28463741、19925269408	深圳市龙岗区龙岗街道鹏达路69号
70		深圳华侨医院	18938878786	深圳市龙岗区平湖街道湖新街1号
71		深圳颐爱医院	18784434582	深圳市龙岗区利源路3号
72		深圳宝兴医院	13691869148	深圳市龙岗区横岗街道六约六和路12号
73		深圳市龙岗中心医院	13724337555	深圳市龙岗大道6082号
74		深圳市龙岗区第七人民医院简竹护理院	15999666576	深圳市龙岗区南湾街道吉厦社区早禾坑工业区2号
75		深圳市龙岗中心医院海航城社区健康服务中心	13424376742	深圳市龙岗区龙岗街道龙岗大道6001号
76		北京中医药大学深圳医院（龙岗）	17582496509	深圳市龙岗区体育新城大运路1号
77		深圳中海医院	13826565786	深圳市龙岗区布吉街道吉政路25号
78		龙岗中心医院新生社区健康服务中心	18900918903	深圳市龙岗区新生路1-1号
79		北京中医药大学深圳医院（龙岗）保利上城社区健康服务中心	17582496509	深圳市龙岗区余岭路保利上城10栋裙楼
80		深圳市宝安区中医院	19166323865	深圳市宝安区中医院燕罗街道洋涌路26号
81		南方医科大学深圳医院	13554980913	深圳市宝安区新湖路1333号
82		深圳深业康复医院	13352960420	深圳市宝安区航城街道洲石路743号

序号	省/市	机构名称	联系电话	联系地址
83	广东省	深圳复亚医院	13239823741	深圳市宝安区松岗街道松明大道179号
84		深圳恒生医院	13682632422	深圳市宝安区西乡街道银田路20号
85		深圳市中西医结合医院象山社区医院	15818600226	深圳市宝安区新桥街道芙蓉工业区芙蓉二路1号1栋
86		深圳市宝安中心医院航城社区医院	0755-29928558	深圳市宝安凯成二路17号
87		深圳市宝安区中医院颐年社区健康服务中心	13570898799	深圳市宝安区燕罗街道塘下涌洋涌路26号
88		深圳市中西医结合医院	13670178682	深圳市宝安区沙井大街3号
89		深圳市宝安区人民医院	13428700154	深圳市宝安新安街道龙井二路
90		宝安区松岗人民医院	18822837185	深圳市宝安区松岗街道沙江路2号
91		中山大学附属第七医院(深圳)	15521292148	深圳市光明区圳园路628号
92		中国科学院大学深圳医院（光明）	13750574557	深圳市光明区4253号
93		深圳市光明区人民医院	18002518169	深圳市光明区公明街道振明路144号
94		中国科学院大学深圳医院（光明）光明社区健康服务中心	13424259993	深圳市光明区光明街道光明新村1栋
95		深圳市光明区护理院	13760290950	深圳市光明区光明大道康复路150号
96		深圳市萨米医疗中心	13923723781	深圳市坪山区金牛西路1号
97		深圳平乐骨伤科医院	13530676723	深圳市坪山区深汕路坑梓段252号
98		深圳市坪山区人民医院	13923424840	深圳市坪山区坪山街道人民街19号
99		深圳市坪山区人民医院工业区社区健康服务中心	15813810134	深圳市坪山区龙田街道南布社区形胜路5号

序号	省/市	机构名称	联系电话	联系地址
100	广东省	深圳平乐骨伤科医院颐康院社康服务站	13651458843	深圳市坪山区坑梓街道梓兴路55-1号
101		深圳伟光医院	13725546857	深圳市龙华区观澜福城街道松元围120号
102		深圳市龙华区中心医院	13556886256	深圳市龙华区观澜大道西187号
103		深圳市龙华区福城街道区域社康中心	13827848445	深圳市龙华区福城街道章阁社区志扬时代广场
104		深圳市龙华区人民医院	13823724684	深圳市龙华区龙华建设路38号
105		深圳市龙华区人民医院红山社区医院	13713875782	深圳市龙华区民治街道民兴街11号
106		深圳市大鹏新区葵涌人民医院	13632816900	深圳市大鹏新区葵涌人民医院内科
107		东莞康怡护理院	0769-22869120	东莞市万江街道莞穗路万江段192号105室
108	浙江省	杭州泰康之家大清谷医院	13819120120	杭州市西湖区转塘街道清谷路333号
109		浙江医院	0571-86080577	杭州市灵隐路12号
110		永康市安宁疗护指导中心	0579-87143125	金华市永康市胜利街前花园2号
111		金华市第二医院	0579-82276621	金华市婺城区方岩街158号
112		温州市中心医院（双屿院区）	0577-88783265	温州市鹿城区鹿城路75弄1号
113		鹿城区松台街道水心社区卫生服务中心	0577-55550272	温州市鹿城区松台街道鹿城路153号
114		鹿城区仰义街道社区卫生服务中心	0577-88798016、0577-56710996	温州市鹿城区仰义街道洞桥口1号
115		龙湾区中西医结合医院	0577-56902199	温州市龙湾区状元街道前潘路51号
116		温州协爱医院	0577-86666120	温州市龙湾区永中西路1165号
117		瓯海区第三人民医院	0577-56953737	温州市温瑞大道1450号

序号	省/市	机构名称	联系电话	联系地址
118		瓯海区瞿溪街道社区卫生服务中心	0577-86261798、0577-86258086	温州市瓯海区瞿溪街道兴学街73号
119		洞头区鹿西乡卫生院	0577-63416068	温州市洞头区鹿西乡海景街90号
120		乐清市第二人民医院	0577-61365110、0577-61365111	乐清市虹桥镇飞虹北路26号
121		乐清市雁荡中心卫生院	0577-5715639	乐清市雁荡镇人民东路1号
122		乐清市北白象中心卫生院	0577-62996696	乐清市北白象镇象南西路176号
123		乐清市淡溪中心卫生院	0577-57187001	乐清市淡溪镇桥外村
124		瑞安市第二人民医院（飞云街道社区卫生服务中心）	13967753282	瑞安市飞云街道飞云西路55号
125		瑞安市中医院	0577-65889629	瑞安市安阳街道安阳路498号
126		瑞安市高楼镇卫生院	0577-58915708	瑞安市高楼镇龙安路188号
127	浙江省	瑞安市莘塍街道社区卫生服务中心	13634294968	瑞安市莘塍街道富民南路98号
128		瑞安市湖岭镇卫生院	0577-58913282	瑞安市湖岭镇兴湖路145号
129		瑞安董田卫生院	15167768123	瑞安市莘塍街道董四村校前路12号
130		永嘉县人民医院	0577-57762569	永嘉县北城街道永中路37号
131		永嘉县中医医院	0577-57881022	温州市永嘉县瓯北街道公园路6号
132		永嘉县瓯北城市新区医院	0577-57666218	温州市永嘉县瓯北街道江北新街
133		永嘉县沙头镇中心卫生院	0577-67901538	温州市永嘉县沙头镇沙头街387号
134		永嘉县碧莲镇中心卫生院	0577-57665068	温州市永嘉县碧莲镇健康中路27号
135		平阳县人民医院	0577-63716033	温州市平阳县昆阳镇昆鳌大道555号
136		平阳县萧江镇中心卫生院	0577-63076102	温州市平阳县萧江镇健康路1号

序号	省/市	机构名称	联系电话	联系地址
137	浙江省	平阳县山门镇中心卫生院	0577-55999120	温州市平阳县山门镇凤翔路87号
138		平阳长庚怡宁医院	0577-63190625	温州市平阳县鳌江镇鳌江大道591-611号
139		文成县巨屿镇卫生院	0577-59025761、0577-59025757	温州市文成县巨屿镇镇中路155号
140		泰顺县中医院	0577-59297568	温州市泰顺县罗阳镇爱民路168号
141		泰顺县三魁镇中心卫生院	0577-59295688、0577-59295700	温州市泰顺县三魁镇燕水路123号
142		泰顺县雅阳镇中心卫生院	0577-67661155	温州市泰顺县雅阳镇官口北街2号
143		苍南县人民医院	0577-64810562	温州市苍南县灵溪镇玉苍路2288号
144		苍南县马站中心卫生院	0577-59862631	温州市苍南县马站镇朝阳路358号
145		苍南县宜山中心卫生院	0577-68207702	温州市苍南县宜山镇兴华路58号
146		龙港市人民医院	0577-59971630	温州市龙港市龙翔路238号
147		嘉兴市第二医院	0573-82851572	嘉兴市南湖区环城北路397号
148		宁波市鄞州区明楼街道社区卫生服务中心	0574-87334207、0574-87333759	宁波市鄞州区徐戎路191弄18号
149	河南省	河南省人民医院	0371-65580295	郑州市金水区纬五路7号
150		郑州市第九人民医院	0371-58678830	郑州市沙口路25号
151		洛阳市第一中医院	13938875449	洛阳市玻璃厂南路36号
152		濮阳市中医医院北院区	13083896787	濮阳市华龙区五一路与京开路交叉口往西200米路南
153		南阳市第一人民医院	0377-63310026	南阳市人民南路1099号
154	福建省	福州市第一医院	0591-63526942	福州市台江区达道路190号

序号	省/市	机构名称	联系电话	联系地址
155	福建省	厦门医学院附属海沧医院	0592-6884866	厦门市海沧区海裕路89号
156		厦门泰康之家鹭园康复医院	18603116456	厦门市同安区西柯镇通福路997号
157		厦门长庚医院	15359286382	厦门市海沧区霞飞路123号
158		晋江市东石中心卫生院	0595-85593877	泉州晋江市东升路706号
159	四川省	四川泰康医院	18516015167	成都市天府新区祥鹤一路881号
160		泰康之家·蜀园	18516015167	成都市温江区永宁镇民康路299号
161		成都市第八人民医院安宁疗护中心	028-68705061	成都市金牛区蓉都大道1120号
162		四川省中西医结合医院北区	028-65359675	成都市成华区站北路81号
163		四川大学华西第四医院	028-85502625、028-85501520	成都市武侯区人民南路三段18号
164		雅安市人民医院大兴院区	0835-5897050	雅安市雨城区安康路9号
165	云南省	联勤保障部队第九二〇医院	0871-64774886	昆明市西山区大观路212号
166		昆明市第三人民医院吴井院区	0871-63510928	昆明市官渡区吴井路319号
167		云南新昆华医院	0871-68658889转8239	昆明市安宁市太平新城太安路
168		玉溪市人民医院	0877-2038900	玉溪市红塔区聂耳路21号
169	湖南省	长沙市第一社会福利院	0731-82766210	长沙市雨花区芙蓉中路三段335号
170		湖南省肿瘤医院	0731-88651999	长沙市岳麓区桐梓坡路283号
171		岳阳市中医医院	13975001610	岳阳市岳阳楼区枫桥湖路269号
172		岳阳市康复医院	0730-8736533	岳阳市岳阳楼区福颐路48号

序号	省/市	机构名称	联系电话	联系地址
173	湖南省	湘潭市第六人民医院	18973285187、13789319425	湘潭市岳塘区河东大道23号
174		湘潭市第一人民医院南院	0731-58669419	湘潭市岳塘区电工北路66号
175		常德市康复医院	0736-7217233	常德市武陵区滨湖路2118号
177	河北省	沧州市人民医院	0317-3523575	沧州市清池大道7号
178		秦皇岛泰盛健瑞仕社区卫生服务中心	0335-7806707	秦皇岛市经济技术开发区秦皇西大街299号
179		石家庄平安医院	18633875327	石家庄市裕华区仓丰路48号
180		河北省中医院	0311-69095523	石家庄市中山东路389号
181		河北医科大学第四医院	18531117280	石家庄市健康路12号
182		石家庄新华区北苑街道英华社区卫生服务中心	13910732673	石家庄市新华区友谊北大街228号
183		河北省退役军人总医院	19131919433	邢台市桥西区泉南西大街281号
184		邢台爱晚红枫安宁疗护中心	0319-2190558	邢台市信都区公园东街238号
185		遵化市人民医院	0315-6651575、18713856310	遵化市通华街25号
186		承德县医院	0314-3019411	承德县下板城镇西区紧邻承栗路
187	江西省	江西省肿瘤医院	0791-88157906	南昌市北京东路519号
188		赣州市肿瘤医院	0797-5168536	赣州市章贡区水东花园前19号
189	山东省	邹城市第二人民医院	0537-5811120	邹城市城前镇人民政府驻地
190		山东大学齐鲁医院（青岛）	18561812032	青岛市市北区合肥路758号
191		青岛和睦家医院	0532-81633030	青岛市崂山区香港东路319号

序号	省/市	机构名称	联系电话	联系地址
192	山东省	青岛圣德嘉康老年病医院	13697672655	青岛市市南区福州北路10号
193		聊城市人民医院	0635-8223570	聊城市东昌西路67号
194	江苏省	南京栖霞银城颐畅护理院	025-85485599	南京市栖霞区马群街道马群南路19号
195		南京小行医院（赛虹桥社区卫生服务中心）	025-52812020、13851558463	南京市雨花台区赛虹桥街道小行路35号
196		建邺区莲花社区卫生服务中心	025-87702614	南京市建邺区莲池路113号
197		雨花台区板桥社区卫生服务中心	025-86721015	南京市雨花台区辅机路182号
198		江苏省老年医院分院	025-89699491	南京市建邺区集庆门大街269号
199		南京明基医院	025-52238800转2682、13813017503	南京市建邺区河西大街71号
200		苏州泰康吴园安宁缓和医疗病区	15250478499	苏州市苏州工业园区澄边路8号
201		苏州明基医院	0512-80838800转4051	苏州市高新区竹园路181号
202		徐州民政医院	0516-83983768	徐州市云龙区淮海东路150号
203		徐州市肿瘤医院	13852476617	徐州市环城路131号
204		江苏大学附属医院	0511-85026953	镇江市解放路438号
205		镇江市第三人民医院	15105291240	镇江市润州区丁卯桥路1号
206		南通市第一人民医院	0513-81111174	南通市崇川区胜利路666号
207		泗阳医院东院区	0527-80623607	宿迁市泗阳县淮海东路220号
208	辽宁省	大连市中心医院	0411-84412001转8872	大连市沙河口区西南路826号
209		辽宁省鞍山市肿瘤医院	0412-6467095	鞍山市立山区莘华路339号
210		沈阳市第六人民医院	024-23260513	沈阳市和平区和平大街85号

序号	省/市	机构名称	联系电话	联系地址
211	辽宁省	沈阳市中医院	024-23893964	沈阳市和平区三好街23号
212		沈北新区清水台中心卫生院	024-89765079	沈阳市沈北新区清水台街道
213		中国医科大学附属盛京医院滑翔院区	024-96615转66211	沈阳市铁西区滑翔路39号
214	陕西省	西安唐城医院	029-86709658、18846120969	陕西省西安市未央区太华北路99号
215		西安工会医院	029-87910365	西安市长安区韦曲镇上塔坡甲字1号
216		汉中职业技术学院附属医院	13892661901	汉中市中心城区天汉大道670号
217	黑龙江省	北京儿童医院黑龙江医院（哈医大六院）	15904513335	哈尔滨市松北区爱婴大街998号
218		黑龙江德耐康复医院	13904598913	哈尔滨市香坊区三大动力路588号
219	安徽省	阜阳市人民医院	0558-2515081	阜阳市颍州区鹿祠街63号
220		合肥九久夕阳红新海护理院	0551-64280666	合肥市新海大道与文忠路交口
221	重庆市	重庆北部宽仁医院	023-63110120、13512345219	重庆市渝北区人和星光大道69号
222		重庆两江医院康养中心	023-61758133	重庆两江新区礼嘉街道云雪路9号
223		重医附一院青杠老年护养中心	023-87386999	重庆市璧山区三溪街101号
224		重庆恒逸安宁疗护中心	023-68659666	重庆市九龙坡区九龙镇兴堰路1号7幢
225	广西壮族自治区	前海人寿南宁护理院	0771-8059999	南宁市良庆区金海路21号
226		南宁市第一人民医院	0771-2632369	南宁市兴宁区七星路89号
227		南宁市第一人民医院大塘养老服务中心	17776663615	南宁市良庆区大塘镇南北大道58-2号
228	湖北省	武汉泰康楚园安宁缓和医疗中心	027-5975 8287	湖北省武汉市洪山区严西湖路66号

序号	省/市	机构名称	联系电话	联系地址
229	湖北省	湖北省荣军医院南湖院区/湖北医养康复中心	027-87855892、027-87855805	武汉市洪山区卓刀泉南路120号
230		武汉亚心总医院	15652146016	武汉市经济技术开发区太子湖北路300号
231		武汉大学人民医院光谷院区	027-88041911转83646	武汉市东湖高新开发区高新六路与光谷一路交叉口西北200米
232		荆州市第一人民医院	0716-8513296、18163137350	荆州市沙市区金龙路40号
233		监利市人民医院	0716-3184001转7244、18772568558	荆州市监利市容城镇江城路80号
234		十堰市人民医院	0719-8637572	十堰市朝阳中路39号
235		宜都市人民医院	0717-4903019	宜都市陆城东正街52号
236		宜昌市第二人民医院	0717-6444251	宜昌市西陵区西陵一路21号（东门院区）、体育场路18号（白龙岗院区）
237		三峡大学附属仁和医院	0717-6551781	宜昌市伍家岗区夷陵大道410号
238		宜昌市中心人民医院	0717-6485551	宜昌市伍家岗区夷陵大道183号
239		襄阳市第一人民医院	0710-3119532	襄阳市樊城区解放路15号
240		襄阳市中心医院东津院区	0710-2767029、13687289407、13886280099	襄阳市东津新区楚山路19号
241		枣阳市第一人民医院	0710-6222613、13871756921	襄阳市枣阳市大西街16号
242		荆门市人民医院	0724-6903011、0724-6903012、0724-6810982	荆门市东宝区象山大道39号
243		荆门市中心医院	0724-2305921	荆门市东宝区象山大道67号
244		京山市人民医院	13451170852	京山市新市镇京源大道448号

序号	省/市	机构名称	联系电话	联系地址
245	湖北省	孝感市第一人民医院	18107125825	孝感市环城东路215号
246		孝感市中心医院	0712-2778109	孝感市孝南区广场街6号
247		黄州区人民医院	0713-8116363	黄州区中环路31号
248		黄石中心医院	0714-6261572	黄石市黄石港区天津路141号
249	贵州省	贵阳市第一人民医院	0851-88575668	贵阳市南明区博爱路97号
250	海南省	海南省托老院	089868653091	海口市秀英区南海大道长天路延长线328号
251	内蒙古自治区	内蒙古自治区鄂尔多斯市中心医院	0477-8119241	鄂尔多斯市东胜区伊金霍洛西街23号
252		内蒙古自治区肿瘤医院	0471-3281656	呼和浩特市赛罕区昭乌达路42号
253		内蒙古通辽市科尔沁区第一人民医院	04752897492	通辽市科尔沁区科尔沁大街328号